国家出版基金项目
NATIONAL PUBLICATION FOUNDATION

U0215776

雅斯贝尔斯著作集

普通心理病理学

（下册）

徐献军 程旦亮　译

Das Ergebnis über die Tatsachen und die Gesichtspunkte dieser Wissenschaft geben, und es will dem Interessierten weiterhin einen Zugang zur Literatur eröffnen.

Statt dogmatisch behauptete Resultate darzustellen, möchte es vorwiegend in die Probleme, Fragestellungen, Methoden einführen; statt ein System auf Grund einer Theorie möchte es eine Ordnung auf Grund methodologischer Besinnung bringen.

In der Psychopathologie gibt es eine Reihe von Betrachtungsweisen, eine Reihe von Wegen nebeneinander, die in sich berechtigt sind, sich ergänzen, aber sich gegenseitig nicht stören. Auf Sonderung dieser Wege, auf reinliche Scheidung, ebenso wie auf die Darstellung der Vielseitigkeit unserer Wissenschaft waren meine Bemühungen gerichtet. Es wurde der

华东师范大学出版社

·上海·

目　录

第四部分
对心灵生命整体的领会

第五部分
社会与历史中的异常心灵
——精神病与精神变态的社会学和历史

第六部分
人之存在的整体

第四部分

对心灵生命整体的领会

随着分析越来越细致,人们在研究生命显现时总是会发现新的个别关联;但生命本身仍然是整体,而从整体中抽离出来的这些个别关联已是无生命的东西,绝非生命本身。对心灵生命的认识也与此类似。我们从心灵生命中分析出个别的关联(比如,记忆机能、工作能力、动作中的表达、创作出来的作品与行动的意义、体验与其后效之间可理解的关联、身体的影响、遗传等)。进行每一种分析时,我们都呈现出了属于这种分析的相对整体(意识状态、机能整体等)。然而,还余下一般性的心灵整体,心灵生命的整体,而我们已经从中抽取出一些东西,今后还将继续从中抽取其他东西。我们想要把这些整体直接作为整体来把握。在分析患者时,我们想要用描述的方式来显示这些整体,并利用这些整体进行诊断。现实却表明,我们无法把握"整体"本身,而只能反复地进行分析。我们既不能认识心灵生命整体,也不能认识个人的人格整体,而只能通过建构总体的方式,通过建构整体生命历程、形形色色的人的本性、疾病单元等总体,把我们的意向对准这些整体。可这些建构出来的总体本身仍不是整体,而只是有限的尺度、分析的结果,显示出把握整体的可能途径,但我们并未真正拥有整体。整体究竟是什么?此问题总是悬而未决。整体向来是某种无限存在者的理念;我们用整体一词所意指的东西,绝对无法被穷尽。人们所思考的整体,一向只是那个无限存在者的理念的图式,我们用它来从事研究,但不能把这个图式当成理念本身。如果人们意欲把整体完全变成固定的、可确定的、作为整体的对象,认知就会陷入歧途。

关于个别与整体之间的关系，有两种相互对立的片面看法。一种看法认为，心灵生命中只有元素，亦即个别的事实构成和个别的关系，心灵整体不是什么额外添加在个别元素之外的东西，而只是个别事实构成处于其中的那些关系的另一种表达，或某个元素渗透于一切心灵过程中的另一种表达。另一种看法认为，心灵生命整体是本质的东西，是唯一会真正发生变化、变得异常的东西，而从中分析出来的元素作为许多个别的事实构成，乃是人为加工的产物。这两种看法均走入了歧途。如果人们只看到元素之间的关系，那么所见到的心灵生命便是由僵死的碎片拼接而成的马赛克或万花筒，缺乏对颜色的整体直觉，缺乏批判性。只有富有批判精神的人，才能在元素与整体的关联中看见和确定每个个别事实构成。但如果人们反过来假设整体是一个固定的本质，认为直接把握本质是唯一重要的事情，就会错失所有清晰的概念，错失准确分析的唯一途径（在个别事实以及事实之间的关系中精准确定各个元素，乃是实现精确分析的唯一途径）。因此，认识若要富有成果，就得不停地在元素与整体之间来回摇摆。尽管人们拥有一种对整体的直觉，可这样的直觉只有在分析元素的过程中才会变得更加清晰。利用孤立的元素从事研究工作，虽然表面上容易，但仅当人们在元素与整体的关联中观察这些元素时，对元素的领会才符合现实。有时，整体向观察者的"感觉"当下呈现，此时，元素还不是很清晰；一些人拥有一种能够辨识出体质、疾病类型、综合征的"眼光"。然而，对整体的精确领会总是要转向元素，因为只有确定了元素，对整体的领会才会变得清晰易懂。每次谈及整体时，相同的问题总是会反复出现：整体无法被直接把握，只有在成功分析了整体的情况下，整体才会变得更加清晰。与迄今讨论过的章节内容相比，这样的分析带来了新概念，以新的方式接纳了事实构成。通过这样的分析，整体显示出了其真正的本质。

a) 任务。人们想要在心灵的每个当下状态的整体范围内和心灵生命的整个时间历程中领会心灵。一个整体生命的现象、作为经验个体性的一个人的理念，应该是可以认识的。前面章节里讨论过的所有内容都将变成单纯的元素，变成一个个别因素，变成某个领域里相对的、暂时的整体。人们现在想知道，此前讨论过的所有元素和所有那些相对的整体是如何共属一体的，以及它们在什么地方汇集到一起。人们想要知道，中心、统摄和承载者、实体，迄今讨论过的所有东西只不过是多种多样的个别显现，而这些个别显现在时间中有其位置，并且作为症状有其意义。

b) 三个子任务。我们必须得看看，整体是如何获得经验形态的。整体将在生物学方面被观察和思考，但不是在生物学个别研究的狭隘意义上，而是在把人作为生命整体的直观意义上——尽管人不是生物学上的总体事件，但人的本质持续不变地以生物学上的事件为基础和条件。人生活在与其年龄相应的生物学时相里，其生命局限在一个有限的时间段；人有其各自的特殊性，同时又没有脱离一般的人之存在的范围，人的特殊性中寓有一般的人之存在的一种本性；人被各种疾病进程所侵袭，而每个疾病进程中多种多样的显现共同汇集成一个井然有序的整体生物学事件。因此，人之经验形态的整体，在生物学上获得了三方面的含义：整体首先是特定的疾病。疾病存在（Kranksein）塑造了已获命名的各种特殊的疾病（Krankheiten）。其次，人是一个作为身体的整体，而身体在任何时候都当下在场；人的特性便显示在这样的心身统一体中，并且人的各种尚未得到发展的潜在可能性也隐然蕴藏其间；人就在其特殊的、最终也是唯一的方式中得以形成。再次，人是一个在其生命历程范围内的整体：人是什么，受到时间的限定和塑造，并在时间中汇集到一起；其本质逐渐发展，显示出他是什么样的人。

因此，研究的第一个目标是疾病单元（Krankheitseinheit）。在描述的病史中，疾病单元的整体景象逐渐呈现出来。凭借对病情的概观和辨识力,医生们从病史中辨识出疾病单元,并在诊断中说出疾病单元。我们把这门科学称为"疾病分类学"(Nosoligie)。

第二个目标是本性之整体。在一个人的身体-心灵-精神形态中对其本质进行系统描述,而一个人的本性的整体景象就由此逐渐形成。我们把这门科学称为"型相学"(Eidologie)。

第三个目标是生命历程整体。生命历程的整体景象在传记描述中逐渐形成。我们把这门科学称为"传记学"。

这三个任务所运用的方法是相同的:在心理-生平记录表中(Psycho-biogramm)搜集每个人生命的所有事实构成(心理记录表方法),然后,或是根据可诊断的疾病单元的视角,或是根据持续稳定的个人本性的视角,或是根据生命在时间中连贯发展的视角,把这些现实资料塑造为特定形态。合格的研究者必须具备在多种多样的显现中辨识出具体单元的眼光——疾病分类学、型相学和传记学的眼光。

三条道路不可分割地关联在一起,并且三门科学是同一门科学的不同分支。因为疾病单元与个人的本质有关,所以人们只能在传记学和型相学研究的道路上探求疾病单元。个人传记涵盖了一个人的患病经历;如果不了解一个人的患病经历,就无法准确理解一个人。对一个人本性的把握需要传记学与疾病分类学的知识,因为人的本性会通过整个生命和患病的方式显示出来。

我们关注的往往是三条道路中的一条。一条道路居于台前,其余两条道路位于幕后。在克雷佩林的时代,疾病分类学进路占据着主导地位。到了克雷奇默的时代,由于他的影响,型相学进路跃居前台,而疾病分类学让位于了"多维度的诊断"。如果放弃了疾病单元和体质单元的理念,就只剩传记学一条路可走了,而前两种理念模式只能用来充当传记学研究的辅助手段。

c) 尝试完成任务的过程中,可以实现的目标和无法实现的目标。

若要真正把握一个作为整体的人，就得把一个人看作独一无二、不可替代的个体。每个人作为整体都是独一无二的，而我们认识的所有普遍性知识都应该是通往认识整体道路上的手段。对个体的认识应该以完善的普遍认识为前提，而在具体情况中，对个体的认识应该超出对唯一整体的认识（对唯一整体的认识，就在对个体的认识中呈现出来）。这种目标根本不可能实现。但在探求整体本身的道路上，人们还会再次发现新的范畴——这些特殊的范畴居然具有普遍性的特征，就算这些范畴无法通达整体，也能使探求整体的认识过程不断前进。因此，在实际探求整体的过程中，人们总是会获得新的特殊认识。我们将在下述章节里阐述各种认识。

在疾病分类学中，我们不会获得任何疾病单元，而会在疾病单元的理念引导下偏爱个别的特殊环节，并且为了达到诊断目标，每次尽可能突出相对的疾病单元。理念的当下在场也同时显示出：在理念的引导下探求认识整体，实际上几乎不可能具体地实现。

在型相学中，人的各种本性立刻在特别的、确定的框架中得到把握，不是在某个现成的如是存在所属的那些类属中，而是在作为标准的那些类型中被把握。通过对多样类型的某种领会，作为整体的本性被谈及、被间接呈现，但作为整体的本性自身仿佛不断后退，逃离出人们的视线。

在传记学中，为了能直观整体，人们逐渐形成了时间形态、年龄和生命历程的视角，以及人生选择的视角（初体验、危机等）。

所有这些为了把握整体而作出的努力尝试，原则上都有可能被摒弃。人们可以说，根本没有疾病单元——人们追逐的只是一个幻象。根本没有基本本性——人们只听说过类型和特殊因素；人们把握到的每种本性都不是整体，而只是整体中的一个要素。根本不存在生命传记——始终只有偶然搜集的现实，以及根据主观见解和各种认知目的而选择出来的内容；生命最终是事件的集合，不是连贯发展的整体。因此，这种摒弃的结果是只有主观拼凑的传记，只有关于人的可能性的随意类型学解释与多维度的综合诊断。

倘若有人声称能提供牢靠而恒定的关于整体的知识，那么那些否定整体的人就是对的，他们对整体的否定就有理有据。如果他们不清楚理念指引下的认识之路，并且只留下分散的、平庸浅薄的知性才会将之并列的特殊性，而不是一直由理念串联起来的特殊性，那么他们就错了。每一次，问题都是类似的：关键不在于对象的实存，而在于理念的真实。

d) 对整体的热情和迷误。 每当人们踏上探求整体之路，便会受到一种真正的热情驱使：认识整体，意味着去把握终极因素、最深层的东西、本真所是的东西，而其他的一切只是其结果。人们相信自己能认识事物的本质。只要这种热情意味着理念得到充实，就是正当合理的。一旦人们以为自己已经认识了整体，这种热情顿时便转向反面，变成了独断论的偏狭。于是，人们僵化单调地把一切显现归属于若干范畴之下，比如疾病诊断、体质或其他范畴，借此取代理念。

至于心理病理学有着怎样的整体意象以及如何描绘心理病理学的整体意象，由于人们对整体的热情已转变为独断论的偏狭，于是产生了如下倾向：把整体当作已知的东西，把人格当作心身统一体，想当然地以为主要的疾病单元一定真实存在，并以这些为出发点，然后在这些框架里编排和整理个体。这样来描绘心理病理学的整体意象，其优点是涵盖范围广、简单、从存在自身的最本质之处开始，能立即唤起人们的浓烈兴趣。可缺点是，如此描绘心理病理学整体意象的结果，将无法兑现先前的承诺。因为从整体中不能发展出个体。人们只记住了大而无当的口号，再也无法刨根问底地追问，还错失了开放性的全方位研究的可能性。人们相信自己能一举占有整体，现在却不得不发现，一旦跳过了方法论层面和批判性的详尽建构(不再致力于研究所有现实的可把握的东西),最终将前路无望、无所适从,总是千篇一律地听到相同的内容,并不胜其烦。

e) 对人的认识属于本真的人之存在的敞开领域。 致力于批判性认识的人们总是不断遭遇相同的经历:所谓的"整体"根本就不是真正的整体。人,不只局限于可认识的范围内。人,总是超出了能够认识的那部分。人的本质和起源超出了可认识的范围。这一点可由以下事实表明:每个主观臆想出来的、人们自以为已经认识了的整体,一旦置于批判性审视下,立刻就会解体。此前的每一章里,当我们把一个相对的整体作为讨论主题时,我们总感觉这样的相对整体是有限制的。最终,我们面对的是人之存在的开放性,而我们面临的问题不能通过经验研究来回答,却不可避免地会在研究过程中出现。这些问题将在第六部分中加以阐述。对人之存在整体的进一步澄清乃是哲学的事情。

特别地,人也不只局限于生物学方面可认识的范围内,这正是第四篇的讨论主题。这点可由如下事实表明:下文将要讨论的每一个整体,随着讨论的深入,其本质都会从生物学层面跳跃到精神层面,最后跳跃到实存层面。疾病也被视为个人本质的人格本性(神经症患者):人格本性最后还得从实存层面的起源中再次得到塑形和引领;生命事件的生物学上的时间形态,在人的行为中转变为了生命史中的个人生命历程(Bios)。

f) 在理念引导下的研究。 康德已经把握并出色解释了下面的道理:当我想要把握整体时,无论是世界的整体还是人的整体,对象都会离我远去,因为我所意谓的理念(理念乃是无限研究的任务)不是确定和封闭的有限存在。我所认识的绝不是世界,而是世界中的某些东西;世界不是对象,而是理念。如果我试图把理念看作一个对象并作出关于理念的陈述,就会陷入永远也摆脱不了的二律背反。我可以在世界中向四面八方拓展认识，但无法认识世界本身。①

有关人的情况也没什么不同。与世界一样，人也是"统摄"的一种形态。如果人已经变成了我的对象，我就再也无法把握人的整体。人就永远以特定方式、在特定视角下才是我的对象。但人的整体还是未被触及。当我探求整体时，我无止境地探求所有确定可以把握的现实之间的关系（这种努力探索的标志是，在某个理念的引导下探求整体，把所有此前凌乱分散的内容整合起来、建立起系统的关系；表面上似乎完全在泛泛谈论一切，而实际上意谓的乃是统一的整体）。就算我完全无法认识作为理念的整体，也能（用康德的话来说）借助理念的"图式"去接近整体。图式乃是勾画出来的类型，如果我将其看作实在或基础性理论，它们就是错误的，如果将其作为可以被无限纠正和改变的、方法上的辅助手段，它们就是真实的。

g) 类型学方法。我把可认识的对象存在全部划入其所属的类属（Gattungen）中，把理念的对象全部划入类型（Typen）中。明确区分类属和类型，不仅绝对必要，而且可以澄清模糊的认识。一个病例要么属于某个类属（比如，麻痹性痴呆），要么不属于。一个病例与某个类型（比如，癔症性格）的契合度或者更高，或者更低。"类属"概念是界限清晰的现实存在。"类型"概念是虚构的产物，现实与类型的契合度有多高，往往变化不定，很难明确划出界限，人们可以用某个类型来衡量一个病例，但一个病例不能被完全归类于某个类型。因此，这项工作是很有意义的：用很多类型来衡量同一病例，以便尽量周密地穷尽此病例的可能特征。相反，可想而知的是，一旦某病例被归于某个类属，其主要特征便一劳永逸地确定下来了。一个病例要么有其类属，要么没有。

① 关于康德的理念学说，请参阅拙著《世界观的心理学》中的附录。康德的理念学说是最深刻、最富有启发性的哲学洞见之一。对此，必须原原本本地研究（《纯粹理性批判》和《判断力批判》）。

把握病例时（从预设的病例存在整体出发，去把握病例的特征），类型要么富有成效，要么没有效果。借助类属，人们可以认识不同类疾病的现实边界；借助类型，人们仅赋予变化不定的病例多样性以某种结构。

类型是如何形成的呢？通过思想直观，我们发展出一个可建构的连贯整体。我们区分了平均类型和理想类型。如果人们调查一群人的可测量性状（身高、体重、记忆力、易疲劳性等），并统计其平均值，就形成了平均类型；把所有性状的平均值编排在一起，便得出了该群体的平均类型。如果我从给定的假设前提出发，用因果建构或心理理解的方式发展出所有结果（也就是说，尽管利用了经验提供的良机，却并未通过经验看见一个整体），便形成了理想类型。要形成平均类型，我就需要大量的病例。要发展出理想类型，一两个个体的经验就能给我提供足够的诱因。由理想类型的本质可以得出结论：理想类型丝毫不含有类属的含义，但理想类型是我们赖以衡量现实病例的标准。只要现实的病例符合理想类型，我们就把握住了它们。一个现实的人的癔症性格并不那么鲜明突出，也不"纯粹"。如果现实不符合理想类型，我们就会继续问这是怎么回事；可如果现实完全符合理想类型，这样的认识就以特别的方式让人心满意足，而我们就会进一步追问这样的整体的原因。此外，理想类型使我们有可能赋予具体的心灵状态和心灵发展以秩序和意义，但不是通过毫无关联的罗列，而是通过揭示理想类型的关联（只要它们现实地存在）。很多病史描述者自矜自夸其描述的客观性，其实他们只是一个一个地罗列而已，与此截然不同的是另外一些极具天赋的描述者，他们凭直觉利用了理想类型来进行描述，而且其描述一点儿也不比那些自矜自夸者的描述缺乏客观性。①

---

① 关于"理想类型"概念，请参阅马克斯·韦伯的论述：Arch. Sozialwiss. 19 darin besonders S. MH.，再版于 Gesammelte Aufsätze zur Wissenschaftslehre（Tübingen 1922）一书中第 190 页以降。

探寻各类整体时，人们发现类型学几乎无处不在。有智力和痴呆类型、性格类型、体格类型（形态学或相面术结构）、疾病征象类型，等等。研究这些类型时，人们总是试图探寻各类整体理念的一个图式。

但人们的目标不只是无止境地建立各种类型。根据各个类型与实在的距离远近，各个类型的价值也各不相同。所谓"实在"，应该是作为生物学事件的人之整体。因此，我们恰好可以求助于最全面广博的生物学视域、发展史（个体发生史和种系发生史）和遗传事件，建立一切事件跟一切事件之间的相互关系（并确定数量方面的相关关系），在解剖学－生理学和形态学意义上把躯体事件整合起来，把心理事件整合为体验方式、机能能力、性格。这么做的目的是把握一个整体，而从整体入手，应该能解释个体间的差异。在此过程中始终存在犯错误的危险：由于总体直观的需要而错误地把某个可能的个别研究领域绝对化。可一旦实现了所谓的"总体直观"，人们自以为已把握了的"整体"又不可避免地重新变成一个个别的东西，总体性仍然是个理念。这样的理念指引，是克雷佩林、克雷奇默、康拉德的研究的本质。要对他们作出批判，除了找出理念的真理以反对他们的自我误解，别无他法。

h) 心理记录表。 把握人之整体的通用技术方法是，搜集一切可以获得的材料，并从所有可能的视角出发对人展开研究。把整体明确看作由元素集合而成的全体，这是最表层的研究方法。把所有调查结果全部记录下来、纳入一个有待整理的图表，叫做"心理记录表"。心理记录表方法的唯一意义是，通过尽可能全面的图表提醒研究者切勿遗漏任何东西。①

---

① 参阅 das Psychographische Schema：Z. angew. Psychol. **3**，163（1909）；**5**，409（1911）. Beih. 4（1911）. 那种心理问卷表想要面面俱到地涉及个体变化之多样性的所有内容，于是涵盖了整个心理病理学。如今可参阅 *Kretschmer*，E.：Psychobiogramm. Tübingen：Laupp.

用心理记录表方法整理出全部材料,才产生了有条有理、形象直观的各类整体:传记是对生命历程整体中的个人统一体的塑造性表达;类型学是在型相学中领会基本本质的各种形态序列(性别、体质、种族);疾病史是疾病视角下的统一化、单元化表达。

第一章　疾病征象的综合(疾病分类学)

在普通心理病理学中,起初有个别显现就其自身而言被当作独立的显现,比如错误知觉、观念飞跃、妄想观念。人们孤立地思考这些现象,观察它们在什么地方彼此一致,在哪种疾病中一起出现。但实际上,同一显现在不同患者那里有着各式各样的细微差别。这些细微差别不仅源于同一显现的发展程度有高有低,而且源于即使其发展程度相同,所有的心理过程也会发生各自的变化——部分由于不同个体的差异,部分由于最普遍的心灵变化千差万别。通常,我们只能感受这些细微差别,而不能在概念上描述它们。假如这些现象是僵硬死板、一成不变的构成物,那么可想而知,观察疾病征象就犹如审视由各个形状相同的小石子以不同方式镶嵌起来的马赛克图案。人们只需要给这些形状相同的小石子命名,观察每一块小石子在哪种疾病里出现得最频繁,然后把频率相加,作出诊断。这种错误的马赛克拼接式方法常常应用于早期,但一直流于表面,使心理病理学研究和诊断变得机械化,只会让迄今为止取得的进展陷入僵化停滞。一些初学者特别钟爱这种方法,因为它易于掌握,学起来相对较快,相对清楚明了。那些教科书,比如齐恩（Theodor Ziehen）*的教科书，之所以广受欢迎、容易理解，之所以僵硬死板，都应归功于这种方法。重点在于，我们不能放任自己受这种容易掌握方法的吸引，死记硬背地学习各种症状，而要深入思考不同的视角。

在前面的章节里，我们似乎已经涵盖了所有的视角，并揭示了从这些视角出发所能看到的东西。作为分析者，我们可以满足于已经认识的这些方法。但自古以来，临床医生就面临着本质性问题：在单个病例里，一切是如何汇聚到一起的？摆在面前的究竟是哪种疾病，亦即哪种疾病单元？存在哪些疾病单元？精神科医生既是分析者，也是临床医生；作为分析者，他可以全方位地剖析一个病例；作为临床医生，他希望作出一个诊断。对于精神科医生而言，一切显现都是疾病的症状。一个疾病单元有其自属的症状，而人们可以预料到这些症状，并从中推断出潜在的疾病。主要问题是：有症状的是什么呢？

§1. 在疾病单元理念引导下的研究

自古以来，人们就对上述问题给出了两种不同意义上的回答。第一种回答阐述了单一性精神病（Einheitspsychose）学说：心理病理学中根本不存在任何疾病单元，并且疯癫的各种变化形式呈现出惊人的多样性，彼此之间没有明确边界，可以在任何场合、朝任何方向互相转化和过渡。疯癫的诸多形态只能被排列为典型的前后相继状态（因此，所有精神疾病都应该始于忧郁，继之以颠狂、疯癫，终于痴呆；与之相反的是"原发性"偏执狂学说）。另一种回答告诉我们，精神病学的主要任务

---

* 齐恩（1862—1950）是德国神经病学家、心理病理学家、心理学家和哲学家。1898 年发表了《心理生理学认识论》，1915 年发表了他的主要心理学著作《心理学基础》。——译者

是找到自然的疾病单元,原则上,各种疾病单元彼此截然不同,一切疾病单元都具有症状学、病程、病因和躯体检查结果等共同特征,而疾病单元之间不存在转化或过渡。尽管两派之间的斗争使其彼此互相蔑视,并且每一派都坚信对方孜孜努力的结果早已一败涂地,但从这场斗争只会在表面上平息、绝不会真正终结这一历史现实可以推测出:双方都有某些正确的地方,不应彼此为敌,而应取长补短。我们不能接受这两种容易把握的、片面的理论模式,而应承担起艰巨的任务,去理解人们走向疾病综合的过程中现实走过的道路,从单纯的断言里抽丝剥茧地剥离出现实的结果。①

　　基本的事实构成是,疾病呈现出了多样性。一方面,显而易见,病因和疾病形态构成要素的多样性没有造成大量稳定一致的疾病征象,各种疾病征象之间彼此转化过渡,人们无法作出本质的区分;更确切地说,有很多病例符合典型的整体征象,而边缘性病例和无法归类的非典型病例数量很少。但另一方面,这些无法归类的病例确实存在,它们纠缠不休、令人烦扰不堪,以至于习惯把一切归于清晰的统一疾病单元中的一位现代遗传学者得出以下看法:"有可能,一名精神分裂症患者除了拥有完整的精神分裂症基因型之外,还拥有躁狂-抑郁症或癫痫的部分禀性,反之亦然……我甚至这么认为,同一个人可以先得癫痫,然后得精神分裂症,最后得躁狂-抑郁症。按照今日的遗传研究水平,没有任何理由认为不同的遗传精神病之间互相排斥……反对这种观点的证据,除了

---

① 在汗牛充栋、内容丰富的文献中,首先应参阅以下论文:*Kraepelin:* Fragestellungen der klinischen Psychiatrie. Zbl. Nervenhk. usw. **1905**, 573; *Alzheimer:* Die diagnostischen Schwierigkeiten in der Psychiatrie. Z. Neur. **1**, 1; *Liepmann:* Über Wernickes Einflußusw. Mschr. Psychiatr. **30**, 1; *Gaupp:* Z. Neur. **28**, 190 (1905).

不同的遗传精神病极其频繁地在家族中组合发生(也发生在兄弟姐妹之间),还有大量的非典型性精神分裂症、循环性精神病、癫痫,以及那些难以诊断的、人们称为'混合性精神病'的病例。"(卢森布格尔)

在历史发展进程中,几乎所有的心理病理单元都曾经充当过疾病单元。过去,幻觉是"一种"疾病;妄想是"一种"疾病;有些行为的特殊内容也构成"一种"疾病(纵火癖、盗窃癖、耽酒症等)。因为这样的看法会导致人们毫不在乎地登记新疾病、无穷无尽地扩展疾病清单,使得同一个人可以同时罹患很多种不同的"疾病",所以这些看法已经被普遍摒弃了,而在新时代,以下几种视角仍然有助于定义和建立疾病。

1. 还在 1880 年左右,某些症状簇就是主导性的疾病单元,人们从这些症状簇出发,根据各种不同视角形成了综合征单元(忧郁症、躁狂症、疯癫、痴呆)。有人力图通过无数的细节步步逼近异常心灵事件的心理基本结构,以此来深化对这些综合征单元的认识。迈内特从联想散漫("联结缺失")推导出痴呆。韦尼克继续推进这类分析。然而,两人从脑解剖学和联结理论的表象出发,无论在哪儿也没找到现实的心理"基本结构"。也许在我们的时代,布洛伊勒的精神分裂症学说触及了心理基本结构,而这是迄今为止人们在心理学上对异常心灵生命的基本形式所作的最为深刻的描述。

2. 由于对心理单元的研究完全没有提供令人信服的公认结果,人们转而试图建构"更自然"的单元,相信能在精神病的原因里找到这样的单元。原因相同的一切疾病应该结合成一个单元。法国人(莫雷尔、马尼昂(Magnan))是推广此观点的急先锋,而他们力图把这种视角解释为至高无上的原理。这样的视角引导他们转向了禀性和遗传学说。但他们现在认为,绝大多数精神病都属于遗传精神病和退化精神病

(Irresein der Entarteten)两大类。他们也称后者为"退变型精神病"（degenerative Irresein）。退变型精神病涵盖的范围非常广，在多半是假设性的退变视角下统一容纳了千差万别的事物，以至于无法让人满意。

3. 另外，人们已经提出这样的要求，要求从解剖学检查结果中找到疾病单元。彼此相同的脑部进程构成一个疾病单元。但这种视角一直只是一种要求。除了神经病学中已知的脑部进程（多发性硬化、肿瘤、脑梅毒等）——人们观察到作为这些脑部进程症状的疯癫，还发现了神经系统的另一种疾病，即麻痹性痴呆——起初是通过躯体症状（麻痹等，贝尔、卡尔梅耶（Calmeil））、后来是通过脑皮层中的独特检查结果（尼氏、阿尔茨海默）发现的。有一段时间，麻痹性痴呆被看作精神疾病的范型，也是唯一被认识的疾病单元。然而，麻痹性痴呆的症状与此前已知的其余脑部疾病的症状非常相似，只在破坏的严重程度上超过后者[1]，以至于人们必定更愿意将其单独划为一类疾病，而非归入其余精神病。麻痹性痴呆是神经系统的一种疾病进程，发生这种神经疾病时每次都会出现"症状性"精神病。无论是在单个心理症状方面，还是在病程中的心灵显现序列方面，原则上，它都无法与器质性脑部疾病所致的其他精神病区分开。因此，尽管麻痹性痴呆也许是解剖学研究与因果性研究的一个范型，却不像人们过去一厢情愿认为的那样，是精神病学-临床研究的范型。因为在确立这种疾病的过程中，实际上心理因素从未发挥任何作用。它只关乎纯粹神经病学的事务。

无论是心理基本形式，还是原因学说（病因学），亦或是脑部检查结果，都没有给出人们能接受的、一切精神病均可归入其中的疾病单元。

---

[1] 除了破坏力严重，麻痹性痴呆还有如下典型症状：发病初期有时会出现某种躁狂式的创造力、丰富多彩的妄想。但这些症状并非麻痹性痴呆所特有。

后来,卡尔鲍姆和克雷佩林相继踏上了新的道路,排除万难也要找到疾病单元。卡尔鲍姆提出了两条基本要求:第一,必须把整个精神病的病程作为构造疾病形式的最本质基础,第二,必须通过全方位的临床观察把精神病的整体疾病征象当作基础。由于特别强调病程,卡尔鲍姆在先前的三个视角之外又设置了一个新视角,由于提出了第二条要求,他把所有视角整合起来了:建构疾病单元时,各种视角不应彼此对立,而应相互协作。这里我们谨从卡尔鲍姆的著作里摘录一段经典描述:

> 我们的任务是,"按照临床方法去发展疾病征象,在疾病征象中尽可能利用单个患者的一切生命显现作出诊断,而且要重视整个疾病的病程。把最频繁地一起相伴出现的那些症状整合起来、纯粹依靠经验去划定边界,由此得出疾病形态群……这些疾病形态群不仅……容易理解,而且,相比于站在之前划分的三个框架的立场上作出的诊断,根据这些疾病形态群作出的诊断提供了如下可能性:以更大的确定性从一个患者此刻的状态出发,在事后建构出该病例先前的病程,以更高的概率推断出疾病的进一步发展情况;不仅是完全一般性的关于生命和健康的情况,而且要详尽地涉及征象的各个疾病时相"。[1]

卡尔鲍姆的理念一直影响不大,直到克雷佩林采纳了这种理念,并大力推广。克雷佩林所撰教科书的前后多个版本记录了他思想发展的轨迹:先是跟所有那些临时性的、片面设立的疾病单元作斗争,然后扬弃它们,转向卡尔鲍姆的思想,并收获了累累硕果。为了在实际的特殊精神病学中实现关于疾病单元的理念,他一直在对其进行一步步的塑

---

[1] *Kahlbaum*: Die Katatonie oder das Spannungsirresein. Berlin 1874.

造和重塑。具有相同的病因、相同的心理基本形式、相同的发展和病程、相同的预后和相同的脑检查结果的那些疾病征象,亦即整体意象一致的那些疾病征象,乃是真正自然的疾病单元。为了找到这样的疾病单元,必须进行全方位的临床观察。研究疾病的结局显得特别富有成效:第一,完全可治愈的疾病和绝对无法治愈的疾病两者之间具有本质的区别,这个假设一度曾被人奉为圭臬;第二,克雷佩林猜测,对疾病结局状态的心理结构的了解,能让人认识疾病进程的心理基本形式,甚至已经能让人辨识出精神病发病初期显露出的蛛丝马迹。这些研究的成果是两大疾病群的建立,两大疾病群囊括了所有那些不能用已经可以清晰把握的脑部进程的结果来解释的精神病:躁狂-抑郁症和早发性痴呆——躁狂-抑郁症既包括法国人所说的"循环性精神病",也包括情感疾病,而早发性痴呆则包括卡尔鲍姆所说的紧张症、青春型精神分裂症和疯癫。除此之外,所有其余的轻度精神异常全部被视为退化型精神病。大约从 1892 年开始,该学派便活跃在精神病学界,现在我们介绍一下这个流派的研究结果:

1. 沿着这条途径,人们没有找到任何一个现实的疾病单元。在科学视域中,没有任何一种疾病符合人们给疾病单元设置的要求:a) 麻痹性痴呆这一疾病单元纯粹是神经病学、脑组织学和病因学的单元。麻痹性痴呆的心理过程除了造成破坏之外(只在破坏程度上跟其他器质性脑部进程有所不同),没有任何独特特征。所有可能的病理过程都是作为麻痹性痴呆脑部进程的结果而出现的。对麻痹性痴呆的认知没有让心理病理学收获任何新的、心理方面具有独特特征的单元。b) 躁狂-抑郁症和早发性痴呆两大疾病群,就其病因和脑检查结果而言几乎是完全未知的。要么更强调心理基本形式,要么更强调病程(治愈或未治愈),根据强调重点之不同,两大类疾病群的界定也有所不同。如果站在一方的角度上,把第一个要素(心理基本形式)推到前台(布洛伊勒),那么早发性痴呆疾病群的范围就会得到极大的扩展,而这是另一方坚决拒斥的,另一方更强调病程(洞察力恢复或未恢复),并把早发性痴呆疾病群的范围限制得相当狭小(威尔曼斯);强调病程的后一派学者发现了伴有紧张症症状、精神分裂症体验的可治愈疾病——因此,这些疾病不属于早发性痴呆。如此一来,躁狂-抑郁症与早发性痴呆之间的边界很多年来就像钟摆左右摆动一样来回不定,而且人们在划定两者边界方面没有获得任何进展。此外,两个疾病群的范围扩张得如此之大①,以至于人们不得不认为两个疾病群都陷入了上个世纪通常屈服于所有基于心理的疾病单元者的相同命运,所有奠基于心理层面的疾病单元都会陷入这样的命运。

如同雨滴落在水面时泛起圈圈波纹,起初很小而且很清晰,然后逐渐变大,不同的水波圈彼此交织,消融于无形,精神病学里不时会冒出新的疾病,其范围不断扩展、变得越来越大,直到损毁了原来的边界。埃斯基罗尔提出的"单一指向性躁狂"学说(Monomanienlehre)*、19世纪80年代的"偏执狂",以及迈内特提出的"疯癫"(Amentia)均属此类**。从相对清晰的青春型精神分

---

① 参阅 *Bunke*: Über die Umgrenzung des manisch-depressiven Irreseins. Zbl. Nervenhk. usw. **1909**,381。

* 《神经精神病学辞典》(何伋、陆英智、成义仁等,中国中医药出版社,1998年)的作者把"Monomanie"译为"单狂",并这样解释:"单狂是少见的一种部分性疯癫。患者的这种病态的精神状态只专门对某个人,而对其他人都有正确的判断和适当的情感。理智性单狂如偏执狂;情感性单狂如情感异常;以及本能性单狂,如强迫综合征。"我们觉得还需要补充一点:"Mononanie"是针对单一的某件事、某个人或某个理念的躁狂性情感障碍或精神障碍,偏执狂是其最常见的表现形式。我们建议把"Monomanie"译为"单一指向性躁狂"。——译者

** "Amentia"一词在英美精神病学界与德法精神病学界中的含义有很大区别。在英美学者眼里,"Amentia"主要指"智能缺陷"、"智力低下"、"痴呆",而在德法学者眼里,"Amentia"主要指"疯癫"。1890年,迈内特首次提出"Amentia"概念,在迈内特那里,"Amentia"特指急性幻觉性疯癫。——译者

裂症和紧张症中诞生了范围无限大的早发性痴呆,从循环性精神病中诞生了范围无限大的躁狂-抑郁症。

2. 但克雷佩林的疾病征象与以前的庞大疾病群之间存在本质区别。至少,克雷佩林眼中的疾病征象是通过观察整体意象和病程而有目的地建构起来的。由于两大疾病群的二元性以及为划定疾病边界而进行的争斗,这两大疾病征象支撑了一项经久不息的研究工作。虽然这项研究工作对界定那些疾病贡献甚微,但却收获了其他富有价值的结果。在创设两大疾病群的过程中,必定有一个永恒的真理内核,有别于以前所有的疾病群分类。这两大疾病群的设立已经在全世界被普遍认同和接受——过去对于非器质性精神病所作的任何一种分类都没能享受如此殊荣。原则上,两大疾病群的设立在今日已是无可争议的定论。此外,相较于过去,医生们努力做诊断的劲头大大增强。断然决然、轻轻松松作出诊断学分类的僵化静止状态被克服了。疾病单元的理念曾经是、并且依然是一个目标,引领和推动精神病学研究工作不断前进。克雷佩林本人极大深化了对于情感疾病和精神分裂性疾病(从中发展出布洛伊勒的精神分裂症)心理结构的认识。克雷佩林的弟子们承其衣钵,潜心研究贯穿整个生命历程的病程形式,更清晰地突出了那些较少见的典型精神病疾病群。

3. 有些人希望,通过对心理显现、生平经历和疾病结局的临床观察找到具有独特特征的疾病群,事后再通过脑部检查结果予以证实,从而在一定程度上为脑解剖学做好前期铺垫,但这样的希望从未实现过。历史教会了我们如下道理:a) 躯体上可明确把握的脑部进程始终只是且无一例外是通过躯体研究被发现的,完全没有依赖心理病理学上的前期准备工作。b) 如果人们发现了可以清晰界定的脑部进程,便会得出结论,即发生这样的脑部进程时,一切仅仅是可能的心理病理症状都有机会出现,而且器质性脑部进程在心灵领域里没有任何特征性标志。麻痹性痴呆就是一个绝佳例子,甚至当人们已在一定程度上知道该病的躯体检查结果时——19世纪90年代,克雷佩林仍然认为,麻痹性痴呆也能在心理层面诊断出来。他诉诸一堆模糊不清的躯体显现,作出的错误诊断多到惊人,病程的后续发展表明他诊断错了。[①] 在那个时代,精神病医院里有30%的麻痹性痴呆患者,而自从腰椎穿刺技术应用于临床后,医生诊断时原则上都会优先从躯体层面考虑,此后多年,麻痹性痴呆患者所占比例一直有规律地在8%至9%之间波动,由此表明,现在的诊断是正确的。结论是:甚至连躯体方面已为人熟知的某种疾病,以前人们也不能从心理层面入手作出确切诊断,并且现在依然不能从心理层面入手作出确切诊断;那么人们应该如何通过心理学途径(对主要精神病病程与结局的研究也是纯粹心理学上的)发现和界定一种未知疾病呢? 历史告诉我们,这个愿望似乎不可能实现。

有识之士强烈反对克雷佩林的追问方式(寻找实际存在的疾病单元),这些符合事实的合理反对意见证实了历史的教导。

1. 只有在事先知道某种有待诊断的、已经明确界定的疾病时,人们才能从整体意象中作出诊断。但不能从整体意象中找到可以严格界定的疾病单元,而只能找到疾病征象的类型。这些类型在病例中处处显示出灵活多变的"转化过渡"。经验告诉我们,尽管人们通览了患者的整个生命历程,却不可能去讨论患者得的究竟是躁狂-抑郁症还是早发性痴呆,也讨论不出结果,这样的例子并不少见。[②]

[①] 在克雷佩林的《普通精神病学》(第八版)第一卷第527页中(Allgemeine Psychiatrie, 8. Aufl., Bd.1, S. 527),他公开披露了1892—1907年间的诊断列表,坦率承认了这个事实。

[②] 有一些"模棱两可的病例"起初看起来像躁狂-抑郁症,可后来却变成了痴呆症,或起初看起来是典型的精神分裂症状态征象,可后来的病程发展却是良性的。这些病例极富教益,因为它们能防止人们死板地固守非此即彼的模式。

2. **结局相同不能证明疾病也相同。**一方面,迥然不同的器质性脑部疾病,其结局可以表现为相同的痴呆状态。另一方面,人们根本看不透,为什么相同的疾病在一种情况下可以治愈、在其他情况下始终无法治愈。尽管如此,很多人却支持如下观点:存在本质上不可治愈的疾病进程。然而,我们至今没有任何办法区分开本质上不可治愈的疾病和其他那些一会儿可治愈、一会儿不可治愈的疾病。

3. **疾病单元的理念在任何一个个案中都绝不会变成现实。**因为关于相同的病因与相同的显现、相同的病程、相同的结局、相同的脑检查结果有规律地同时发生的知识,预设了人们已获得所有个别关联的完整知识,而这样一种知识只能寄望于无限遥远的未来。疾病单元的理念实际上是康德意义上的理念:这是一项任务的概念,而此任务目标不可能实现,因为目标位于无限远处;尽管如此,它却为我们指明了富有成果的研究方向,相当于引导个别经验研究的一个真实的定向点。①我们应该在一切视角下探究心理疾病的整体景象,尽可能全方位地探寻各种关联。一旦这么做了,我们就会一方面发现个别的关联,另一方面发现某些始终是暂时性的疾病征象类型,这些疾病征象类型虽然无法得到严格界定,却比先前所有那些片面的、建构性的疾病分类要"自然"得多。疾病单元的理念不是可以实现的任务,而是最富有成果的定位点。心理病理学的努力追求,在疾病单元的理念中臻于顶峰。实际上,疾病单元的理念已经用史无前例的方式推动着科学研究不断前进。把握疾病单元的理念乃是卡尔鲍姆的功劳,而让疾病单元的理念发挥实效则是克雷佩林的功绩。然而,一旦可实现的理念假象取代了理念、对疾病单元的现成描述(比如早发性痴呆和躁狂-抑郁症)取代了个别

① 因此,人们不能把疾病单元的理念引导下开展的研究称为"追逐一个幻影",正如霍赫(Hoche)所认为的那样。

研究,错误便开始由此产生。由于这样的描述总是想要完成不可能之事,人们可以预言,这些描述永远是错误的,而且将一直作为僵死的产物停滞不前。未来的特殊精神病学将不再进行这样的描述,取而代之的是对器质性脑部疾病、中毒等进行描述,以及一个一个地大量列举那些只在个别研究中获得的疾病征象类型。这种特殊精神病学的一个先兆是精神病院里不时出现的常规操作:不对某个病例作出早发性痴呆或躁狂-抑郁症的一般诊断,而是罗列出以前观察过的患者姓名(这些患者代表着相同的疾病类型),以此来作诊断。人们渴望综合各种疾病征象以便对疾病进行分类,而这种综合的冲动有权受到疾病单元的理念引导。如果对各种疾病征象的综合想要保持在可能的可认识性的范围内,就得安分恪守施诸其上的限制。除了经验性地描述现实的病例,以便发现典型的精神病整体意象(这些典型的疾病征象只与小范围内的病例相符),这种综合的冲动做不了其他任何事情。一旦这种综合的冲动想要涵盖更大范围的病例,认识就会变得模糊不清,现实的研究就会被弃之一旁,取而代之的是,"各种整体描述"从几乎无法控制的经验残余中被设计出来,如果读者想要清晰准确地把握疾病单元,这些"整体描述"便会在读者的审视下消散。整体而言,一切显现是由什么引起的呢? 以前,人们假设它们是由疾病邪灵引起的。后来又认为是由经验上有待探究的疾病单元引起的。但现实表明,这些仅仅是单纯的想法。

　　最初的问题是:究竟是只存在单一性精神病的不同阶段和变异呢,还是存在一系列有待界定的疾病单元呢? 如今人们已找到了答案:两者都不存在。疾病单元的理念是特殊精神病学研究的富有成果的定向点——就此而言,后面那种主张存在疾病单元的观点有其道理;对于精神病科学来说,现实的疾病单元实际上并不存在——就此而言,前面那种主张存在单一性精神病的观点有其道理。

实际研究早就接受了历史的教导以及通过上面三个反对意见而获得的洞见。除了前面章节讨论过的所有可能的分析性研究外，还有在疾病单元理念引导下开展的综合性研究，而综合性研究已经踏上了两条截然不同的道路。

1. 脑研究致力于探求脑部疾病进程——实际上，脑研究丝毫不考虑临床情况，也没有从心理病理学中学到一丁点儿东西。如果脑研究利用它的种种方法发现了这样的脑部疾病进程，心理病理学便可以提出如下问题：脑部疾病进程会造成怎样的心灵变化呢？下面的命题几乎就是答案：发生每种器质性脑部进程时，任何一种心理异常都可能出现（但仅当人们从客观上、表面上看待"心理异常"时该命题才成立，不是每一种体验都会伴随器质性脑部进程出现，至少精神分裂症体验不是这样）。随着脑研究突飞猛进，心灵疾病变成了原本的神经进程的"症状性"疾病。对于这种视角来说，疾病单元的概念从心理病理学领域完全转移到了神经病学领域——尽管这是合理的，就可把握的脑部进程可以被视为个别心灵疾病的本质而言。

2. 临床精神病学从一切视角出发研究各种病例，以求获得这些病例的整体意象。临床精神病学把看起来彼此一致的那些病例合并为同一种类型。然而，就算只是为多数精神病找到这种概念上塑造出来的疾病征象类型，特殊精神病学也离此目标相距甚远。

临床疾病征象的形成和发展源自疾病分类学的辨识力——既像沙可命名和践行的那样，但在研究他认定的那些疾病时，沙可会通过解剖学加以证实；也像克雷佩林践行的那样，尽管他还不具备这种控制力。对疾病征象的临床描述乃是这样一种方法：不偏不倚地把发生的事情翻译成语言形式，不事先预设任何特定概念。因此，临床描述必定是前概念的、非模式化的。直观越是准确，临床描述的效果就越好；直观设计与促成了临床描述。概念的形成和发展源于那些塑造疾病原初形态的表达和措辞。只有很少的精神科医生掌握了描述的技艺,而由于缺乏直观力、无力呈现事情的本质和患者的心境,绝大多数临床描述都是失败的;他们偏离正轨,转而去做抽象概括,去做单纯评判,本来应该用语句去刻画的疾病的临床特征,结果却消解为了词语的串联、空洞的概念、判断的堆砌。新的时代里成功作出最佳临床描述的人,大概要属克雷佩林。可即便是克雷佩林也经常偏离正轨,迷失在无穷无尽的马赛克碎片里,尽管他从经验中搜集积累了大量碎片化的材料,却没有给出疾病的整体景象。

克雷佩林的方法是强调诊后病历,以及为了领会疾病征象而关注整个生命历程。他的方法已经导致把特殊精神病与精神分裂症或精神分裂症领域内的相关疾病区分开的一切尝试均以失败告终。已经跟精神分裂症或精神分裂症领域内的相关疾病划清界限的那些疾病(早老性影响妄想、妄想痴呆等)总是不得不重新被纳入精神分裂症。如果通过比较不同患者的生命历程来界定一种疾病的尝试没有失败,那么该疾病肯定不是具有广泛覆盖面的疾病单元,而是孤立的个别因果关联和个别显现。

要构造疾病类型,只能借助患者的完整生命历程。基于深入细致、直观形象的生命历程来探究疾病类型,属于精神病学中最有前途的研究课题。也许只有在具备以下条件后,对疾病类型的构造才有望实现真正的大进步:精神病院或精神专科医院负责人扎实全面地掌握了普通心理病理学的各种视角和现实,在多名助手的协助下(助理们能独立思考,且自己在普通心理病理学中方向感明确)共同钻研材料,以至于能够全方位地比较全体患者,并持续不断地通过高质量、未经修饰、但却经过建构与编排的疾病史提供例证,在此基础上尝试作出清晰易懂的疾病类型构造。克雷佩林是首位、也是唯一敢于做此尝试,并用坚韧不拔的意志贯彻到底的人。

若要诊断结果富有成效的话,对精神疾病患者的诊断性领会可以一方面在心理病理学的普遍范畴下进行(精神分裂症患者、进程或人格发展、神经专科诊断中的脑部疾病等),另一方面则必须尽可能贴近现实、遵循完全被狭隘界定的疾病类型。如果精神科医生满足于"妄想痴呆"、"懒散放纵"(Haltloser)之类的诊断,则不但教益极少,而且会导致对患者的诊断性领会模糊不清;相反,如果精神科医生找到了刊载与他手头病例完全类似病例的文献,他就能进行非常具体的比较了,而且这种情况下往往会结出累累硕果。这种情况下,对疾病单元的领会接近于个体。克莱斯特把我的观点称为"诊断虚无主义",他描述道:"精神病学将随这种建构式的类型学而消解为一种个案式的精神病学。"但在内科医学领域,库尔提乌斯(Friedrich Curtius)和西贝克说:"因此,我们将在疾病诊断中被引向个别诊断,也就是说,对患者人格及其生命处境的特点作出全面评判,而这恰好是医疗诊断的终极任务。"克雷佩林谈到偏执狂时说道:"因此,偏执狂疾病征象的临床分类造成了特殊的困难,因为偏执狂有非常多的疾病形式,就像各个患者的不同病情那样千差万别。"克雷佩林的话有一种远远超出偏执狂以外的普遍含义。

精神病学迫切需要记录真正经过研究打磨的传记式疾病史的档案。随处可见的那些杂乱无章的记录完全无法令人满意。机械地按照愚蠢的"客观性"原则撰写出来的病例报告纯属徒劳无益,因为这类病例报告只是原样照搬患者日记中偶然记录的每个句子而已。人们得有自己的视角,得有辨识的眼光,能识别出哪些事实可能有意义。人们得尽可能地多看,但同时又专注于最重要的事实,并以不需要强行为之,而只需要清晰和透明的秩序来进行构建。任意一堆病例里面总是只有少数病例适合充当这样加工疾病史的基础。患者叙述得多还是少、叙述是否清晰,取决于其禀性与教养(人格的分化程度越高,患者的表达就越好),若要编写成值得出版的传记,手头的现有资料又总是充满断裂和缺陷,多数情况下往往充斥着过多的断裂和缺陷。要做好这项工作,必须利用好当下的鲜活材料,同时求教于医院的临床档案材料(通过病历获得其真实价值)和已经发表的材料。只有三类材料来源互相取长补短,才能产生最佳效果。首要之务是,尽可能多地(但要准确选择)与患者深入交流,亲自深入观察;但谁若仅仅局限于这些,那么永远也不会有什么成效。没有广博的心理学素养、没有扎实全面掌握当前现有的精神病学知识,肯定是不行的。此外,这项工作只有长期坚持才有效果。最重要的是,这项工作在今后很长时间里仍必须集中于某一专题,而非全面铺开。

出版个案报告可以出于很多理由。比如,为了展示一种现象、一种症状,为了解释个别可理解的关联或者个别的因果关联,为了直观呈现疾病存在的征象,为了证明治疗效果。但只有在疾病单元的理念引导下,涵盖方方面面的传记才会形成。这些传记必须得是现实的叙述,而非某个模式的空洞建构;必须得是精心塑造的病例报告,而非偶然的疾病史、表面上的生平经历、随意消遣性报道的病例或杂乱无章的日记抄录。然而,在这些传记的基础上将建立起一种强调本质内核的建构式类型学,虽然这样的类型学始终只是暂时性尝试。[1]

---

[1]　因此,有些研究工作虽然没有编写很多病例报告,但却由于建构了疾病类型而变得很重要,例如卡尔鲍姆提出的紧张症、黑克尔(Hecker)提出的青春型精神分裂症和循环性精神病。

对于特殊精神病学研究来说,也许现在更重要的事情是阅读各类质量上乘的专题论著,而不是去读随便哪本内容涵盖了所有领域的教科书。这些教科书对脑部进程、外源性精神病和症状性精神病等疾病概括描述得很好,但对所有其他疾病的描述一是具有误导性——因为它们区分了根本无法截然分开的东西,二是模糊不清、含混难解。

§2. 心灵疾病整体领域中的基本区分

在心灵疾病存在的整体意象里强调某些基本区分,似乎很有意义。这些基本区分为我们领会整体确定了最初的方向,可同时又揭示了尚未解决的深层问题。因为区分出的每一组二元对立都意味着对心灵生命整体的某种基本领会。

这些二元对立并非相互排斥、非此即彼,而是被划分为两极:单个病例或者靠近这一极,或者靠近另一极;多数病例或被置于这一侧,或被置于另一侧。但也有不少病例,我们将之作为对立而区分开的东西却在这些病例中结合在一起:多年来,神经症可能是后来才为人所知的精神病(如精神分裂症)或器质性神经疾病(如多发性硬化)的症状。内源性精神病曾部分地被证实为器质性脑部疾病。情感疾病患者偶尔会显示出精神分裂症的特征。或许在大多数病例里,机能缺损都跟人格变异有关系。在个别病例中,急性精神病与慢性精神病的边界是变化不定的。

Ⅰ. 状态区分

急性与慢性精神病。在精神病学的术语用法中,急性与慢性的对立表达了多重意义:1. 人们以此表示精神病状态的整体征象中的区分：急性状态表现为外部行为已发生强烈改变,兴奋或抑郁、困惑、不安等,慢性状态则表现为深思熟虑、定向力完整、有条理、平静、稳定等。征象的这种一般对立,经常但并非总是契合过程与状态之间的对立。

2. 过程(Vorgang)与状态(Zustand)之间的对立。谈到那些急性征象时,人们会想到症状强烈程度急速上升的疾病过程;谈到慢性征象时,人们会想到自身缓慢发展或疾风暴雨般的急性过程之后作为残留物剩余下来的疾病存在。这种对立经常、但并非总是契合预后可治愈与不可治愈之间的对立。3. 预后可治愈与不可治愈之间的对立。人们更经常地认为急性过程可以治愈或能够好转,而总是认为慢性状态不可治愈。

将急性精神病(某个还可以治愈的过程中的那些强烈的疾病显现)与慢性精神病(某个不再能治愈的状态中的那些不怎么引人注目的疾病显现)两种疾病类型对立起来,有助于初步确定方向。进行这种对比时,疾病的持续时间无关紧要。人们甚至把持续多年的精神病仍旧称为急性精神病——这与躯体医学中的语言用法完全相反。

Ⅱ. 本质区分

a) 机能缺损与人格障碍。 在各式各样的心理病理显现中,有一组对立常常不由自主地浮现。尽管其名称不同,表达的内涵却类似:客观机能(记忆机能、工作机能等)的量化改变与心灵生命的质性改变(主观体验的其他不同方式、可理解的关联颠倒错乱、"疯癫")两相对立,人格完好无损的情况下机能能力的改变与机能能力也许完好无损的情况下人格的改变两相对立。第一种情况下,我们面对的是心灵生命的底层机制(从纯粹的神经功能到智力功能)出现的障碍;第二种情况下,我们面对的是心灵生命核心的变异。第一种情况下,由于人格运作机制受损,人格不再有能力表达自己、不再有能力与别人交流,人格本身将遭受继发性损害;第二种情况下,人格发生了质的变异、已然错乱,而人格的运作机制仍完好无损、一如从前,只是相应地以另外的方式运作。第一种情况下,尽管功能受损,但在此背后,人格却依旧保持原样不变,患者借助完好的人格基本上能跟他人互相理解,观察者对此留下了清晰印象;第二种情况下,观察者尽管没有看见任何机能与功能的明显改变,却强烈感受到患者与他人难以相互理解时裂开的鸿沟。第一种情况下,客观的机能心理学,能够通过实验更为准确地分析和确定各式各样的障碍;第二种情况下,病态人格表现出的行为对于实验的机能心理学来说是一种正常行为,有时甚至是一种令人惊异的超常行为。

在现实中,这两种对立的疾病类型很少以纯粹的方式存在。但建构起机能缺损与人格障碍的对立,能为我们的分析带来一个有益视角。迄今为止人们熟知的疾病分组或疾病类属制造了源于两种疾病类型的诸多显现。可是今天大家已经很清楚,人们熟知的器质性障碍主要涉及机能机制,偏执样进程则主要涉及人格。大量的精神病带来的只有破坏;而在不同的程度上,人们可以说,在疾病造成一切破坏的同时,精神仍然是存在的。精神在一种陌生的、对我们来说全新的形态中,以某种方式维持着。

然而,这组对立一直延伸到对人的本性及其变异的把握与判断,表现在由智力与人格构成的两极中。

b) 神经症与精神病。神经症是没有侵袭人本身的心灵异常,而精神病是侵袭人之整体的心灵异常。因此,神经症也称神经质、精神衰弱、压抑等。与此相反,精神病是精神疾病与情感疾病(Gemütskrankheit)。

从反面来说,神经症包含精神变态的宽广领域——表现在躯体领域(器质性神经症),以及心灵状态、体验和行动(精神神经症,

Psychoneurosen)中*,而且所有人都不认为这些人患有精神疾病或情感疾病。从正面来说,神经症疾病的根源在于各种情境和冲突,对人而言,这些情境与冲突在世界中成为了任务,但在特定机制(这些特定机制导致正常情况下不会出现的体验变异)中才是决定性的,例如在解离状态中(不同于健康的分裂和综合),在导致病情自行加重的恶性循环之形成中(不同于心灵生命的建设性的循环之形成)。

与此相反,精神病是心灵障碍的狭窄领域(对于普遍意识来说,它撕开了疾病与健康之间的一道深渊)。精神病的根源在于额外的疾病过程——它们可能在本质上始于特定生命时期的遗传,也可能在本质上由外源性损伤引起。

神经症以及精神病,与健康之间是有清晰界限的。但神经症似乎表现为向健康的普遍人类状态的一种过渡,因为患者的人格没有"错乱",而且神经症现象在平时健康的人(但总是少数人)那里也会暂时地出现。尽管神经症与精神病显现都不能被理解为正常体验和执行的简单增强,但我们可以用类比去接近它们,例如:精神分裂症思维类似于入睡体验,强迫神经症类似于健康人的疲劳状态中的某些体验(人们也称其为强迫样的)。不同的是,所有的神经症与精神病显现,都可用来

---

* 弗洛伊德的老师沙可早已使用过"精神神经症"(Psychoneurose)一词,他认为,"催眠是在癔症患者那里人为唤起的精神神经症"。不过,弗洛伊德赋予该词以全新的含义。他认为神经症的病因是原始冲动受压抑或性功能紊乱,区分了精神神经症与现实神经症(Aktualneurose),认为精神神经症患者主要表现出心理性症状,而现实神经症患者主要表现出躯体性症状。在 1894 发表的《防御性神经-精神病》和 1896 年发表的《癔症病因学》中,他把精神神经症称为"防御性神经精神病"(Abwehr-Neuropsychose),认为精神神经症包括癔症与强迫症等,是患者对幼年创伤使用次级防御机制的结果。

弗洛伊德的神经症理论对后世产生了深远影响,但他对神经症的分类有一些不严谨的地方,遭到精神分析圈内圈外的批判,当今主流的疾病分类诊断体系如《精神障碍诊断与统计手册》(DSM-5)、《国际疾病分类》(ICD-11)等均未收录"精神神经症"、"现实神经症"条目。——译者

比喻人类的普遍可能性，以及人之存在的障碍。但这不意味着神经症与精神病显现在某种轻性程度上就是人类的普遍可能性。在每个神经症中都存在着一个点是健康人不能理解的，健康人倾向于认为，患者即使没有疯癫，至少也是"有精神障碍了"。

总的来说，神经症是心理治疗师的领域，而精神病是精神科医生的领域。[①] 在很多个案中，精神病患者是自由的并且处于自由的治疗中，而在有的时候，神经症患者也会达到住院治疗的程度。

c) 器质性脑部疾病与内源性精神病。 主要的内源性精神病都是躯体基础未知的疾病，而器质性脑部疾病的躯体基础是已知的；此外，两类疾病也都伴有心理症状。问题是，这组鲜明的对立是否仅仅暂时存在，直到大家也了解了内源性精神病的躯体（在大脑里产生效果）疾病进程，或者这组对立是否也能一直保持为一组基本区分。

有一段时间，由于认识了进行性麻痹性痴呆，人们似乎已经消解了器质性脑部疾病与内源性精神病之间的对立。尽管在人们了解麻痹性痴呆的病因与脑部疾病病理结果之前，该病在实践中并未得到确切界定，过去还是把麻痹性痴呆当作精神病类型的疾病来认识。一旦人们后来认识到了这些科学发现（梅毒螺旋体，以及由尼氏和阿尔茨海默认识到的特定脑部组织病理结果），眼前这个绝佳案例似乎便要求后来者追随其步伐，把一种精神病归因于脑部疾病。从那以后，人们便丧失了对麻痹性痴呆心灵显现的兴趣，反正现在很少有人研究它了。大家可以设想，倘若人们有一天认识了精神分裂症的躯体基础，也就不会再去关注精神分裂症患者的心灵生命了。

另外，人们可以说，即使在发现脑部进程之后，心理病理学的任务

---

① 这不排除心理治疗师和精神科医生的一体。其实，精神科医生与心理治疗师在个体身上的一体化，是两个领域中的清晰认识与有效治疗的前提。

仍旧完全保持原样不变,仍然要研究麻痹性痴呆*的异常心灵显现。但发生麻痹性痴呆时出现的心灵障碍与发生精神分裂症时出现的心灵障碍分属全然不同的种类。一种情况好比用斧头砸烂钟表,人们对粗野的破坏仅抱有相对微弱的兴趣;另一种情况好比钟表总是走错、停止、复又运转,人们可以选择性地寻找特定障碍。但还不止于此,精神分裂症患者的心灵生命具有奇特的创造性;其种类、内容与成分在某种情况下可能会引起人们完全不同的兴趣,让人们在陌生的奥秘面前惊讶、战栗。在此意义上,当人们面对麻痹性痴呆患者粗野的破坏、激惹、兴奋时,不可能产生上述反应。即使认识了其躯体的基本进程,不同精神病之间的深刻对立依然存在,人们对这些疾病的心理方面大概还是会抱有完全不同的兴趣。

我们必须谨防某个视角被绝对化,即使这个视角对研究益处良多,而且也许对有效的彻底治疗具有决定意义。把疾病单元清晰地分为不同的类属并借此作出一种真正的诊断,不可能适用于精神病,而只可能适用于脑部进程——此现实可能已经诱导人们不只是看到了脑研究诸多任务中的一项,而是看到了精神病学的任务。另外,站在心理病理学的角度看,迄今为止已认识到的、异常脑活动与异常心灵活动之间关系的贫乏,心理病理学取得进一步成果的微弱前景,以及心理病理学与心灵生命有关这一不言而喻的前提,引起了人们对精神病学高估解剖学和躯体因素的拒斥。这种拒斥有时措辞太过严厉。由于今日的脑研究比心理病理学的

---

* 麻痹性痴呆是由梅毒螺旋体侵犯脑引起的一种晚期梅毒的临床表现,以神经麻痹、进行性痴呆及人格障碍为特点。神经梅毒的晚期表现系中枢神经系统器质性损害所致。该病又称全身性麻痹、全身麻痹性痴呆。——译者

科学基础更稳固，人们不难理解这种来自心理病理学方面的、防御性过强的拒斥。若每个研究方向均维系在如实符合其自身框架的界限内，独自就能收获丰硕成果。19 世纪初，人们曾体验过滥用心理学解释一切的可笑经历，如同在精神分析盛行的年代用精神分析解释一切那样；19 世纪下半叶，滥用解剖学解释一切的情况有时几乎有过之而无不及（迈内特、韦尼克等）。如今，在两个研究方向里，划定界限、澄清含混似乎都成了主流要求。

d) 情感疾病与精神疾病（自然的心灵生命与精神分裂症患者的心灵生命）。 心灵生命中最深刻的区分似乎是：我们可共情、可理解的心灵生命，与本身不可理解的、真正意义上疯癫的、精神分裂症患者的心灵生命（这里不需要刚好有妄想观念）之间的区分。可以把第一种病理性的心灵生命直观地把握为我们熟知现象的增强或减弱，而这类现象可以在没有正常理由和正常动机的情况下出现。但用这种方式不足以把握第二种病理性的心灵生命。毋宁说，这里发生了最普遍性的改变，无法直观地共同体验第二种心灵生命，但我们试图从外部入手，用某种方式使其变得可以把握。

语言早就已经把单纯的情感疾病与真正的疯癫（Verrücktheit）区分开了。对外行而言，疯癫是毫无意义的狂怒、没有情绪的困惑、妄想观念、不可共情的激情、乖戾的人格；患者相对来说越是深思熟虑、越是定向力完整，外行就越是对自己的看法坚信不疑。如果缺少后面的条件，外行便有理由不把这种意识混浊状态真正算作疯癫。虽然外行把情感疾病称为无动机的疾病，但情感疾病按其特性表现为可共情的深层情感活动（比如忧郁）。外行的看法切中了病态心灵生命内的一个基本区分。虽然我们今天仍然不能清晰、确定地表达出这个基本区分，但它已成为我们最感兴趣的问题之一。近几十年的本质性进展已经使研究情感疾病与疯癫二者的区别变得越来越重要。① 对我们而言,情感疾病表现为可共情的、自然的,疯癫则表现为完全不可共情的、不自然的。迄今为止最中肯的理论,从心灵生命的分裂中推导出不可理解的心灵生命的诸多个别特性;于是,布洛伊勒赋予其"精神分裂症"之名,我们也可以把"精神分裂症"仅仅当作名称来使用,而不接受其理论。下面将在这组对立的基础上描绘两组症状群。

1. 若仔细观察现象学元素,便会在病态心灵生命中发现这样的元素——我们可能很难、但最终却能在有利情形下清晰直观到它们,以及这样的元素——原则上,我们绝不能直观到它们,始终只能通过指出它们不是什么,从否定方面加以限制和说明。原则上无法被直观到的这些元素,我们称之为不可理解的(静态的),或不可共情的。我们可以从这类元素里相对清晰地突出以下内容:

一些心灵疾病的某种共同元素——几乎一切心灵过程都能像染上口音一样获得该元素,且该元素给整个心灵生命赋予了一种新特性,似乎全部都是患者口中所称的"外力制造的"显现。在我们的一切心灵过程中,都有这样的意识:这是我们的心灵过程,我在知觉,我在行动,我在感受。甚至在被动行为、强迫观念等情况下,这样的意识也始终存在:这仍旧是我的心灵过程,我正在体验这些心灵过程。我们能感觉到,某个冲动动势、某种强迫的力量、认为某事正确的信念是"异己的",于是我们说,它对于我们的整个人格而言是异己的。但我们却总是感受到,它是我们瞬间的、现实的自我流溢(Ausfluss)。它始终是我的冲动动势,即便我觉得,它作为我的本真人格仍是如此的陌生。其实我们

---

① *Bleuler*: Dementia praecox oder Gruppe der Schizophrenien. Leipzig u. Wien 1911;
Schneider, *Carl*: Die Psychologie der Schizophrenen. Leipzig 1930.全面的阐述和完整的文献参见布姆克的《精神疾病手册》第九卷(das Bumkeschen Handbuch, heraugeg. von K. *Wilmanns*. Berlin 1932)。

根本不能在没有自我意识伴随的情况下直观到心灵现象。只有从否定方面、只有通过比较,我们才能想象那个由于"外力制造的"心灵过程而导致整体本质发生改变的心灵生命。关键不在于强迫过程的陌生和粗暴纠缠,也根本不在于被动过程,就像由于一个强者违背我的意志迫使我的肢体运动那样。但我们却只能以此来类比外力制造的心理过程。情感、知觉、意志行动、心境等都可以由外力制造。患者因此而感到自己不自由,受制于异己的力量,不是自己的主人,不能主宰自己的运动、思维、情感。最终,他们感觉自己极像一具木偶,一动一静皆任人操控。他们几乎总是基于这些体验而形成各式各样的妄想,关于身体或其他方面影响的妄想,关于他们受复杂设备和机器的支配控制的妄想,关于超感官世界影响的妄想(在此,超感官世界对现实世界产生了影响)。我们已经在现象学中认识了外力制造的个别显现。可以从患者的自我描述中清楚地知道这些显现的整个复合体。海德堡大学精神疾病专科医院以前有一位颇有教养的患者,入院后很快便陷入了深度的精神分裂性痴呆,他描述了自己所经历的外力制造显现,其风格表现出一些青春型精神分裂症的特征:

> 在先前已经发生过的偏执综合征中,患者惊讶地观察到一切可能之事:聚集在一起的人群、挤得满满的或空荡荡的列车车厢、习惯用语等,"这一切意味着什么,我几乎一无所知"。"这一切是怎么回事,对我来说是一个谜。第二天早晨,由于这台设备或什么东西,我被置于一种相当奇特的心境中,以至于爸爸和妈妈觉得我陷入了强烈的幻想……整个晚上我完全清醒,理智完全正常……对我来说,这台设备的构造当然是完全未知的……它被设置得可以把我说的每个词都通过电流输入给我,自然地,我只能在这种奇特的心境中把思维表达出来。当我从这种相当怪异的心境中醒来

时,我有种很奇怪的感觉。我大概跟爸爸说了下面一些话,因为实际上我被置于一种所谓的'死亡心境'中:'爸爸,你知道吗,我肯定是快死了,所以我要感谢过去你为我所做的一切。'……那时,这种思维占据了我整个大脑,我就连为什么我一定会死都不知道。一种陌生的心境被输入给我,令我根本无法继续思考任何事情。有时,我正常的思维方式又被还给了我,于是我说:'嗯,我到底想说什么来着',我常常重复这句话,我很确切地知道这些,但却毫无思绪……我被置于一种越来越快乐的心境中,因为我听说自己只能再活5分钟……从那天起,我便一直饱受痛苦折磨……这台设备多次用电流审查我的良心,给我带来极大的痛苦……从那天开始,我脑子里便充斥着关于死亡和强盗的可怕故事,怎么也挥之不去……我记录下这一切,因为我现在极其不幸。我感觉,由于这台设备,我的精神衰竭得越来越厉害,我已多次恳求它关掉电路,把我的正常思维归还给我……首先是'无赖'(Lump)这个一点儿也不美好的词语,我无法将它从我脑子里驱逐出去……另外,我觉得似乎最初那些日子里爸爸和妈妈也被电流击中了,由于我脑海里经常涌现可怕的思想,我可以从我父母的举动和面部表情中清晰辨认出这一点……有天晚上,一条指令通过电流被输入给我:'我应该杀掉利西(Lissi)';我一时对此瞠目结舌、哑口无言,这台设备对我大喊大叫:'你已经丢尽了脸'……这样的思维肯定是不自然的,尽管我完全掌控着我的精神……电流产生了高热,它向我喊叫着'恶棍无赖、骗子、无政府主义者'。尤其是最后一个词'无政府主义者',在我脑海里萦绕了好几分钟。不管我的全部思维如何非常准确地被理解,也不管这台设备如何一整句话一整句话地向我大喊大叫,事实是,我确切知道这些东西根本不是我自己的思维,对我来说,这是一大谜团。这肯定是一台非常复杂的设备,它甚至能将我置于任何一种情绪状态中,比如严肃、愉快、笑、哭、愤怒、幽默(在这台设备对我进行审查的最初那些日子里,有几次它被调校得使我处于"黑色幽默"的情绪状态中,我已经充分领会了这类"黑色幽默"的含义)、亲切和蔼、阴郁易怒、精力充沛、心不在焉、聚精会神,思维停留在一点上、直到失去意识,甚至疯癫(我记得有一天晚上我确实不知道自己想了些什么)、忧郁、困惑,等等。整台奇特的设备也能让我突然入睡(参见史莱伯谈到的"入睡射线"),阻碍我入睡,让我做它指定的梦,随时让我醒来……此外,它还能让我思维涣散,甚至能让我按它输入的指令做任何一种运动……我竭尽全力,试图与这些思维抗争,可意愿虽好,实际却行不通……因为这些思维完全是从我自己脑子里抽取出来的。甚至在阅读时,不管读什么,我都无法投入足够的注意力去关注书的内容,几乎看到每个词的时候都会产生某种其他想法……我还想指出一点,有一种非常夸张的笑,尽管没有对我造成痛苦折磨,却很怪异地多次攫住了我,我几乎完全无法与之抗争。当我正好在思考特别愚蠢的事情的时候,这种完全不会带来痛苦的笑就会被传输给我。人们读到这一切的时候,似乎会以为这是有史以来最愚蠢的胡言乱语,然而我只想说我确实切身感受到了这一切(遗憾的是我并不理解这一切),除此之外我别无所言。大概只有那些像我一样深受此类设备折磨的同病相怜之人才能体会这一切……但愿至少能有人跟我说说这一切意味着什么。我真是太不幸了。"该患者绝望地向检察官求助。他恳求其设法关停这台设备:"由于我有很强的理解能力,哪怕我的思维受到极微小的妨碍和极轻微的压制,我也会立刻察觉,这将危害我以后作为乐队指挥的职业生涯……这台设备每天都往我脑子里输入很多东西……请允许我再指出一点:在我骑自行车郊游的时候,这台设备常常制造出一种飓风,以至于尽管它输入的东西令我处于急急忙忙、呼吸困难、口渴难耐以及诸如此类的状态,我还是倾尽全力与之抗争……因此,我再次向高贵的您致以最殷切的请求,请把我本人的思维还给我吧!"

该病例涉及一位迅速转变为痴呆的精神分裂症患者经历的"外力制造"的显现复合体。有时,"外力制造"体验在思维一直正常、绝不会转变为痴呆的偏执狂患者那里表现得还要更清晰。这类"外力制造"体验也可以被看作是处于疾病进程开端的患者那里发生的完全个别的事件,除此之外的其他情况下,这些患者则表现为神经衰弱。因此,有位门诊患者向我们这样叙述道:

"如果我在街上遇见一位标致的正派少女,便会赫然发现自己的阴茎硬得一柱擎天;因为在此过程中有这样一种情感,就像受到了某种非自然刺激一样。有什么东西不对劲儿。我只能说,有什么东西不对劲儿。"

除了外力制造的显现以外,一定还有我们完全不可通达的其他体验元素。目前,从这些不可通达的体验元素当中更清晰地显露出来的,只有那些十分异常的躯体和器官感觉,但人们往往很难将其跟数不胜数的各式各样患者体验到的不适感区分开来。一些精神分裂症患者找到了新词汇来表达他们那些完全不可描述的躯体感觉,比如"es zirrt"(好难受啊)和类似的词汇。

2. 如果用发生学理解的方式追踪调查一个人的言行举动、行为和生活方式,虽然深入到一定程度后总是会触及极限,但当我们试图理解精神分裂症患者的心灵生命时,就已经触碰到了极限。我们在精神分裂症患者那里触碰到的理解极限,若是放在正常人那里,仍然是可以理解的，并且我们认为不可理解的东西，对于患者自己来说根本不是不可理解的，而是完全合理的、根本没什么好奇怪的。为什么某位患者夜半高歌？为什么他企图自杀？为什么他突然对自己的亲人恶意相向？为什么放在桌上的钥匙令他万分兴奋？诸如此类的现实为什么会发生？患者自认为这是世间自然之事，可就是无法让我们理解。在探索过程中，我们被告知的都是些不充分的、事后思考出来的动机。如果这些行为在思维完全正常、具备工作能力的人那里（当我们与他谈论他的生活时）已经非常惹人注目的话，那么这种不可理解性在很多急性精神病状态中简直就荒诞不经了——只有在对这些状态司空见惯的情况下，我们才会觉得没那么奇怪：这种情况下，我们看见有些患者领会能力优异、丝毫没有意识混浊、定向力完全正常，但却野蛮地发狂怒吼，打着别人无法理解的手势，做出别人无法理解的举动和行为，口头语言表达和书面语言表达一点儿也不连贯（联想散漫），而在下一个瞬间却又能展现出完全连贯的表达或行动。精神病发作结束后，他们根本不觉得这还有什么好奇怪的，也许会说他们是在开玩笑、恶作剧或诸如此类的话。

　　人们一直在这些不可理解的东西里探求某种核心因素。所有这些现象——突如其来的冲动、莫名其妙的情感和情感缺失、谈话时的忽然中断、无缘无故冒出的念头、看起来心不在焉的行为举动，以及所有其余那些只能更多从否定方面间接描述的现象，都应该以某种共同因素为基础。人们从理论上谈论联想散漫、分离、意识瓦解、内在心理性共济失调、统觉虚弱、心理生命力不足、联想障碍等。[1] 人们称这些举动"乖戾、愚蠢"，但不管用什么词语述说，最终的意思都是相同的：存在某种共同的"不可理解的因素"。

---

[1]　*Berze*，*J. u. H. W. Gruhle*: Psychologie der Schizophrenie. Berlin 1929.

人们发现,其实没有任何心理功能确实已经停止运作,也就是说,不可能是核心因素出现了某种单独的功能障碍。人们看到,非精神分裂症性的综合征出现在精神分裂症患者那里,由此染上了独特的"色彩";于是,躁狂和抑郁综合征潜入了精神分裂症领域内。我们对人们称为"精神分裂症"的整体有种直觉,但却把握不住它,而只能罗列大量的个别现象或者说它"不可理解",每个人只能在亲自接触这类患者而获得的新经验中把握"精神分裂症"的整体。

§3. 综合征(Die Symptomenkomplexe)*

a) 状态征象与综合征。 通过从心理学方面研究综合征,普通心理病理学还为从整体上建构疾病单元的类型做好了一项准备工作。自此以后,人们学会了将病程视为疾病分类最重要的标志之一,人们区分开了状态征象(状态征象乃是某种疾病的一过性现象形态)和整体的疾病进程。为了能更容易地刻画状态征象的特征,形成了"综合征"的概念:人们发现某些症状簇可被视为状态征象的类型,而且允许其在某种规则秩序内有很多变化。埃明豪斯已经把忧郁症、躁狂症、妄想、疯癫、痴呆症等描述为综合征,而且,当疾病单元的理念成为唯一关注的焦点时,人们口中谈论的综合征只是不言自明、却已没什么可研究的构成物。然而在我们的时代,人们又再次要求从原则上研究这些综合征:人们应该研究综合征本身,不用考虑疾病单元和疾病进程,应该探索其中存在的规律性和必然的共属一体性,从而创造出仿佛处于所有类型

---

* 按照构词法,"Symptomenkomplexe"可直译为"症状综合体",后文谈到的"Symptomverbände"可直译为"症状联合体",这两个术语是早期学者对"综合征"(Syndrom)一词的两种不同表达。为方便读者阅读,我们把"Symptomenkomplexe"译为"综合征",把"Symptomverbände"译为"症候群"。——译者

的基本显现与疾病单元这两端的中间地带的各种统一体。[①]

b) 综合征赖以构建的各种视角。正像百年前的精神科医生一样，如今我们观察患者时也不得不顺其自然地承认某些典型的状态征象——长久以来，这些典型征象一直被视为综合征。那么，这些典型的状态征象类型是根据哪些视角而形成的呢？人们可以给迥然相异的综合征命名。最终，人们愿不愿意把某种反应形式、某种性格类型、疾病发作等也称为"综合征"，纯粹只是一个术语问题。实际情况是，所有本质上一致、清晰的统一体之形成，都发生在普通心理病理学的特定区域：作为因果关联，作为发生学上可理解的关联，作为人格类型，等等。剩余的统一体之形成在多重视角的共同作用下产生，而且通常在方法上模糊不清，却通过直观经验迫使人们将其一并纳入了综合征的范围内。构建各种综合征时，总是有几个视角共同在起作用。下面我们将逐一考察。

1. 不由自主映入脑海的客观和主观显现。人们从最表面的东西开始，并给那些最惹人注目的客观显现命名。例如，木僵症（在意识清醒的情况下，不管别人提什么问题，也不管身处何种情境，患者根本没有任何反应，一动不动地始终保持相同的姿势，所有这类状态都是木僵症）、躁狂症（兴奋状态）——只表达出运动性兴奋的现实（运动性精神病）、意识混乱（Verwirrtheit）（患者的行为和语言表达不可理解、不连贯）、偏执症（出现了最广义的妄想观念）、幻觉症等。作为对客观显现的单纯命名（按照机能心理学的视角），这些名称时至今日仍被运用于实践中。进一步的研究则承担着这样的任务：澄清那些仅在表面上类似症状的起源和患者的主观体验方式。

同样表面性的还有那些状态征象的概念，这类概念注重基本情绪

---

① *Cramer:* Allg. Z. Psychiatr. **67**，631；*Hoche:* Z. Neur. **12**，540(1912).

的主观体验(抑郁、忧郁、焦虑性精神病、躁狂、迷狂)。

2. **多个症状一起出现的频率**。把多个元素统一为综合体,其所依据的视角有好几种。有时人们把下述视角看作唯一的视角:一起最频繁地出现的那些症状构成一个综合征,实际上,只有少数研究关注某些症状一起出现的频率。卡尔·施奈德的研究得出了多个症状同时一起出现的频率值[1],这些数值很有意思。但除此之外,特有的自明性(将若干症状一并纳入一个综合征,总能不言自明地获得人们的认可)和令人信服的必然性(将若干症状一并纳入一个综合征,具有某种必然性)一定还有其他来源。

3. **症状间的关联**。来源之一便是同属一个综合征的多个症状彼此之间"可理解的"关联。愉悦、运动之乐、言语推力、开玩笑和活动的兴致、观念飞跃,以及用可理解的方式从中导出的一切,构成"纯粹"轻躁狂的征象(与此类似,若干症状以同样的方式构成了"纯粹"抑郁的征象),并非因为它们是情感疾病最常见的疾病征象(相反,实际上,人们研究得越仔细越详尽,就越会发现,"混杂状态"其实更常见),而是因为对我们来说,这样的整体疾病征象构成了一个"可理解的"统一体。与纯粹抑郁一样,这是情感疾病的心理学理想类型。由于缺乏研究,我们根本不了解情感疾病的平均类型。

综合征单元的另一个根源是各症状共有的相同特征,尽管这些症状在其他方面相当异质,却因具有相同特征而同属一类。因此,情况是这样:比如,人们把所有那些对患者而言是"外力制造的"体验,总括为偏执狂综合征,把所有那些涉及异常能动力的显现(如果这些显现在神经病学上无法得到说明,在心理学上无法被人理解)总括为紧张综合征,把所有那些可被看作源于过度"易激惹"和过度"虚弱"的过程总括

---

[1]　*Schneider*, *Karl*: Psychologie der Schizophrenen 1930.

为神经衰弱综合征。在这类情况中,有某种统一的外意识的原因的想法发挥了作用。

卡尔·施奈德曾试图把握精神分裂症中的"综合症(syndrom)的构成法则"。他想要在行为体验的形式特性、出现障碍的某种形式基本功能中认识多个症状的共同要素和起源。

4. 原发症状和继发症状。分析综合征的一个基本原则是,区分开由疾病进程直接引发的原发症状和经过进一步发展才形成的继发症状。原发和继发的多重意义,我们逐一疏理如下:

aa)有时人们干脆把那些作为异己侵扰而对精神分裂症的诊断特别重要的基本症状称为原发症状。于是,一切非基本的心灵事件都是继发的,不管它们源自哪里。

bb)原发症状是直接给予的症状,用理解其意义的方式无法再进一步追溯其来源,比如冲动裹性。继发症状是从给予的原发症状发展而来、我们可共情和可理解的症状,比如,冲动的象征化(对子女的爱受到了阻碍,取而代之的是爱猫)。因此,妄想体验、幻觉是原发症状,通过理性的劳作而得到的妄想系统是继发症状,以可领会的方式对妄想经验的内容感到愤怒、"释义性妄想"(韦尼克)(用仍然健康的那部分心灵对个别的病态过程进行加工)也都是继发症状。

cc)原发症状是由疾病过程直接引起的症状,而继发症状是原发缺损在周围世界的处境中以人们可领会的方式与之共同作用而产生的结果。比如,科萨科夫综合征中的记忆力障碍是原发症状,而由此必然会产生的定向力障碍则是继发症状。感觉性失语症是原发症状,由于感觉性失语症患者的处境(与运动性失语症患者的处境大致相反)而导致患者跟其他人的一切关系都发生相对而言很严重的障碍,则是继发症状(皮克):感觉性失语症患者的整体智力看起来受到了损害,因为他不再能领会周围环境,不再具备正常有序的定向力,而运动性失语症患者看起来缺陷要少得多(撇开其语言表达障碍不谈),因为他具备良好的定向力,能找到其他途径让别人理解自己。

dd) 在我们可以观察到的症状中,那些直接由疾病过程引起的个别症状是原发症状,同时产生的某种一般心灵变异与环境相互作用而形成的那些症状则是继发症状。因此,昏沉状态、癫痫样发作、头痛是原发症状,对某种体验作出反应、从而发生的一些急性精神分裂症性妄想(布洛伊勒)则是继发症状——这是精神分裂症患者心灵状态的某种特有反应,伴随着原发症状而形成,是人们认为的身体上的疾病进程所造成的结果(由病态心灵对外部世界的正常刺激进行了加工处理)。

ee) 由疾病过程直接引起的症状是原发症状,由这些初始作用的直接结果和除此之外的其他作用的结果进一步引起的症状则是继发症状。在酒精的作用结果中,醉酒是原发症状,慢性酗酒者长期持续的心灵变异则是继发症状。此外,谵妄、酒精性幻觉症、科萨科夫综合征也都是继发症状。

c) 综合征的现实意义。 将现实的疾病存在征象与某个典型的综合征类型进行比较后,我们习惯于说,综合征类型在现实中实现得完全还是不完全,有着"程度上的"差异:要么,现实的疾病存在征象与相应的综合征类型之间的区别是纯粹广义上的——现实的疾病存在征象多多少少有一些属于相应综合征的个别特征;要么,这种区别被看作是狭义上的——差异的根基在于,某个病例中的基本过程决定了相同的现象以一种更强烈的方式显现出来。因此,人们构想出不同的程度差异,比如,从轻躁狂过渡到充分发展的躁狂,一直到重躁狂。

分析个别病例时,我们还得考虑一点即多个综合征的特征可以集中出现在一个人的疾病存在征象中。清晰明确且符合某个类型化描述的那些综合征乃是纯粹或经典的案例。多数病例都表现为好几个综合征的组合。只有实验能够显示,如果人们将这样的疾病存在征象把握为多个综合征的混杂,那么与典型的综合征类型相比,它们多大程度上会更加清晰明确。

另外,综合征在任何意义上都不是普遍性的。更确切地说,综合征有时指向其所从属的疾病的更广阔范围,有时指向更狭隘范围——此综合征要么主要从属于该疾病,要么完全从属于该疾病。人们一般认为的那些综合征,若发生在可以明确界定的疾病分组中,很可能又会显示出特有的变化。比如,遗忘综合征若发生在老年人那里,大多伴随着虚构症,若发生在颅脑损伤后,则几乎不会出现虚构症。①

人们试图对综合征做出因果说明,可至今一直没有成功。反倒是存在各种可能的理论表象:

综合征可能以"个体的大脑特性"为基础(霍赫),亦即以个体的禀性为基础,个体主要倾向于用本身已经一般地预先形成的、相互之间存在关联的这些或那些症状作出反应。先天体质领域中存在的种种遗传关联可能是暗示这种设想成立的一个迹象。以下想法是可以接受的:偏执、运动、躁狂-抑郁的情绪状态,以及神经衰弱、癔症等综合征,均以某种可遗传的先天素质为基础,一旦被某种疾病所激活,就成为现实的病症。从脑部定位的角度把握综合

---

① *Kleist*, *R. u. A. Gral*: Amnestischer Symptomenkomplex nach Schädeltraumen. Z. Neur. **149**, 134 (1934).

征,对多数精神疾病而言是乌托邦式的空想,对器质性综合征和意识障碍而言则是具有一定意义的问题。

克雷佩林想要以一种阶段序列来看待综合征:综合征的类型取决于损伤程度以及还残存着的功能。如果神经系统的高级部分遭损毁,低级部分就会去抑制(这里,神经病学的一个事实被类比性地转用于心灵领域)。种系发生和个体发生的发展阶段之间的平行对比意味着,在心灵遭到极剧烈损毁的情况下,患者会出现最低级原始的现象,比如紧张症患者绕着圆圈打转,像某些动物一样。这种看法也是一种可能性,有时是一种颇为吸引人的解释。

迄今为止所有那些仅仅具有理念可能性的诸多想法都没能让综合征获得现实意义,是卡尔·施奈德第一次做出了尝试。通过观察精神分裂症病例,他在生物学进程中发现了综合征的现实意义,综合征的现实意义显现在各类症候群(Symptomverbände)中。

d) 卡尔·施奈德的精神分裂症的症候群学说[①]。在卡尔·施奈德看来,精神病学当前的状态一片混乱,各个研究方向杂乱纷呈。心理病理学与躯体病理学、定位学说、遗传生物学、神经病学对于生命过程的本质有着截然不同的理解。多种多样的视角各自为政,遮蔽了视线,使人们无法洞悉统一的生物学规律。这些视角缺乏一个普遍的研究假设的引导,这样的研究假设基于对生命过程的洞见,"调节整理各个学科分支的相互关系,并且能使相邻分支领域的各种结论互相验证。每个学科都觉得其他学科的结果不可靠,却想证实、补充、发展它。然而,不同学科分支的出发点异质性太大,以至于无法帮助彼此在方法论上发

---

① *Schneider*, *Carl*: Die schizophrenen Symptomverbände. Berlin 1942.

展得更深入"。如今,卡尔·施奈德认为能通过观察症候群来获得这种必不可少的、普遍的研究假设。下面我们先教条式地简短陈述其学说,再阐述该学说的根据,最后尝试对其作出批判。

1. 症候群学说概要。 人们在精神分裂症中区分出三类症候群,其中每一类都可以自己纯粹地发生,但通常是三者组合在一起发生,或者在疾病存在征象中一同发生,或者按时间顺序先后发生,但即便如此,它们仍彼此独立。以下是根据主要症状命名的三类症候群:

1. 思维被夺症候群。世界观体验和宗教体验——思维中断、思维被夺——不知所措——外力制造的体验,或者是这类体验被强加给当事人,或者是在这类体验中,当事人的意志被拿走了——言语离题——闭锁。

2. 跳跃(Sprunghaftigkeit)症候群。跳跃式思维——情绪麻木和驱动力匮乏,缺乏生命力、弹性和反应性——感受不到悲伤和快乐——焦虑、易怒、爱哭、绝望等状态——躯体感发生变化,对自己身体的知觉发生变化;物理幻觉。

3. 散漫(Faselns)症候群。意义妄想、原发妄想体验——模糊不清、散漫杂乱的思维——对实际事物和价值毫无兴趣——思维涣散——情绪缺乏——意向倒错的推动*。

每类症候群都有属于自己特有的直观体验:对自己的表象感到异己疏远、思维广播,属于思维被夺症候群;原发意义妄想,属于思维散漫症候群;共同情感障碍、身体幻觉,属于跳跃症候群。

---

* 意向倒错的推动指违背常理的意向推动,比如食粪喝尿,常发生在青春型或妄想型精神分裂症中。——译者

显然,这些症候群的各种症状彼此之间在心理或其他方面没有任何关联。本来人们以为,属于同一症候群的各种症状应该可以在某种意义关联中互相推导出来,或者,症状间的这种关联应该被理解为共属一体。可人们仅仅观察到这些症状在实际上一起出现。各种症状之所以共属一体,其根源必定在于心灵生命的某个正常的功能联合体。这个功能联合体——在没有跟其他功能联合体混杂在一起的纯粹病例中,仅就其自身而言,已经遭到了疾病侵袭。因此,有三类正常的功能联合体(Funktionsverbände)对应于上述三类症候群,而人们通过病理学观察才注意到功能联合体的存在。这些功能联合体是生物学上的根基。由此形成了"关于心灵生命结构的一个新假设"。该假设认为在健康的心灵生命中,每若干个心灵过程便联合在一起组成功能群,也就是说,联合在一起组成了生物学上的独立单元。

在健康人那里,这些功能联合体极其紧密地交织在一起,并且共同发挥作用;在精神分裂症患者那里,人们能看见单个孤立的功能联合体,仅仅是因为这些功能联合体可以单个地被疾病进程所改变。发生损伤时,"自成单元的不同功能群各自按照其内在法则,以独立的症候群作出回应"。

于是,新的"元素"概念就产生了。功能联合体是一切心身生命的元素。"可以说,症候群是精神病学的生物学元素,就像原子是物理学和化学的元素,地层是地理学的元素一样。"

这些新的元素不是静态的,而是动态的。功能联合体会相互影响、彼此作用。功能联合体彼此之间、其病理学改变部分与健康部分之间的各种生物反应会发生相互作用。它们如何发展,是其与周围世界相互作用的结果。病理事件使人们能够洞察到这些相互作用的动态发展,而且为洞察一般心灵生命的种种区别创造了一个经验基础。

但功能联合体还不是最终极的东西。在功能联合体之上,还有来自生命整体的调控,而且精神分裂症疾病进程会侵袭这些功能联合体,或是有选择性地侵害,或是总体性地侵害。

我们概括总结如下:对于观察来说,关键是三类症候群的存在以及与之对应的功能联合体的存在——在不断变化的条件下的具体表现中显示出其存在。假设的关键在于:心灵功能的生物学根基(biologisch Radikale)的思想。思维、感受、意愿以及目前为止心理学已知的其他心理体验类型,都根植于生物学上的异质过程。相反,在原初的功能联合体中出现了各种生命过程,而这些生命过程处于意识以及意识的多种多样的内容、情绪、驱动力的幕后,主宰并支配着意识。如果人们从意识入手,便能在特定条件下辨认出这些生命过程。意识及其体验不能直接与发生在躯体事件中的生命过程作比较,唯有上述生命过程才能与之作比较。

2. **症候群学说的根据**。症候群的存在首先在临床观察面前显露出来。只出现一个症候群、完全没有其他症候群的"纯粹"病例("不完全"精神分裂症)非常罕见,而且对这些罕见病例的观察才使人们有可能发现症候群。把症候群之内的各种症状编排在一起,并非建立在某种建构的基础上,而是因为这些症状一起出现,且其他的精神分裂症症状被排除在外。

另外,症候群的存在还能从其具体表现中得到证实。在个别症候群内,临床上经常有若干症状一个接一个出现,显示出一种次序。不同的症候群对治疗的反应有所不同:思维散漫症候群特别适合采用胰岛素休克疗法,思想跳跃症候群适合采用电痉挛疗法,而思维被夺症候群适合采用工作疗法。三类症候群的预后各不相同:思维被夺症候群预后会显示出一种痊愈倾向或生物学上的惰性倾向。另外两类症候群的预后要糟糕得多。思维散漫症候群的综合征越纯粹,一般预后就越不利。

功能联合体不是被观察到的,而是被推断出来的。功能联合体的存在是一个假设。支持该假设的证据除了临床观察,还有成熟期的发育史:成熟期的三个典型时相的先后顺序可被解释为三类功能联合体的分别展开。此外,通过观察入睡体验也能为该假设获得一个支持,类似于精神分裂症患者的体验——入睡体验同样也显示出一种变化,恰好对应于三类不同的症候群。人们在临床上应该能观察到,某些新陈代谢显现甚至也分为典型的三类。

卡尔·施奈德强调,症候群学说的这些根据中还有很多丝毫没有得到最终证实。他提出假设的启发意义在于,使人们能够问出这些问题,由此促进特定的、可以实施的研究。最后,统计能证明症候群的病例数量,其有效性"无异于通过统计有特定的若干特征紧密结合在一起的那些个案数量而得出一个遗传生物学规律或体质生物学规律"。这些"疾病分类学规律"(类似于克雷奇默的方法)是从"纯粹"病例中推断出来的,然后再从这些"纯粹"病例跟大量的多个"纯粹"病例之组合与"纯粹"病例之部分实现的关系中推断出来。卡尔·施奈德还没有给出任何统计学上的证明,也没有描述如何用不断发展的方式去统计病例数量才能达到这些认知目标。只有在实行了工作疗法的精神病医院里,才有可能对卡尔·施奈德的观察进行完整的再审查。

3. **批判**。霍赫和克拉默明确建议放弃综合征,与此相反,卡尔·施奈德想要就其问题积极正面地获取核心的精神病学认识。他摒弃了克雷佩林主张的疾病单元的理念,认为该理念错误预设了精神病的分类都是相同的,无论是在病因学、心理病理学,还是在病理-解剖学的视角下进行分类都一样;人们只是累加性地看到了事实,并教条独断地预设了事实与疾病单元的一一对应。尽管卡尔·施奈德的批判丝毫没有击中克雷佩林所持理念的要害,而只击中了其纲要化表述中的一个环节,但他自己沉浸在一种类似的总体性理念中,即生命事件的动力学理念,亦即生命事件在多个功能联合体的相互作用中(这些功能联合体受到生命整体的调控)呈现一种动态发展。如此一来,疾病单元的理念便脱离了卡尔·施奈德的视线;实际上,症候群在此也只是不得已而为之的替代品。但症候群的意义,得通过关于生命构造的其他总体性理念才能获得。症候群不适合用来认识和界定精神分裂症这种疾病的本质,但也许能(假如卡尔·施奈德是正确的)用来洞察心灵生命的构造。卡尔·施奈德的理念为他的著作注入了极易辨识的生气和生命力,使其从浩如烟海的文献资料中脱颖而出。

然而,该理念被当作其理论纲要的基本构思,而且这种理论实际上是一种新的"存在教义学"(Seinsdogmatik)——就其应该是"基准表象"而言,这样的"基准表象"在没有"思辨预设"的前提下确保了各个生命过程的生物学分类。这种总体性理论如此描述生命的基本元素,就像物理学认为物质的基本元素是原子。人们不再寻找精神分裂症的"基本障碍"并断言其存在,而是寻找心灵整体的基本事件以及它的各种功能联合体——由于它们出现障碍,才产生了显现的多样性。

该理念的力量表现为,这种新理念仿佛把为数众多的研究目标与基本概念连接在一起,因而成为现有知识的枢纽连接点。为了获得总体意象,"功能"与显现联合体、遗传生物学与发展心理学的洞见齐心协力汇聚到一起。在其理论形式中,这样的总体意象自身便属于探寻"根基"(元素、动态的基本单元,能够作为遗传单位加以研究的特征综合体)的进路序列。

与这种理论相比,成为总体性理论的一切理论的共同之处在于:它们以范围宽广的、彼此相互支撑的诸多前提条件为基础,而构成这些前提条件的环节没有一个地方是完全确凿无疑的,整体而言,这些前提条件包含了如此多的假设,以至于所有的事实都可以从这些假设中得到可信的解释,同时又没有任何东西得到实际证明。一种理论作为总体性理念,能够通过不断发展的纲要框架来引导研究,可一旦作为普遍性理论,就必定是错误的。

因此,本质问题不在于该理论是正确还是错误,而在于关于症候群的理论踏上新道路后,人们实际认识了什么新东西。如卡尔·施奈德承认的那样,克雷佩林的理念已经发现并确认了极其丰富的临床事实。这种新理念至今有哪些结果呢?

观察的出发点是精神分裂症的三类症候群。它们的此在是整座大厦的地基。人们试图在精神分裂症内部对疾病形态作出明确界定和分类,迄今为止却一直徒劳无功;对这三类症候群的区分,追随了这一系列徒劳无功尝试的大流。克雷佩林学派的一个基本经验是孜孜不倦地搜集和描述个体病程中的种种现象,想要在提出早发性痴呆这种疾病之初就从一大团混沌中分离出各种疾病群。这一目标似乎总是一再取得片刻成功,临床描述的效果令人信服,诊断中利用了新的、限定得更为狭隘的疾病单元。但此后,疾病单元的各种过渡与组合显现了出来,已经发现和区分开的疾病单元又被重新抛弃。这是几十年积累起来的一个经验,而这样的经验使人们对新的尝试抱有怀疑:是否会有人不满足于对病程形态的流变不定的多样性进行类型学描述,还试图想要做得更多?[①] 区别和分离出许多特殊的疾病征象的方法,似乎使人们一而再再而三地踏上从前精神病学走过的那条徒劳无益的道路,陷入了无穷后退。如今,人们若要界定一个疾病单元,所要求的就不只是单单对典型病例进行临床描述,而必定要通过对大量病例的持续观察、通过准确而鲜活的传记,再加上对病例数目的统计来提供证据,由此得出一个结果——该结果不会在来年由于一些反对者提出反例而被推翻,

---

① 例如 *Leonhard*, *R.*: Die defektschizophrenen Krankheitsbilder. Leipzig 19。参阅 *Gruhle*: Krim. biol. 1937。

或被人遗忘、归于沉寂。在这一系列区别和分离的尝试中,卡尔·施奈德为自己设置了一项新任务。他不想界定疾病单元(不想把精神分裂症划分为可诊断的若干疾病亚群),也不想描述典型的综合征——这些综合征流变不定地彼此过渡转化,并通过直观的内在关联获得其意义。相反,他希望把握功能联合体的单元,这些单元建构起了正常的心灵生命以及精神分裂症患者的心灵生命,仅在疾病存在中(疾病存在有选择性地侵袭功能联合体)才能一个个地分别被人辨识。因此,卡尔·施奈德拒绝人们先前所做的努力,认为这些努力只是"一种持续不断的试验,或对不断改变的综合征进行分离与合并,将其划分和整合为据说在生物学上有合理根据的疾病群",与之相比,他相信自己处在追寻真正的生物学元素的正轨。但他只是刚开了个头。在卡尔·施奈德开创的这条道路上,难道人们不会立刻又在新形态中陷入无穷后退吗?卡尔·施奈德认为,他提出三类症候群乃是打下了第一个基准桩。我觉得,卡尔·施奈德告诉大家的那些观察并不让人信服。很可能,在他所认为的那个意义上,三类症候群根本就不存在。

　　三类症候群与三类功能联合体一一对应,而在这个基本命题中,临床观察和理论彼此缠绕在一起,整个学说体系或成或败,皆系于此基本命题。三类症候群作为可分离的独立单元是否在除类型学意义以外的意义上存在,亦即是否作为包含了现实差异的三类现实而存在,还得留待未来的观察。如卡尔·施奈德所言,只有通过统计的方法才能找到三类症候群存在的证据(所有的方法论批判都涉及以下问题:什么东西能够被统计数目,什么东西对于相关性的意义绝对必要)。单靠临床洞察力和临床观察(像它们目前为止被实行的那样)不能提供证据,上述命题与发育史、治疗方法、入睡体验等有很多关系,这些关系之间的关联也不能提供证据,因为这些关系的每一个本身都显示出一种可能性,且大量不确定性的堆积仍然不能产生确定性。在临床观察中,工作

疗法的经验从原则上引起了人们的特殊关注。单单从工作疗法的经验
中便能获得一种新的事实构成,而被动地对症候群进行的临床观察,从
未让人们看到新的事实构成类型。

在精神分裂症的症候群学说中,原则性的概念化探讨非常丰富,相
形之下,稀少的事实仍然无足轻重,这一现象也许并非偶然。一种思维
方式由此得以表达,凸显出其新颖性,并发展出了研究的诸多可能性。
这种思维方式承载着特有的热情,而且这样的热情一直伴随着创立普
遍性理论的全过程。根据该学说的思维方式,人们应该发展一种"生物
精神病学"。在这里,"生物的"意味着指向生命整体,而不是指向个别
的生命现象,无论是躯体现象还是心理显现。卡尔·施奈德说得非常
好:"在精神分裂症的开端就一定要假设发生了躯体改变,但这样的假
设毫无道理;这些做法都是错误的,过早地把不可体验的心理功能条件
与躯体条件等同起来,又过早地把这些躯体条件仅仅把握为形态或物质
机械性的东西,或最好也只是把握为能量;人们必须摆脱这样的想法,即
认为躯体条件仿佛对心灵事件产生了一种所谓'总体因果性'的影响;躯
体过程和心理过程之间的生物学关系与人们现在自认为一定要如此假
设的那种关系迥然不同。"在我看来,卡尔·施奈德所说的一切,作为批
判全然正确,但现在的问题是,这里该如何理解"生物的"这个词。"生物
的"显然不是生物学这门科学的对象——也就是那些始终可把握、因而
可研究的个别对象,而是生命直观想要把握的包罗万象的整体,一切特
殊的东西皆发生在其中且源自其中。然而,这个整体不是对象,它对于
研究而言只是理念,对于哲学而言是"统摄"。因此,在我看来,这种"生
物精神病学"中的生物学,虽然表达了一种理念的驱动力、一种哲学趋向
(也许它还没有认清自己),但作为研究认识的对象却深不可测。

理念指引下的研究,只有离开一般的宽泛路线、转而深入贴近事实
构成,才会获得确定的框架。如果症候群起源于个别的生物学功能联

合体的障碍,那么,乍看之下异质的那些显现之所以共属一体,必定可以从功能上共属的一个联合体加以把握。如何在联合体中把握症状之间的关联?它们如何共属一体?这些问题没有答案。统计学上若干症状一并发生的实际情况(假如总的来说得到证实的话),只有在人们认识了其共属一体的具体方式后,才是一个已被透彻认识的事实构成。

逐一阐述各类综合征

我们仅挑选出一些综合征的例子在下文逐一阐述。这些例子应该让人大致了解那些流传下来的综合征的临床表现有什么直观价值。这些综合征的临床表现已经被普遍认同和接受,也就是说,我们要讨论的绝对不是人们曾经提出过的所有综合征,而是那些一再给人们留下深刻印象的。

a) 器质性综合征。能够将其原因追溯到脑内一个明显的躯体过程的那些综合征,我们称之为"器质性综合征"。失语综合征、器质性痴呆的各种类型就属于器质性综合征。有一种特征非常鲜明、非常引人注目的器质性综合征——科萨科夫综合征(遗忘综合征)[1]。据人们观察,科萨科夫综合征会发生在慢性酗酒的基础上,出现在严重的脑损伤之后,试图勒颈窒息之后,也会作为老年性脑部进程的结果而出现(于是被称为"老年精神变态"),很少情况下还会出现在麻痹性痴呆的开端。纯粹的科萨科夫综合征能够在没有真正的智力障碍的情况下,仅仅存在于记忆障碍、记忆力障碍及其必然后果(定向力障碍、用虚构来填充记忆的断裂和空白)中。患者在极短时间内遗忘了一切。他们谁

---

[1] *Korsakow*: Arch. Psychiatr. (D.) **21**; *Brodmann*: J. Psychiatr. **3**; *Liepmann*: Neur. Zbl. **29**, 1147; *Kaufmann*: Z. Neur. **20**, 488.

也不认识了,不认识医生,也不认识其他患者,他们反复述说着相同的故事,每次都相信自己讲述的是全新的事情;医生来了很多次,但他们总是像第一次遇见医生那样打招呼问好。与此同时,他们的言行举动切合处境、非常自然,不但具有一定的主动性,而且有礼有序,外行可能很长时间都根本觉察不到患者的病情有多么严重。患者对于时间和地点的定向力完全丧失,尤其是以前的记忆储备也逐渐消失,亦即记忆储备沿着由当下到过去的顺序渐渐消失。时间上离得越近的事情,能回忆起来的内容就越少。关于过往的童年与青年的记忆还在,有可能出现这样的情况:八十岁老妪认为自己是二十岁的姑娘,用婚前姓氏称呼自己,不知道自己的丈夫和儿女,用很久以前的硬币种类统计价格,等等。此外还有一种引人注目的显现,患者居然能熟练而自然地虚构,而非叙述真实的记忆。患者会讲述完整的过往故事。仅仅为了填充记忆的断裂和空白而尴尬地虚构,但常常讲得惟妙惟肖、细节丰富。表达出来的思想荒唐可笑、前后不一,却丝毫不觉得有必要改正,即使面对别人的质问也面不改色。他们也很容易受人诱导,把虚假体验当作自己的真实经历。他们没有清晰意识到自己的缺陷,但却模模糊糊地觉得心里不踏实。

人们知道,严重脑震荡之后的虚弱状态是器质性综合征,它首先会造成持续几分钟至几小时不等的意识丧失:易激惹(暴怒、情绪失控)、记忆力衰退、无法集中注意力(精神涣散)、易疲劳性提高、头痛(特别是弯腰时、且疼痛部位往往可以定位)、眩晕状态、对热敏感、酒精不耐受。[1]

b) 意识变异的综合征。我们先前尝试过把昏沉、意识混浊、意识变异三者区分开。心灵生命发生改变的这三类趋向与大量其他因素结

---

[1] *Saethre:* Folgezustände nach Kopfverletzungen. Dtsch. Z. Nervenhk. **150**,163(1940).

合在一起,形成了极其多样的状态征象。出现这些状态征象时,我们就会说,发生了广义上的一种意识变异。我们从典型的意识变异综合征中选取出谵妄、痴呆和朦胧状态三类。其共同之处是尽管程度上有所不同,但都会出现定向力障碍;状态结束后,心灵生命或多或少都会变得支离破碎,而记忆或多或少都会变得模糊。

1. 谵妄的标志是患者背离现实的外部世界。患者生活在自己的谵妄世界里——这个世界在错觉、真性幻觉、类妄想念头中向他显现。他常被极度焦虑支配,进行类冲动和无目的的活动。领会能力很差,即使最活跃时意识波动也很低,总是习惯性处于入睡边缘,却又没睡着;如果尽最大努力绷紧神经、集中注意力,意识波动水平就会暂时提高,领会能力相对会更好一些,谵妄体验也有所消退。① 趋向于梦样心灵生命的意识混浊,意识内容存在某种关联("戏剧场景般的错觉"),以及掺杂了昏沉的一些特征,这些都是谵妄型综合征的标志,并且使其完全不同于痴呆型综合征。

2. 错乱型综合征(Typus der Amentia)②。在我们的体系架构里,区分了联想(联结)关联和像很多金字塔一样建基于联想(联结)关联之上的行动之综合;回想一下这个体系架构,我们就会认清错乱型综合征的主要显现,是行动综合下降,一直降到行动关联的最低等级,当事人因此而没有能力去进行任何一种新的思维行动,没有能力去把握任何一种关系。行动综合使人能够了解处境并具有正常的定向力,而现在连简单的行动综合都不行了。患者没有能力进行联结,不能把散乱的意识内容联结为有意义的整体。因此,心灵生命仿佛完全瓦解成了一块块碎片。发生的行动之综合只有那些对象意识的个别行动——它们

---

① *Liepmann:* Arch. Psychiatr.（D.）**27**；*Bonhoeffer:* Mschr. Psychiatr. **1**.

② *Meynert:* Jb. Psychiatr. **9**；*Stransky:* Jb. Psychiatr. **4 - 6**；Raecke：Mschr. Psychiatr. **11**，**12**，120；*Strohmayer:* Mschr. Psychiatr. **19**.

是偶然的,对个体而言是习以为常的、轻而易举的,与从前与往后的行动没有任何关系。机械地主导意识内容先后顺序的仅有法则乃是联想律,意识持续滞留*,以及通过感官知觉把毫无关联的意识内容捆绑在一起。偶然进入视野的那些对象被发觉、被命名,但在其位置上立刻又闯入了另一个表象,而这个表象也许是被某个毫无意义的联想所唤醒的;同音词、押韵以及类似的东西主导着谈话内容(痴呆综合征与观念飞跃的差别在于,在观念飞跃的情况下患者会不由自主地产生很多创造性的联想,而在痴呆的情况下则没有这样的联想)。患者心不在焉地重复着调查者的提问,没有作出回答,偶然的念头不断跳跃突变式地闯入意识,毫无规律可循。

在严重程度较轻的错乱中——错乱状态的波动幅度常常很大,可以一直延伸到暂时性的完全清醒状态,当事人会意识到自己的变化。他们发觉自己不能思考,发觉整个周围环境对他们来说像谜一样,因此陷入了一种茫然无措的惊讶:"究竟怎么了? 这叫什么事儿呀? 我到底在哪儿? 我是 S 女士吗?"但就算他们一度理解了答案,也会立即遗忘。此外,尤其是在发病开端,患者会感到不可名状的恐惧,他们感觉精神疾病即将来临,自己的意识里即将发生可怕的剧变。这些感受日益增强,演变成疯狂的焦虑,又被另外出现的妄想观念和感官错觉(它们彼此毫无关联,总是来得快去得快)进一步增强。但因为这些感受没有任何规律,可能有时喜悦、愉快,有时冷淡,所以情绪心境常常从一个极端转变为截然相反的另一个极端。

与现实知觉及其产生的思维一样,显然类妄想观念和错误知觉同样也是杂乱无章、毫不连贯的。任何反思、判断都不可能进行,因此

---

*　"Perseveration"指患者的思维停留在某一点上不发生转移,不随外界刺激的改变而变换,临床上一般译为"持续症"或"持续言语",这里我们根据文义译为"意识持续滞留"。——译者

连体系化思维的萌芽也不会形成,更确切地说,患者被动屈从和沉溺于其内容和整体倾向总是在不断变化的错觉。既没有一种持久的基本心境,没有一种特定的妄想倾向,也没有可理解的意义综合体能够赋予意识内容以某种统一性。患者把极其奇怪的事情跟自己关联起来:帘子被拉上了,一把勺子放在那儿;对象被改变了形态、以错觉的方式呈现,比如根据外形的相似性发生变形;真性错误知觉(echte Trugwahrnehmung)混杂于其间。一切都强加给了患者,他不得不毫无意志地被动关注这一切,以便立刻屈从于新的对象。由于意识机械地持续停留于同一点上,个别内容、习惯表达,以及心灵生命的个别片段总是反复出现;然而仅仅从这些当中,人们绝对不应该推断出某种意义关联,甚至当(例如)医生每天被患者以一种特定的方式误认,总被重复问及同一个问题时也是如此。

在错乱型综合征的情况下,甚至当障碍很严重时,人们也能发现患者表现出"茫然无措"的迹象。雅可比(Carl W. M. Jacobi)已经在这类状态中观察到:若人们呼唤患者,"单独谈起对他人格的感受,则患者会有那么一瞬间被激发出自我意识"。这种茫然无措和特有的、自然的人格意识(尽管很短暂),把痴呆型跟所有的偏执型精神病区别开了。痴呆状态结束后,患者只有一种概要式的记忆。引人注目的是,有时患者详尽而清晰地记得精神病期间无关紧要的感官印象。通常,患者的记忆会完全断裂,且持续很长时间。

3. "朦胧状态"型综合征的特点是"意识变异"且没有引人注目地出现意识混浊、昏沉或不连贯。朦胧状态的起止在时间上有着清晰明确的界定,患者仿佛刚睡醒那样;持续时间短则几小时,长则几星期。总体看来,患者在朦胧状态中的行为举动相对而言井然有序,以至于可以外出旅行。然而,除了符合目的的行为,患者还会做出出人意料、令人惊异、毫无条理、有时甚至残暴的行为,这些行为分外显眼。患者被异常的原发情感(焦虑、一切种类的病理性心境恶劣)和类妄想观念(被害妄想、危险妄想和夸大妄想的观念)所支配。由于患者相对来说有礼有序而且思维正常,暴力行为就格外危险:有人为了自杀而焚烧自己的头颅,有人暴怒之下放火烧掉自己的房子,也有人亲手杀害自己的室友。清醒之后,他们通常对自己的所作所为没有任何记忆,或仅有残缺的记忆。患者面对自己所处的状态和自己所做的行为,仿佛它们是完全异己的东西。[①] 为了举例说明,下面我们将描述在精神病院中观察到的一种状态(大多发生在精神病院之外):

> 弗朗茨·拉库茨基(Franz Rakutzky),一位41岁的马车夫,在1908年5月15日,感到一阵强烈的眩晕。他不得不躺下,把自己裹在被子里,然后出汗出得很厉害。接着他又能重新工作了。十天后他又变得虚弱无力,感觉腿部特别疲倦,再次陷入强烈的眩晕。然后他去医院就医,入院三天后,人们发现,他晚上会完全丧失定向力,表现得非常兴奋、焦虑。
>
> 翌日上午在精神病院接受检查时,他很平静,容易接近和相处,但却带着愉悦的微笑,不容置疑地宣称自己是少校,名叫"冯·拉库茨基"。他声称自己出身于西里西亚古老的贵族世家。
>
> 两名少尉,阿勒费尔德和弗里茨,刚把他带到这儿,卡尔斯鲁厄的阿德勒酒店。据他说,这里的人都是驻扎于此的士兵。现在是1885年7月。在我的诱导性提问下,他坚定地说自己每天挣10马克,在继续盘问下,他又提高了金额,说自己每年挣10万马克。应我的要求,他借给我2 000马克,写下一张字迹难以辨认的"支

---

① 参阅 *Naef*: Ein Fall von temporärer, totaler, teilweiser retrograder Amnesie. Diss. Zürich 1898;*Heilbronner*: Jb. Psychiatr. **23**。

票",他告诉我,可以在卡尔斯鲁厄的 K.4 银行凭这张"支票"提取现金。任意给出其他的诱导暗示,立刻产生了效果,得到了他的回应:他说自己曾是大公爵身边的红人,明天将被任命为将军,他手握几百万马克,育有 30 名子女。问他有没有遭人迫害,他大声说道:"我被迫害了! 如果有人敢这样说,我立刻就命令这里的整个军团去收拾他。"他做不来算术题,说 6×6 = 20,2×2 = 6,但 1 + 1 = 2 倒是答对了。检查完成后,患者安静地坐在走廊的长椅上。

同一天的下午,患者的定向力完全恢复了正常,他根本不知道上午已经跟我交谈过很长时间。他完全不知道自己上午讲述的事情,觉得这些事情极不可信。他也不知道自己在接受浴疗,却记得自己被两个人带到这里,近些天由于眩晕发作在医院接受治疗。下午 4 点喝咖啡时,他突然变得非常轻快、强健。当他从床上直起身来,立刻看见自己在精神病院。算术题比上午做得更好一些,但还是会做错。

第二天,患者焕然一新、精力充沛,回答问题很快,而且回答得很恰当。他觉得,昨晚他确实很不对劲,尽管他已经知道发生了什么事。但今天他什么异常也察觉不到。所有计算题他全部做对了。

人们从患者那儿获悉,他早已罹患过类似的精神障碍,还持续了很长时间(病史证实了这一点),此外,他经常会眩晕发作,有时发觉右腿或右手食指会在短暂的瞬间内变得僵硬、失去知觉,有时会在根本不想睡觉的情况下入睡(诊断:癔症型精神变态)。

c) 异常情感状态的综合征[①]。情感疾病的临床状态征象具有超乎

---

① *Lange*,*Johannes*: Die endogenen und reaktiven Gemütserkrankungen und die manisch-depressive Konstitution. Bumkes Handbuch, Bd. VI. 1928.

寻常的多样性,首当其冲的分类是区分出躁狂症和抑郁症这两种古老的相反类型。躁狂症和抑郁症提供了两种相反的情绪共属同一个综合征的范例。

　　纯粹躁狂症的特征是原初的、没有动机的、充溢过剩的愉悦与欣快,是心灵活动朝着观念飞跃与联想增多的方向改变。所有的冲动动势全部都增强了,伴随着生命的快感:性欲增强,运动冲动增强;言语推力和活动推力增强,从单纯的活跃行为提升为兴奋状态。心灵生命的观念飞跃虽然使患者的一切行动开始时很活跃,但会迅速中断、变化。一切深入的刺激和新的可能性都会使患者分心。任他随意支配的那些丰富联想自发而生、不请自来。这些联想使他变得诙谐幽默、充满才智,不可能维持一种决定性的趋向,但同时又使他变得肤浅、混乱。他感到自己的躯体和精神极其健康、有力。他觉得自己的能力卓绝出众。患者抱有坚定不移的乐观主义,一切事物、整个世界、他的未来,全都沐浴在玫瑰色的光线下。一切都光辉耀眼,一切都如此幸运美满。他的表象和思维以可理解的方式汇集在这种视角之下。对于其他的表象,他根本接受不了,也不感兴趣。

　　纯粹的抑郁症在每个方面都是纯粹的躁狂症的反面。同样没有动机的、深切的悲伤,以及一切心灵事件都受到抑制(这种抑制,不仅在主观上可以被痛苦地感觉到,而且在客观上可以被发现和确认),构成了纯粹抑郁症的核心。一切冲动动势皆凋零荒芜,患者对什么都没有兴趣。运动和行动的驱动力减少,变成了完全静止不动。不能作出任何决定,不能着手进行任何活动。联想停止了运转。患者根本没有任何想法,他们抱怨说他们的记忆完全损坏了,感觉自己丧失了机能,抱怨自己无能、情感丧失、空虚。他们感到深深的忧愁,将其当作胸腔和身体中的感觉,好像在这些部位真地能捕捉到这些忧愁。他们的深切悲伤令世界呈现为悲观的灰色,淡漠、黯淡、让人绝望。他们在一切事情中只挑选出和看见不好的、不幸的一面。他们总觉得,过去做错了很多事(自责、造孽的观念),当下留给他们的只有恶果(自贬观念),未来前景很可怕(贫穷观念)。

纯粹躁狂症和抑郁症的综合征,由于其各项特征一直具有连贯的可理解的关联,对我们而言显得极其"自然"。然而,情感疾病患者中的很多人根本不符合这些自然的综合征。纯粹躁狂症和抑郁症的综合征除了作为理想类型的构成物,什么也不是。人们把所有这些不完全符合纯粹理想类型的状态称为"混杂状态",并且想把躁狂症和抑郁症解析为构成要素,通过这些构成要素的不同组合来推导出多种多样的个别临床表现。问题只是,有些什么样的构成要素,以及应该根据哪些视角来发现这些构成要素。

克雷佩林和魏甘特(Weygandt)把躁狂症解析为欣快、观念飞跃、运动推力等构成要素,把抑郁症解析为悲伤、思维抑制、运动抑制等构成要素,并由此推导出:比如,愉悦＋思维抑制＋运动推力＝"非生产性躁狂症";愉悦＋思维抑制＋运动抑制＝"躁狂性木僵"等。这么做的意义主要在于诊断方面(往常患躁狂症或抑郁症个体的那些谜一般难解的状态,被把握为可治愈的疾病时相)。这种处理方式是含混不清的,因为可理解的关联的元素直接被简单当作与心灵生命的客观构成要素(可以分离、可以机械地组合)同源的类似物(人们如此频繁地把理解心理学与客观说明心理学混为一谈)。

因此,目前还不清楚,构成要素以什么方式组合在一起,情感疾病的不同状态怎样由这些构成要素的共同作用得到说明。通过心理学实验的精细分析[1]，人们已经开始着手进行一些这方面的研究(例如，把联想受抑制与决定性趋向受抑制两者分离开)。大多数实验只是对人们即使不这么做也能观察到的东西给出了更精确的描述和数量上的确认。因此，例如古特曼(Guttmann)在作业实验与注意力实验中(要求受试者在一段文本中删去特定的字母)发现，躁狂症和抑郁症患者的成绩表现比正常人的成绩表现更差，与正常人相比，躁狂症和抑郁症患者更慢热，且必须更加"全心投入"，因此他们在下半场的第二部分测试中成绩表现更好，中途休息对正常人有益处，但对躁狂症和抑郁症患者没有起到有益作用。与抑郁症患者相比，躁狂症患者的作业表现在量上更好、质上更差。最后，抑郁症患者疲劳得更快。

此外，分析个案时还得考虑以下视角：1. 其他一些原发性变异(人格解体显现、知觉世界的疏离、易激惹、心理上的感觉过敏等)会额外伴随着情感状态的变异——这些原发性变异大大丰富和拓展了躁狂症和抑郁症的疾病存在征象。2. 情感疾病的显现会以更高的程度出现，以至于疾病存在征象的严重程度大大加剧：悲伤的抑制变成了木僵，观念飞跃式的欣快变成了迷乱的躁狂性兴奋。3. 通过刻板言语和动作，僵死、空洞的显现(做鬼脸，做特定动作，言语推力所包含的内容等)，疾病进程中偶然出现的习惯或从更严重的状态里残留下来的异常举动，丰富和拓展了纯粹躁狂和抑郁的疾病存在征象。

有很多人们可以宣称它们是典型而独特的综合征，在精神病学的习惯用语中，被赋予多种多样的名称("争讼式躁狂症"、"抱怨式抑郁

---

[1]　*Isserlin*: Psychologische Untersuchungen an Manisch-Depressiven. Mschr. Psychiatr. **22**(1907)；*Guttmann*: Z. Psychother. **4**, 1 (1912)；*Storch*: Z. Pathopsychol. **2**；*Birnbaum*: Mschr. Psychiatr. **32**, 199；*Lomer*: Z. Neur. **20**. 447.

症"、"悲恸式忧郁症"等),这三类综合征全都跟"纯粹"征象相差甚远。这些典型的综合征中有一类是忧郁症,这里我想引作例子稍加论述:

　　在忧郁症状态中,抑郁症的超价观念或强迫观念变成了类妄想观念。这些观念由幻想构成(患者对全世界的灾祸和不幸负有责任,应该被恶魔砍头等),甚至患者在思维相对正常的状态中也认为这些观念是真实的。在体验的根基中,首先额外加入了大量的躯体感觉(这些躯体感觉立刻导致了疑病症的妄想观念,比如他们直到脖子那里都充满了粪便,嘴里吃下的东西穿过完全空洞的身体立刻坠落到下面,等等),此外还有最高程度的人格解体显现和知觉的疏离,比如世界不再存在,患者自己不再存在,但既然他们表面上虚假地存在,也就不得不永远生存下去(虚无妄想观念)。最后还有极强烈的焦虑。在焦虑中,患者通过不停地运动来寻求缓解,并且沉迷于单调的、几乎成为言语重复症的言语推力:啊,亲爱神呀,啊,结局会变成什么样子,一切都在消逝,一切都在消逝,啊,结果会变成什么样子,等等。在焦虑和忧愤减退的情况下,患者的运动形式、面部表情和言语推力似乎仍保持着一种仿佛僵化呆滞的状态,直到——经常是在很长时间以后,疾病的这一时相最终消退,患者才开始痊愈。

不是所有表现为多个时相的疾病都与情感疾病有关。因此,在有些时相中,没有任何的原发性情感变化,却出现了人格解体、强迫观念、思维推力或思维抑制等。

　　d)"疯癫的"(verrückt)心灵生命综合征[1]。这类综合征的共同之

---

[1]　Der Schizophrenieband: In Bumkes Handbuch, Bd. IX. 1932.

处在于,它们都具备精神分裂症心灵生命的特征。人格中发生了一种深刻的转变。患者生活在一个不现实、但有多重内在关联的世界里。患者的人格与世界仿佛都出现了立场的一种"移位"(Verrückung)。跟前述两种疾病群相比,这类综合征的临床状态征象还要更加丰富。我们从最引人注目的各种类型中仅挑选出两种加以描述——偏执样综合征和紧张综合征。

1. 偏执样综合征①绝不包含一切种类的妄想形态。过去,人们以"不可纠正的错误判断"为判定依据,肤浅地界定偏执狂。如今,这样的界定被取代了。人们更突出患者的主观体验,在此情况下,患者的主观体验是妄想形成的来源(真性妄想观念),而在其他病例中,类妄想观念(超价观念)或多或少以可理解的方式源于心境状态、愿望、冲动。下列体验簇汇集在了一起:周围环境中的很多事件吸引了患者的注意力,在患者那里唤起了难受的、对我们而言几乎不可理解的情感。外部事件纠缠、困扰、触动着患者。有时,"一切都如此强烈",交谈声"极其刺耳";有时,即使没有任何嘈杂声,没有发生任何事,他们也会被激怒。情况总是如此,似乎一切就是有意针对他们。最后,患者终于完全明白了这一切。他们"观察到"别人谈论自己,目的就是要侮辱他们,让他们恼火。一旦患者从这些体验中得出自己的判断,关系妄想便由此产生。在此过程中,有很多的情感主宰和支配着患者,人们试图将其勾勒为确切无疑的期待、不安、猜疑、紧张,危险迫近的感觉,恐惧、预感等,但从未真正恰当地与现实相关联。此外,所有那些外力制造的思维或思维被夺的体验都是更进一步的体验簇。患者不再是其表象过程的主人。最后,各式各样的感官错觉(经常听见声音、视觉上的假性幻觉、躯体感

---

① *Margulies*: Mschr. Psychiatr. **10**; *Berze*: Das Primärsymptom der Paranoia. Halle 1903.

觉)补充和完善了类偏执综合征的状态征象。同时,几乎总是会出现源自神经衰弱综合征的许多特征。在一切情况下都不会发展出真正的急性精神病状态。患者始终定向力完整、思维正常、容易相处,甚至往往具备工作能力。他们持续而热心地把精力和时间投注在自己的体验内容上。他们的理智辛勤劳作,形成了深思熟虑的体系和大量的释义性妄想观念,此外,他们经常自己也承认这些仅仅是假设。最后我们发现,经过长时间的发展后,患者那里只剩下以判断形式表现出来的、僵化呆滞的妄想内容,完全没有个人亲历过的那种独特体验。下面两个病例应该能直观说明类偏执综合征,其中一个是患者的自我描述,另一个是通过检查获得的临床表现。

1. 有位名叫罗尔芬克的商人因为贪污被判了刑,而他认为该判决完全是不合法的,其举动表现得像一个争讼狂。他上诉要求复审,但又撤回了,因为"有陌生人插手了"。关于他当时的精神状态——很多个月里起伏波动很大,他描述道:"我遭受了如此巨大的不公,却仍然相信公平正义,起初是源于我的信念,相信自己肩负着特殊使命……因为我对自己的信念并没有坚定的信仰,所以陷入了一种令人痛苦的怀疑,还伴随着焦虑感和妄想观念。这种状态变得越来越糟糕,在临近傍晚和夜晚时尤其明显,我的躯体健康遭受如此严重的损伤,以至于我经常昏厥、摔倒在地上,躺在那儿昏迷很长时间……妄想观念不时会涉及宗教领域,有一次我相信世界末日已经降临。任何微不足道的特殊迹象对我而言都是一种灵感启示,让我为世界末日做准备。任何的快速运动,比如窗帘在风中飘舞,都会在我心中激发起可怕的焦虑感;在我看来,飘荡的帘幕就像疯狂窜动的火焰,可能会引起世界大火。另有一次,我认为自己是民众的殉教士,必须经受五次拷打折磨,直到死亡才得解脱……有段时间我独自想象,曾以监狱神父的身份拜访过我的那位天主教神职人员,特意针对我策划了整件事情,目的是设法对我施加影响。然而在此过程中,他并非没有掺杂个人私利。他计划在宗教领域内进行伟大的改革。但这次,事情必须这样进行:我作为他的门徒,必须得像大师那样经历相同的死亡。只有当我心甘情愿同意这么做时,事情才会成功。另有一次,我相信,安德烈亚斯·霍费尔(Andreas Hofer)*的命运会落到我头上……有一次我很想射杀一只灰猫,这只猫整天叫唤,总是猛然发出可怜的声音,因为它已被恶魔附体……有一次我向国会撰写了一份申请,请求50万马克的定期捐助……我像一个完全理智的人那样讲话——在某些时刻,我也……"

2. 有位名叫克罗尔的患者,婚姻幸福,育有多名子女,近些年来他慢慢地变了。刚开始时他抱怨神经衰弱带来的不适。他感到头部有压迫感,失眠,食欲不振。站起身时便头晕目眩。腿脚颤抖,有种拉伸的感觉从额头一直延伸到颈背。脑袋前部空空如也,仿佛里面什么也没有,或仿佛得了脑积水。早晨他感觉昏昏沉沉,经常处于眩晕状态,以至于必须扶着身边的东西才能站稳。思维渐渐消失,不能自持,脑袋变得冰冷,眼睛呆滞无神,不得不站立着一动不动,记忆完全消失。总的来说,他的思维能力已经恶化到了相当糟糕的地步。好像一切都已被抹去,只还剩那么一丝丝的思维,而且他感觉自己心里非常不踏实。此外,心底生发出无端的嫉妒。他甚至向警察告发,有位狂蜂浪蝶是他妻子的情人,而这个人完全是他臆想出来的。此外,他还认为自己被人下毒了,即将被逮

---

* 霍费尔(1767—1810年),奥地利著名爱国志士,忠于奥地利哈布斯堡家族和天主教会,一生中多次率领蒂罗尔地区的农民起义军反抗法军侵略,最终兵败被俘,被拿破仑下令处决。——译者

捕。有人想要剥夺他的财产,不管走到哪里都有刑警在观察监视他。他预计可怕的贫困将要降临到自己和家人头上,于是他决定杀死全家,却未付诸行动。按照他的看法,所有事情都彼此互相关联,有一股真实的喧嚣和骚动针对他、反对他。他有种感觉,好像整个世界都在密谋反对他。他本能地把每个人都看作敌人、骗子、告密的叛徒。他的同事对他一语双关地评头论足,嘲讽挖苦他。这些事情发生得非常隐秘;但他清晰地觉察到,一切都针对他。夜里他听到一阵敲门声,屋顶储藏室咕咚作响,听见声音后他起身,开灯在房子里四处搜寻,却没有发现任何人。

过了一段时间以后,这名患者平静下来了,重新返回工作岗位,照例干他的工作,但很快他又病了。他听见各种各样的声音,整晚坐着不睡,感觉自己一直被人暗中监视,内心活动令他备受折磨:"躯体在休息,思维却在忙碌。我睁着眼睛陷入幻想。甚至在睡眠中我也听得见一切谈话。"有一天,我们见证了患者所经历的本身无害、但心理上独具特色的体验:患者看见厨房餐桌上有一床被褥,柜子上放着一支硬脂蜡烛和一块肥皂。他极度恐慌,非常焦虑,坚信这些都针对他而来。他说不出这些信念是怎么来的。只在那一瞬间他就明白,这些肯定都是针对他的。患者自发向我讲述这件事情,讲述的时候表现出极度的不安。他惊慌害怕地跳了起来,差点顶到天花板。这件事情意味着什么,以及他做了什么,他自己统统不知道。"我确切无疑地知道,这件事是针对我的。"(这样的信念从哪儿来?)"这我不知道。"(这件事意味着什么?)"呃,这个我也不知道。"后来他又认为,也有可能是他搞错了。"我曾经笑自己居然会相信如此荒谬的事。但在那一刻,我完全是癫狂的。"

有时会出现这样的情况,不像在后一个病例中,偏执仿佛向四面八方伸展其触角(妄想内容五花八门),而是与此相反,占据妄想核心的是一个人、一件事、一个目标,换言之,妄想内容被体系化,并在体系中详尽表现出来。然而,妄想的核心聚焦于一点,并不是这些真正的偏执样综合征的典型特征,而是超价观念和类妄想观念的典型特征。

2. 紧张综合征。这类综合征的外部特征要么是木僵,要么是运动性兴奋,且没有明确的伴随情绪。外部特征表现为运动和静止不动两种相反情形的对立:要么是言语重复、刻板行为、矫揉造作的怪习惯,要么是固定不动地保持着奇怪的姿势(噘嘴痉挛等);此外,还表现为毫无顾忌的违拗和百分之百的顺从两种相反情形的对立;要么在每个方面都逆反,要么自动服从命令。其间会出现冲动性的突然行为和爆发性的运动,此外,由于肮脏污秽、涂抹粪便、唾液横流、用尽全力憋屎憋尿、吐口水、乱舔、捶打、啃咬、挠抓等怪异举动,患者非常引人注目。如果人们单纯从客观的、非心理学的层面把握这些外部症状,那么它们就是多种多样的心灵过程表现出来的最终、最表面的结果:矫揉造作的姿势、重复说同样的词语、刻板运动、做鬼脸等,所有这些症状在另外一些截然不同的精神病中如此广泛地流行,以至于人们可以把这些症状只看作客观的、但却不具有典型性的若干标志的混杂。

我们用"木僵"来命名这样的状态:患者一动不动,一言不发,没有表现出心灵过程的任何可理解的迹象。不管别人怎么试图接近患者、想与之沟通交流,患者始终不作出任何反应。患者在角落里头一站就是数小时,连续几个星期都躲在被子下面,用同一个姿势躺在床上,丝毫也不变换姿势,或者在另外的情况下,奇怪地、自然地笔直坐着,轻微摆弄着被子,或者玩手指。木僵的这些外部特征无疑容纳了本质上不同的、相互冲突的各种状态,例如:1. 茫然无措的抑制,在一些可治愈的精神病中会出现茫然无措的惊讶;

2. 抑郁性抑制，其间，所有心灵功能干脆直接停止了，在木僵性抑郁的严重状态中，领会和理解能力也停止了；3. 紧张症木僵，这一回表现为松弛性木僵，下一回又表现为紧张性木僵（肌肉僵硬）。

如果人们试图在引人注目的"经典"病例中从心理学层面考察紧张综合征，那么，虽然人们能观察到极为奇特的现象，却得不出明确无疑的结果。这些心理状态无论对外行还是对精神病学家而言都同样像谜一般难解。我们根本不知道患者的情绪是怎么样的，也几乎没有患者自我描述的任何资料。当患者对自己下判断时——仅在疾病开端时，他们使用能让人回忆起我们生命中那些可理解状态的言辞来表达，但很大概率上我们只能把患者所说的话解释为比喻性的说法："我很消极被动"，"我给不了自己想要的东西"，"我很困"等诸如此类的话。如果我们试图描述这种状态，那么，由于缺乏真正的认识，所能给出的只是经过我们重新解释的粗略印象。

就算这些患者批判意识很强，他们也不具备对自己所患疾病的任何洞见，尽管在纯粹的紧张综合征中根本不需要出现妄想观念或错误知觉。客观的障碍、违拗、木僵或运动性兴奋可以达到很高的程度，但患者似乎根本觉察不到这些。他们也许一般性地感觉到某种改变，一般性地感觉自己病了。可是，对于个别事件却另有看法、找到了其他的说辞，比如这样说："我觉得责任在于我"，"我不能相信自己患有疾病"。这些是人们在紧张综合征发病早期的时候观察到的。

在紧张综合征的早期，就像在后期阶段一样，患者会有某种"行动障碍"。领会力和理解能力、定向力、记忆力全部完好无损，但无论什么情况下，只要不是只发生了某个单纯的心灵事件，而是行动的某一要素在正常情况下被体验到，那么，在思维中，在想象的有计划引导下，在言谈、运动、书写过程中，所有情况下患者都会表现出类似的障碍：交谈时言语重复、书写时乱涂乱写、消极被动地站立不动、动作突然中断、僵硬呆板、谈话时在一句话中间中断、别人刚走开而他却还在那儿谈话，等等。这些绝不可能只涉及单纯的运动性障碍，无论这些障碍多么复杂，患者都可以将其作为某种陌生的东西、单纯躯体性的东西来面对。这类障碍在心理层面的深入和复杂程度必定要高得多。它们完全不能与迥然不同的失用症和失语症障碍相提并论。患者的偶然表达，比如患者说"我不能"，由于完全没有规律且极少出现，不能被视为"洞见"。不过，它们使紧张综合征的临床状态征象更加神秘难解了。

如果我们把"行动"看作仿佛与永久人格(在恒定不变的动机、冲动动势等意义上说)相对立的当下人格，那么人们就可以说，不是永久人格(性格)遭受了紧张综合征的侵袭(但永久人格也许会遭受特定疾病的侵袭，这种疾病也能造成紧张综合征)，而只是当下人格遭受了紧张综合征的侵袭。有时会给人留下这样的印象，好像性格干脆直接消失了，但却没有一种改变后的性格取而代之，占据其位的是那种机械性的、仅在瞬间发生的事件，这样的事件恰好构成紧张综合征。从这层关系入手，我们就能理解患者为什么缺乏洞见了(能让患者拥有洞见的人格已经消失了)。有时，这些疾病存在看上去让人觉得患者的心灵好似一台没有生命的照相机，患者看到了一切、听到了一切、理解了、记住了，但没有能力作出任何反应，没有能力投入情感、表明态度，也没有能力行动。仿佛他的意识完全清醒，心灵却瘫痪了。患者偶尔会这么说："我什么也不想"，"我压根儿就没有想法"，"脑子里如此空洞"！但也不是说一切心灵过程就绝对不可能发生了。平时常常可以观察到像下面这样的场景：

> O小姐坐在床上一动不动，毫不起眼，轻微摆弄着一小块衣物，也许偶尔向旁边张望，看一看来探查病房的医护人员。如果别

人同她打招呼攀谈,她也许会朝边上瞥一眼,深呼吸,脸上微微泛红,但不作出应答,嘴唇连动都不动一下。这样的情景持续了好几个星期。有一次,医生向她出示了她母亲的来信,并为她读信。她显然对这封信很感兴趣,明显在倾听着,却不言不语。问她愿不愿意如她母亲所期望的那样写回信,她没有回答。此时,泪水顺着她的脸颊流下,她很自然地用手绢擦去眼泪。5分钟后,人们又看见她故态复萌。她摆弄着衣物,面无表情地上下左右张望。

还有一例类似的木僵患者,平时压根儿没有任何反应,即使父母前来探望也无动于衷。然而,一旦父母探访结束后离去,人们便看到患者痛哭流涕。对患者身体机能指标的测量结果与这些观察(表达动作、脸红、深呼吸等)是一致的:部分病例中的患者从始至终没有任何反应,在排除这部分病例之外的其他病例中,人们通过测量血压或记录其他一些躯体伴随显现发现了另外的事情,亦即所有的心灵刺激都会导致患者的身体机能指标发生剧烈波动,比如血压大幅波动。

紧张综合征可以表现出截然不同的强度。在病情轻微的情况下,患者会出现以下症状:比如,什么事也无法完成,躺在床上不起来,没完没了地梳头,一旦开始某项活动便机械性地一直做下去,目光无神地盯着角落,等等。所有这些症状标志,一方面不总是那么容易跟完全类似却常见得多的神经症和抑郁症现象区分开,另一方面也不总是那么容易跟器质性脑部疾病区分开。紧张症和抑郁症的区别也许在于:紧张综合征发病初始时,患者没有表现出抑郁症的那种普遍抑制。在病情更严重的状态下,患者间或会产生典型的观念飞跃,然后思维又变得毫不连贯,人们在其中根本发现不了任何的联想连结。病情最严重的情况下会出现如下临床意象:毫无意义的运动性兴奋,先前提到过的

"癫狂",或彻底的僵化呆滞和无法接近的木僵。

下面我们引证一位患者的自我描述,借以表明处于某种类型的紧张症兴奋中的患者可以有怎样的主观体验:

"在处于激动期的时候,我的心境并不是愤怒,除了纯粹动物性的运动快感(Bewegungslust),根本就没有什么特别的心境;不是恶毒的兴奋激动,比如想要杀死某人时内心的那种激动;这种恶毒的激动与我的心境相差十万八千里! 我绝对是清白无辜的。然而,推动有如一种强制的约束,如此强烈,以至于我不由自主地跳来跳去,停不下来。我只能将之比作一匹野马……至于兴奋状态期间的记忆,总体来说是好的,但记忆通常无法回溯到原点。患病时,你仿佛才刚刚被外界因素唤醒,比如被冰冷的地板冻醒,被拉回现实处境中。然后恢复了定向力,看见了一切,却毫不在意,而是继续任由兴奋蔓延。特别是完全没留意到别人,尽管看见了别人,听见了别人说话。虽然不关注外界,却很注意不让自己摔倒……如果后来被人敦促上床睡觉,便会惊讶于此要求之突然与无礼,感觉自己被冒犯了,违抗命令,偏不上床睡觉。此后,运动性激动的等价表现形式不再爆发为持续的跳跃,而爆发为朝周围拳打脚踢;但这并不是因受激惹而恼火的信号……思维无法集中。有时,在一些正常有序的时刻,你能直接意识到这一点。但并不总是这样! 然而,后来你却发觉自己再也不能完整地构造出一句话……我觉得,仿佛那段时间已经总体上分崩离析了……尽管如此,我却从来没有茫然无措的感觉,也从未感觉自己有缺陷;我没有看出自己的混乱无序,反而认为混乱是外界产生的,原因是……我从来没有恐惧不安的感觉。洗澡时我还回忆起很多体操动作、登山……此外,我还回忆起以前经常在晚上与人长谈,至于谈什么,我就不知道了;我已经完全忘记了细节……思维陷入迷误;所有的思维,渐渐褪色、消失,变得模糊不清,微弱到完全不可辨认……"关于僵化呆滞状态,他说道:"肌肉不是自己变得僵硬,而是我拼命使劲绷紧肌肉。"(克龙费尔德)

§4. 疾病分类(诊断图式)

我们对特定的显现、因果关系和意义关联等有着详尽的了解,但疾病整体的各种构型有如一张无穷无尽的巨大织体,我们没有能力解开它。我们发现,个别的疾病构型不像植物那样可以在一个植物标本集里得到系统的编排整理。更确切地说,一株"植物"(一种疾病)是什么,往往恰恰是最不确定的。

我们诊断什么呢? 随着时间的推移,实践已经回答了这个问题——通过命名个别症状、个别关联、综合征、原因关系等,直到疾病单元的理念为诊断学赋予其本己的重要意义,同时疾病单元的理念所赋予的意义又无法得到实现。诊断应该切中单一的、包罗万象的疾病事件——这样的疾病事件已经侵袭了一个人,且被视为除其他那些特定单元之外的一个确定的单元。

若要拟订精神病的一个整体图式(诊断图式),则我们希望把已逐一讨论过的所有视角编排为一个体系。但我们发现,无论怎么拟订诊断图式都行不通;只能暂时地、粗暴地作出编排分类;由于存在多种不同的可能性,多位研究者可以创立截然不同的诊断图式;编排出来的疾病分类系统不仅逻辑上总是有矛盾,而且总是与现实不一致。

人们究竟为什么总是再三作徒劳的尝试呢? 原因有三:第一,我们想要符合认知地看看,通过在疾病单元的理念指引下概览发生的各种心灵疾病的全貌,我们获得了什么——也恰恰是在失败的方式中,在每个极端的矛盾和不一致之处,我们才意识到我们的认识水平。第二,特殊精神病学的每个描述都需要一种对精神病的分类作为基础,没有一个这样的图式,就无法编排整理其材料。第三,人们需要一种疾病分类系统作为对大量患者病例进行统计学研究的手段。

a) 对诊断图式的要求。 理想的图式必须满足以下要求:每个病例只能被编排进系统中的一个位置;每个病例都能找到一个位置;精神病的编排分类体系在客观上必须具有说服力,以至于不同的观察者都能对病例作出相同的归类。

只有当心灵的所有疾病存在能够被划分为不同的疾病类属,且不同的疾病类属在个别病例中彼此排斥,不同的疾病类属按其本质并列存在,由此实现了疾病单元的理念时,上述那种理想图式才是可能的。因为实际情况并非如此,所以只好降低那种理想图式的要求,把要求重新表达如下:

疾病分类体系的简单的、重大的基本轮廓线必须着重凸显出来。

必须按照对于总体性领会的重要程度进行细分。

表面上同类的、并列存在的疾病类属,必须按其意义(事实的意义、领会的意义、根据特定方法进行研究的意义)位于同一水平面上。异质的疾病类属必须清晰明确地相对而立。

不应掩饰无知。矛盾和不一致之处必须显露出来。宁愿坚决果断地接受不完美、被不满激励着前进,也不能心平气和地沉浸在粗略的含糊之辞和单纯从逻辑上作出的编排分类这两种虚假知识中。

若要拟订一个诊断图式,则唯有在开始时放弃一些东西,我们才能成功。与疾病单元的理念相反,每次我们都要重新强调一种视角(原因、心理结构、解剖学检查结果、病程和结局),而且要搁置事实,在没有边界的地方也要设置边界,因此,这样的划分从始至终只有一种暂时性的分类价值。这样的划分是一种虚构,只要目前来说相对而言是最正确的,便完成了其任务。能把一切病例都归入其中的那种"自然"体系根本就不存在。即使最有经验的精神科医生也会一再遇到很多他不了解的病例,不管他以哪种诊断图式为基础,一时都无法把这些病例归入他熟悉的疾病分类体系中(例如,高普和韦尼克都承认这点)。

b) 一种诊断图式的提纲。有很多的诊断图式①。但新近的诊断图式彼此间的差异和背离似乎比以往更小。某些基本领会之所以得到人们的普遍认同,一方面是出于现实的认知,另一方面也许是因为时代已经做好了准备、愿意接受传统的标准规范。我试着在下面的诊断图式里综合概括当前的基本领会:

第一组　已知的伴有心灵障碍的躯体疾病

1. 脑部疾病:

脑损伤。

脑瘤。

急性感染:脑膜炎、昏睡性脑炎。

慢性感染:麻痹性痴呆、脑梅毒。——多发性硬化(?)。

血管疾病:动脉硬化、栓塞、脑出血。

遗传性系统萎缩:亨廷顿舞蹈症、皮克病、帕金森症。

与年龄有关的器质性损害:由脑部进程引起的先天低能和幼年的后天低能。作为脑缺陷的先天低能。由此过渡到本性的异常变化(第三组)。

---

① 参阅 *Schlöß*: Jb. Psychiatr. (Ö.) **34**, 152; *Hartmann*: Jb. Psychiatr. (Ö.) **34**, 173; *Römer*: Z. Neur. **11**; *Römer*: Diagnosentabelle des Deutschen Vereins für Psychiatrie. 1933; *Schultz*, *J. H.*: Vorschlag eines Diagnosenschemas. Zbl. Psychother. **12**, 97 (1940).

老年性脑退化：老年性痴呆、阿尔茨海默病。由此过渡到没
有特定疾病进程的某种不正常的衰老。

2. 伴有症状性精神病的躯体疾病：

感染性疾病。内分泌疾病(例如甲状腺引发的疾病：克汀病，
粘液性水肿,毒性弥漫性甲状腺肿),尿毒症,子痫。

3. 中毒：

酒精中毒(醉酒状态、慢性酒精中毒、震颤性谵妄),吗啡中毒、
可卡因中毒,一氧化碳中毒等。

第二组　三大类主要精神病

1. 真性癫痫。

2. 精神分裂症(类型：青春型、紧张型、偏执型)。

3. 躁狂-抑郁症。

第三组　精神变态

1. 不以第一组和第二组的疾病为基础的、独立发生的异常
反应。

2. 神经症和神经综合征。

3. 异常人格及其发展。

c) 对上述诊断图式的解释说明。

1. 三组疾病的特征。

aa) 第一组当中的疾病是已知的躯体事件。对"真实的疾病单元"
的渴求在第一组中得到了满足。然而,卡尔鲍姆-克雷佩林的疾病单元
的理念坍塌成了脑部进程和躯体性单元。在背离了卡尔鲍姆-克雷佩
林的疾病单元理念的情况下,由某个确定原因造成的单元性的生物学
进程足已被看作疾病单元。

bb) 第二组包括精神疾病和情感疾病,而它们一直是精神病学面

对的重大且主要的问题。绝大多数精神病院住院患者所患的疾病都是第二组疾病。它们目前暂时被分为三大类：不属于已知躯体进程的痉挛性疾病(癫痫)、疯癫(精神分裂症)、情感疾病(躁狂-抑郁症)。

这三大类疾病有四个共同点。第一，在把握这三类疾病的过程中，人们形成了疾病单元的理念。只有在把心灵-生物学事件当作整体看待的那种富有洞察力的眼光面前，这三类疾病才会显露出来。狭隘地局限在一种现象里，无论是局限于躯体现象还是局限于心理现象，都会抛弃和消解关于这里发生的心灵-生物学事件之独特整体的直观见解。因此，对第二组这三大类疾病的研究更接近疾病单元的理念，而不像在第一组里那样，疾病单元的理念坍塌为某个明确的躯体事件。当人们把麻痹性痴呆当作疾病单元的典范时，其实是误解了疾病单元的理念。

第二，属于这三类疾病的病例，既不能归入第一组疾病中，也不能归入第三组的类型中。然而，人们可以假定，这些精神病中的很大部分都具有某种躯体基础，尽管人们现在不能，但将来能够认识其躯体基础。倘若情况果真如此，则第二组中的疾病便会迁移到第一组中去。最接近器质性疾病的当属第一类中的癫痫病例，第二类中精神分裂症的病例次之——许多精神病学家几乎毫不怀疑精神分裂症就是躯体疾病和脑部疾病。最不可能是器质性疾病的、争议最大的是第三类中的躁狂-抑郁症病例，尽管躁狂-抑郁症也以某种方式与躯体有关，但迄今为止根本没有任何解剖学上的脑检查结果(人们经常在精神分裂症的病例中找到解剖学上的脑检查结果，即使它们没有典型性，也不具有普遍性)，而且躁狂-抑郁症对身心的破坏和侵扰程度肯定比精神分裂症要小得多。

人们可以提出疑问，把所有心灵疾病一方面划分为器质性、躯体性疾病，另一方面划分为人之存在的各种本性，这样划分为两组是否足够？如此一来,中间第二组的所有疾病要么(可能大部分)属于第一组,要么必然作为特别严重的变异而被算作第三组。或者人们可以发出疑问:中间的第二组是否意味着一组现实的本己存在？倘若第二组果真有其本己的存在理由,那就不是某种隐蔽且未知的躯体(脑部或脑内)方面的疾病原因决定了这组疾病群,相反,决定第二组疾病群的肯定是某种特殊因素,这种因素只能是人所特有的,并且其本质特性必定比我们今天有可能认识到的要清晰得多。尤其是对精神分裂症而言,这个基本问题是难以回避的。支持精神分裂症具有器质性-躯体性特征的理由有:躯体检查结果,代谢性灾变和发热发作期间表现出来的明显很严重的躯体疾病存在——酶斯卡灵沉醉的许多症状,与急性精神分裂症状态的症状有很大的亲缘关系,以及一口咬定所有疾病最终必然是躯体疾病的那种偏见。反对的理由有:麻痹性痴呆与精神分裂症之间、器质性的粗暴破坏与"疯癫"之间的心理病理学差异截然不同——在进程持续的同时,躯体显现停止了,很多病例中没有躯体现象,偏执狂不可能与伴有急性发热发作期的紧张症一样以相同的原理为基础。

　　第二组三大类疾病的核心在整个病理学内也许是某种独一无二的存在。它涉及器质性总体事件的若干模式,涉及同时是躯体性和心理性的过程,且躯体性和心理性任何一方都不具有优先性。人们没有找到第二组疾病的任何解剖学病灶位置、躯体原因、心理原因。各种疾病显现整体虽然有一些简单的基本特征,但在彼此的关系和不同的组合中却无限复杂多样。特别吸引人、心理学上被深入研究过的疾病类别是第二类的精神分裂症。精神分裂症中出现的不是粗暴的器质性破坏进程:钟表没有被打碎,像麻痹性痴呆中发生的那样,而是以一种令人诧异、让人惊骇的方式被重置了，但又还能继续运行。这些疾病有一种特有的生产力和创造力。也许它们像其他疾病一样侵袭人，但在这些疾病中，患者与疾病事件融为一体的方式与在第一组疾病中的情况全然不同。如果人们想要描述精神分裂症没有最粗暴的器质性破坏进程这一特征，那么可以谈谈心理进程或生物进程。人们用这样的说法绕开了难解之谜，而没有真正把握住它。

第三，这三类疾病不是外源性精神病，而是内源性精神病。遗传是产生这三类疾病的一个重要原因；三类疾病各自的遗传圈是可把握的现实。但它们的遗传圈并非清楚明白地并列共存，而是彼此交叉混杂、构成令人困惑的的复杂多样性。因为被遗传的东西（特定的基因和基因组）是未知的，所以暂时产生了不同遗传圈的分类概念。

第四，这三类疾病中，本应彰显疾病本质的解剖学上的脑检查结果一直都是缺失的。在躁狂-抑郁症中，人们没有发现任何解剖学上的脑检查结果；在精神分裂症中，人们经常发现一些脑检查结果，但它们不具有典型性和普遍性；在癫痫中，人们发现了痉挛损伤的解剖学检查结果（大脑海马区和其他部位），但它们与癫痫的疾病进程没有解剖学上的相关关系。

为了理解这三类疾病的意义，必须知道它们在科学史上是如何产生的。克雷佩林把自然的心灵生命与精神分裂症的心灵生命的心理学差异跟两种病程的差异（病程究竟是进行性的、不可治愈的，还是时相性的、可治愈的）联合起来加以考察，以一种时至今日依然有效的方式区分开了第二类和第三类疾病：

精神分裂症。一种出现了某种不可逆转事件的进程，因而无法治愈——精神分裂症的心灵生命的综合征，朝着痴呆的方向发展。

躁狂-抑郁症。可完全治愈疾病的时相、发作和周期——躁狂症、抑郁症和混杂状态的综合征,结局不会出现痴呆。

癫痫与另外两类疾病有着原则性区别,精神分裂症与躁狂抑郁症之间存在过渡,而癫痫与另外两类疾病之间的过渡则少得多——尽管抽搐发作会出现在精神分裂症中[①]。根据"癫痫"的定义,没有不出现抽搐发作的癫痫。癫痫类疾病的其他特征还包括:其他形式的发作(失神发作、产兆痛发作),相应的等价形式(心境恶劣状态)和癫痫性的人格本质改变(行为粘滞、节奏变慢、暴躁易怒、痴呆)[②]。尽管心理显现对于癫痫类疾病具有本质的重要性,但某种心理上的整体绝非这类疾病的界定原则基础,像精神分裂症的心灵生命那样,或者,像躁狂-抑郁症患者具有心理特征清晰的心境状态与气质状态那样。

因此,第二组三大类疾病绝非价值均等地并列共存。它们并非相同类属中仅仅种类不同的进程、事件或生命的改变,而是已被视为源自不同原则的三类不同疾病。

cc)第三组中,不同研究者尝试作出的疾病分类的一致程度最低。诊断学终日沉醉于确认个别的事实、机制、状态、性格特征等,从而迷失了方向。

我们在疾病分类一览表中突出强调了第三组的三大类疾病:一方面是各种不正常的反应,亦即各种不正常的反应状态和行为模式,另一

---

① *Esser*: Die epileptiformen Anfälle der Schizophrenen. Z. Neur. **162**, 1 (1938).

② 在布姆克的《精神疾病手册》第八卷以及《新德意志临床医学》第七卷中,格鲁勒清楚明白、富有批判性地阐述了关于癫痫的知识(Im Handbuch der Geisteskrankheiten von Bumke, Bd. VlII, S. 669. 1930, und Neue deutsche KIinik, 7. Ergbd S. 291. 1940.)。

方面是在其生命史的发展中形成的各种不正常的典型人格,此外,还有居于两者间的一大堆显现,人们称其为神经症、癔症、精神衰弱、神经衰弱等。在中间的这个疾病类别里,人们在不同视角下列举出各种显现:在客观的单一症状的视角下,有器质性神经症、(面部或头部肌肉的)抽搐、口吃、夜遗尿、各种习惯(比如咬指甲)、举动障碍(比如羞怯)等;在冲动障碍的视角下,有性倒错、推动行为、不正常的手淫、成瘾等;在特定的各种新的体验模式和状态的视角下,有强迫性神经症、恐怖症、焦虑性神经症等;在独特机制的视角下,有癔症、精神变态等。

一来是由于第三组中的精神变态的各种疾病现象无止境地彼此转化、彼此消融,人们很难得出一种可用于诊断的疾病分类秩序,二来是由于这些疾病现象的实在性主要通过它们抵抗治疗的阻抗而对心理治疗师展现出来,于是舒尔茨(Johannes H. Schultz)*试图从这些疾病现象分类的困难及这些疾病现象对治疗的阻抗入手,得出最彻底的疾病分类原则。第一,因为如此多的通常不同的症状居然出现在同一位神经症患者那里,它们在性质和程度上彼此偏离,而且还不断地变化,所以舒尔茨区分了一般的神经症人格和相对孤立出现的单一神经症(两者被区分开之后,单一神经症便清晰明确地形成了其特殊性,并在患者那里长时间保持不变)。第二,因为有些异常性格特征、神经症、异常反应会抵抗治疗,使患者长期逃避社会生活,而另外一些异常性格特征、神经症、异常反应,其症状会自己消失或在心理治疗师的影响下消失,患者的态度和行为在生命进程中会变得越来越适应生活,所以舒

---

* 舒尔茨(1884—1970)是德国精神病学家与独立心理治疗师。由于发展出了自体训练的自我催眠技术而闻名于世。——译者

尔茨区分了不可治愈的精神变态和可治愈的神经症人格,诊断标准便是治疗成功与否。在我看来,这两种区分——舒尔茨自己大概也这么认为,对于临床实践的目的而言是有效的简化:为了能处理患者,一切都必须有一个名称。如果有不知道的地方,必须得暂时表现得好像知道似的。这样的区分颇有见地,而且对一切临床实践都是合法的,通过隐蔽的同义反复(疾病不可治愈的原因在于不可治愈性)触及了某种深层的东西,而实际的认知还无法通达或根本无法通达深层的东西。在形而上学中,同义反复是一种方法上的基本形式。在心理病理学中,如果想要表达难以普遍化的治疗体验,同义反复是不可避免的。有时,人们费劲心力治疗患者,却徒劳无功。有人认为,这类无法治愈的患者除治疗失败这个共同点以外还有别的共同点。然而,这样的观点相当可疑(在疾病分类和治疗诊断*具有误导性的所有医学领域中,这一条也同样适用)。但舒尔茨还是得出了他关于疾病基本分类的结论,认为癔症型精神变态和癔症型人格本质上截然不同,同样地,他把神经症整个领域划分为两半,把其中那些有冲动障碍的人、幼稚不成熟的人、有说谎癖的人等划分为不可治愈的精神变态者和可治愈的神经症患者。同样的显现(神经症、异常反应、异常性格特征)可能是不可治愈的精神变态的症状,也可能是可治愈的神经症的症状。

根据在人格中扎根深度的不同,舒尔茨重新设计出了神经症的一个分类。他区分开了外源性的外因神经症(Fremdneurosen)

---

* 治疗诊断(Diagnostik ex juvantibus),特指与生物医学诊断模式相对立的一种诊疗模式。一般而言,生物医学的诊断是确切的、真实的,而心理疾病和精神疾病中的疾病单元、综合征可能只是理想型,疾病分类可能只是理论假设。对心理疾病和精神疾病的诊断不能完全套用生物医学模式,还要考虑患者所处环境、个体心理发展、心理特质等个体性因素,即使医生对两位患者的诊断完全相同,治疗和干预也要考虑两人不同的生活经历、人格特征、心理状况,为每位个体制定特殊的诊疗方案。——译者

（本质上由外界决定，通过切断伤害源、关怀备至地改变和重塑生活空间，可以轻易治愈外因神经症），心因性的边缘神经症（Randneurosen）（由躯体-心理的冲突引起），由于内部心理冲突形成的层次神经症（Schichtneurosen），最后是内核神经症（Kernneurosen）——根植于性格本身及其"自我意识的"冲突，且只能缓慢地、困难地通过性格的发展才能治愈。简而言之，通过改变生活条件可以治愈的，是外因神经症；通过暗示、练习、自体训练可以治愈的，是边缘神经症；除上述治疗手段之外还需要通过精神宣泄和说服才能治愈的，是层次神经症；但如果为了治好一个人的神经症，深层心理学（弗洛伊德、荣格）必须用费时费力的操作程序去改变人本身，就涉及根植于性格的内核神经症了（在内核神经症的情况下，不是说此人得了一种神经症、他与神经症原本是分离的，而是说此人本身就是神经症患者、他的人格与神经症是一体的）。就算是基于这种想法的诊断也是有问题的。这样的诊断以一种全面的视角（又是"治疗诊断"式的视角）为基础。有那么一瞬间，舒尔茨的思想散发出一股启迪人心的力量，但他几乎不能沿着这条道路向前推进研究，得出明确的研究结果。因为上面各类神经症的范畴可以在广阔的自由空间内根据个人判断酌情使用，至于具体运用哪个范畴，视其深入患者整体的程度而定。这些范畴居然可以被人们如此自由、含混地运用，最终，也许所有的神经症都将在某处指向一种内核神经症，而且就算是最严重的内核神经症也仍然容许单纯的外因神经症出现。

dd）三大组疾病本质上是不同的。缺乏唯一的、统一性的、可以从中得出三组疾病群系统分类秩序的高阶视角。在每组疾病群中，视角都会发生变化（躯体单元的视角、心理与病程单元的视角、人之本性的变异的视角),疾病概念本身也随之改变。在各组疾病群中,疾病单元的理念每次都没有实现。本来,每种疾病单元的理念应该支持相应的那一个特定视角,而该视角应该为这组疾病群提供疾病分类的标准和规范。

2.三组疾病群的诊断意义。对于第一组疾病群中的疾病,人们有可能作出精确诊断。在第一组疾病群这里,疾病与健康之间完全没有任何过渡。要么是麻痹性痴呆,要么不是。诊断着眼于躯体方面。在第二组疾病群中,疾病与健康之间同样还是泾渭分明。但不同疾病类别彼此之间的界限就有些模糊不清了。人们关于疾病类别的范围与划界的基本看法总是摇摆不定。诊断着眼于心理方面(对于癫痫类疾病,应结合抽搐发作和心理症状两方面作出诊断)。在大多数病例中,医生对疾病类别的诊断是清晰的,但也有不少例外。在第三组疾病群中,不但不同疾病类型之间没有明确界限,而且健康与疾病之间也没有泾渭分明的、任何情况下均可判定的界限。诊断始终是类型学的、多维度的,至少要包括对人格特征类型的描绘,以及对现有的个别检查结果、状态、机制的特征类型的描绘。

由此可知,真正的诊断只有在第一组疾病群内才是可能的、必要的。在第二组疾病群内,尽管按照当今精神病学家的共同看法,大多数病例都属于三类疾病中的一类,但诊断不是专一化的、非此即彼的。要么,诊断在整体上是清晰的,要么,更精确的鉴别诊断式的探讨得不出任何结果。在第三组疾病群内,只有尽量全面完整地对病例进行现象学分析、发生学理解的分析、因果分析,尽量准确地对人格、其反应与命运、其发展进行把握,才富有价值,与此相反,除根据自己选择的视角自由地把一个病例划入多个不同的疾病类型之外,诊断是不可能的。

因此,在第一组疾病群中,人们可以根据不同的疾病类属作出诊断,一个病例要么属于特定的疾病类属,要么不属于,而在第三组疾病群中,人们可以根据疾病类型来把握具体病例,并且按照不同的视角,同一个病例可以同时属于很多疾病类型。在第二组疾病群中,人们认为有三大疾病类属,尽管这些疾病类属的确实性、原因和本质都是未知的,但事实上,人们的思路却被疾病类型所束缚。

视乎可能的诊断类别的不同——只有在第一组疾病群中,诊断才是确定的,在后两组疾病群中,诊断只涉及主要的疾病大类和整个疾病群——诊断的意义也具有不同的重要性。在第一组疾病群中,由于清晰明确的知识,诊断使人们能够准确把握病例,而在后两组疾病群中,诊断仅仅打开了主要疾病大类的空间,尽管由此而导致人们在特定视角下进一步提出了问题,但其中的主要功绩仍然是从所有的视角来分析个别病例。

3. 各种症状在三组疾病群中的诊断优先级。医学诊断的原则是,所有的疾病显现应该只能被唯一的诊断切中其实质。如果多种多样的显现并列共存,那么问题便是,哪些显现在诊断中应被给予优先级,其余显现则被视为依附性的、次要的或附带的。如果我们的诊断图式中靠后的疾病群组里自主发生的显现也出现在靠前的疾病群组里,那么,这些显现要么降格为其他的基本进程的症状,要么降格为次要显现——这一基本表象提供了诊断的标准和规范。因此,神经症经常出现在器质性疾病中,精神分裂症或躁狂-抑郁症发病初期的疾病征象有时似乎像纯粹的神经症,强迫症不仅实质性地发生在精神变态中,而且也偶然出现在精神分裂症、昏睡性脑炎等前两组疾病群的疾病中。此外,人们还谈到,神经症现象会叠加到基本进程里。因此,作诊断时,三组疾病群中排在前面的疾病群组始终具有更高的优先级。如果找不到一个疾病进程的任何线索,也找不到一种器质性疾病的任何躯体症状(疾病现象之整体以这种器质性疾病为基础),便诊断为神经症和精神变态型人格；只要没有躯体方面的特征，便诊断为"精神分裂症"进程。然而，如果存在这样的躯体方面的迹象，首先会考虑把一切都归因于躯体进程，比如脑炎。我们可以用一个比喻性的意象来直观形象地说明不同症状的诊断优先级。不同的疾病症状就好像位于不同的层面上：上层是神经症症状（精神衰弱、癔症），下一层是躁狂-抑郁症，然后是进程症状（精神分裂症），最后是器质性（心理和躯体的）症状。研究单个病例时所能达到的最深层面，决定了诊断结果。起初看起来像癔症的疾病被证实是多发性硬化，起初看起来像神经衰弱的疾病被证实是麻痹性痴呆，起初看起来像忧郁型抑郁症的疾病被证实是进程，等等。[①]

　　诊断在症状价值中的优先级越高，诊断结果的意义就越狭隘：在第一组疾病群中，诊断出来的只是整个生命的一个环节、一种躯体疾病，而躯体疾病在传记学与型相学所把握的整体人格统摄中只表达了个别的事实。反之，在第三组疾病群的各种视角整体中，尽管所有的个别诊断结果都可能是第一组疾病群的器质性进程的症状，但在更高的程度上实现了对人之整体的关切。

　　4. 不同精神病的组合（混合精神病）。疾病单元的理念导致人们这样期待，即对一个人的诊断结果只能是一种疾病，不能多于一种疾病。不同精神病的组合应该是例外情况。在绝大多数病例中，对一个人只能诊断出一种疾病的情形仅适用于器质性脑部进程，然而，在发生器质性脑部进程的情况下也有真正的不同精神病的组合，例如，麻痹性痴呆与肿瘤的组合，麻痹性痴呆与脑梅毒的组合等。在这种情况下，两个不同的疾病类属联合为一体。与此相反，一个病例的特征来源于

---

① *Schneider*, *Kurt*: Psychischer Befund und psychiatrische Diagnose. Leipzig 1939；2. Aufl. 1942.

多个疾病类型的情形不仅仅是假设，而是司空见惯的事情。于是人们发现，同一个体中会出现多个异常性格类型、某种异常反应、多种神经症等。如果病例中存在精神分裂症进程，我们立即会设想所有症状都是由该精神分裂症进程引起的，但这只是个假定。从原则上说，我们根本无法否认第二组的三大类疾病彼此间有某种关系，它们既不像第一组中的各种疾病那样相互分离，也不像第三组中的各种疾病类型那样几乎可以任意交叉重叠。迄今为止，我们所有的想法都不能令人满意。由于在混合型病例中，多种精神病不可分割地组合在一起，清晰区分开各种疾病单元的任务失败了，但鉴于大多数病例都是界定清晰的主要疾病类型，那种认为许多未知的基因模糊不清地混杂和组合在一起的理念便是错误的；对第二组中的疾病来说，回归到单元性精神病的理念是行不通的。各种心理显现在其经典形式、病程、遗传圈、躯体形态、面相形态、体质形态、性格形态中的不同征象无法被统一纳入包罗一切的观点中。只有粗暴地排除某些事实，或者在模糊不清的意象中（其中，所有的心理显现可以彼此转化），人们才能成功地把各种心理显现的不同征象统一纳入包罗一切的观点中。迄今为止，人们都没能一以贯之地把各种事实与现实的、本质的核心单元关联起来。第二组三大类疾病的彼此相关是一个谜，其彼此分离也是一个谜。恰恰是那些经验最丰富的精神病学家们一再表达这样的观点：究竟什么是癫痫、什么是精神分裂症和躁狂抑郁症，与其说变得更清楚明白了，不如说变得更晦暗不明了，尽管关于这些疾病的特定知识在细节上日益增长。[1]

从原则上说，我们根本无法否认，进程可以与躁狂-抑郁症组合，脑

---

[1] 关于组合型精神病问题，请参阅：*Gaupp*: Zbl. Nervenhk. usw. 1903，766；*Stenberg*，*Sven*: Z. Neur. **129**（1930）；癫痫与精神分裂症的组合：*Krapf*: Arch. Psychiatr. (D.) **83**（1928）；*Glaus*: Z. Neur. **116**；*Minkowska*: l.c. 144ff.，165ff.

炎可以与精神分裂症组合。[①]

　　　高普写道[②]:"我们熟知这样一类事实构成:一位时相性精神
疾病患者在激动期消退后重新变得很健康,没有任何证据表明还
残留有什么缺陷。他具备全面完整的疾病洞见,人格层级没有下
降,可后来还是得了精神分裂症型痴呆。我们也熟知另外一类事
实:有一种疾病征象表现得像是紧张症或解离性精神分裂症,疾
病迅速痊愈,后来经常以相同的形式复发,复发后又痊愈,如此往
复循环,且从未导致痴呆。我们还熟知那些古老的、最终变得不
可治愈的循环性疾病,以及绝不会发展为痴呆的、斯特林堡类型
的偏执狂。"

　　尽管在大多数病例中,精神分裂症与躁狂-抑郁症两类精神病
之间似乎确实存在根本区别,但高普列举的上述病例却让精神分
裂症与躁狂-抑郁症两者存在根本区别的说法变得非常可疑。用
源自两个遗传圈的各种基因的不同组合、混杂来说明两类精神病
的组合、混杂,只揭示了一种可能性。我们离清晰明确的科学解释
还差十万八千里。

　　5.**诊断图式的不一致之处的积极意义**。诊断图式显示出的不一致
之处,最能吸引科学认知的关注。进一步的追问源于以下情况:有些
病例不属于任何一个疾病类别,有些病例在三组疾病群里找不到匹配
的位置,或者,一个病例或一个疾病群总是可以同时属于诊断图式中的

----

① 关于组合型精神病问题,请参阅:*Gaupp*: Zbl. Nervenhk. usw. 1903, 766;
　 Stenberg, *Sven*: Z. Neur. **129**(1930)。
② *Gaupp*: Z. Neur. **165**, 57(1939)。

多个位置。这类病例是不是很少出现？是不是普遍现象？这些问题也许对于科学认知而言并不重要，但在临床实践上很重要。在此意义上，如何界定心灵疾病的问题一直存在，比如，如何界定所谓的"偏执狂"①。尽管偏执狂的病例非常稀少，但偏执狂在疾病分类学上具有原则的重要性。克雷佩林把偏执狂定义为"由于内部原因而在不知不觉中悄然发展出一个持久性的、不可动摇的妄想系统，同时，思维、意愿和行动完全保持清晰、有条理"。这类病例是否实际存在？答案是肯定的，因为确实存在少数这样的人。事实上，对有些人的整个一生进行几十年的持续观察，发现他们在其他方面完全正常、有条有理，但却发展出了详尽、系统的妄想。人们之所以会去讨论关于构建疾病单元的几乎所有原则，是因为很难把这类病例放置进诊断图式中。一方面，偏执狂似乎可以过渡到人格发展；另一方面，似乎也可以过渡到精神分裂症进程。对偏执狂患者的亲属患精神疾病的情况进行的统计学研究显示：偏执狂与精神分裂症的遗传圈之间存在强相关关系（科勒）。大多数研究者倾向于把偏执狂编排进其他疾病类别里，从而使偏执狂作为特殊疾病群不复存在，与此相反，高普坚持保留"偏执狂"（尤其鉴于他的瓦格纳病例，尽管瓦格纳的叔祖父是精神分裂症患者）；在我看来，他这么做乃是出于真实观察的本能。高普仿佛在为此坚守最后的阵地，倘若人们把偏执狂敉平到主要疾病群的主体中，高普坚守的目标本身作为问题就会消失。这样一来，非但没有解决问题，反而让惊异和疑问

---

① 关于这个问题的批判性总结，请参阅：*Lange，Joh.*：Die Paranoiafrage. Im Handbuch der Psychiatrie von Aschaffenburg. Leipzig u. Wien 1927；*Kehrer，F.*：Paranoische Zustände. Bumkes Handbuch der Geisteskrankheiten，Bd. VI. 1928。此后，还有库尔特·科勒所作的成果卓著的研究：*Kolle，Kurt*：Die primäre Verrücktheit. Leipzig 1931；*Kolle，Kurt*：Über Querulanten. Berlin 1931；*Kolle，Kurt*：Über paranoische Psychopathen. Z. Neur. **136**，97（1931）。核心病例是高普叙述的关于瓦格纳校长的病例（参见本书第 1002 页的脚注）。

保留了下来。高普写道:"如果我认为瓦格纳[*]比另外一些妄想症患者更加可共情、可理解,那是因为他并非精神分裂症患者,而是偏执狂患者;是因为我作为主诊医生理应认识一个人和他的整个命运——一直深入到他心灵的最后活动;是因为在我结识他的四分之一个世纪里,他拥有罕见的力量进行自我观察,具有罕见的能力表达自己的体验,并且罕见地信任他的医生。"

d) 借助诊断图式开展统计学研究。拟订诊断图式的一个主要动机是,精神病院、综合医院、私人诊所需要统计和登记收治的所有患者的病情信息。为什么要进行这样的登记呢? 第一,为了国家的管理,要获取客观的材料;第二,为了在彼此的沟通理解中去比较不同精神病院的所有患者的真实病情信息的基本特征;第三,为了尝试将各种对疾病的整体性领会付诸应用,以此检验其是否有效;第四,为了让研究有一个出发点,如果想研究一个问题,人们就必须能在浩如烟海的病史材料中找到相应的病例。

　　关于方法的问题可以简短概述如下:人们想要统计什么? 所有患者的病情信息。根据哪些特征来统计呢? 根据年龄、性别、出生信息等,根据数不尽的可以查明和确定的个别显现——但这样统计下去永远也没有尽头;人们想要根据作为本质的疾病显现之整体,也就是按照疾病单元来统计。但如果没有疾病单元的话,人

---

*　瓦格纳(Ernst August Wagner)曾是斯图加特市代格洛赫镇的一名优秀教师。1913年9月3日,他在家中杀害了自己的妻子与4名子女。9月4日至5日,他乘车到米尔豪森(Mühlhausen)村,有计划地持枪射击无辜民众,导致10多人死亡、10多人受伤,这起惨案震惊了德国。高普是克雷佩林的学生、雅斯贝尔斯的师兄、库尔特·施奈德的老师。他受命担任瓦格纳的主诊医生。高普认真阅读了瓦格纳的自传,并长期追踪和观察瓦格纳的病情,撰写了精神病学史上著名的瓦格纳病例报告。高普对瓦格纳的诊断结果是"偏执狂",从而使瓦格纳免于承担刑事责任。——译者

们想根据什么来统计呢？根据最接近疾病单元的那些对疾病的总体性领会。但由于这些总体性领会是多样化的、异质的，一种用于统计的有意义的图式应该如何形成呢？我们只能拟订出一种不符合逻辑的、有矛盾和漏洞的图式，这样的图式是从我们能实际把握的东西和各种一般认知的交互规定中逐渐发展而成的。如果人们希望根据疾病诊断便能把握和比较全体患者，就必须得容忍错误的存在。因为很清楚，如果一种诊断图式得到和谐一致的应用，而且被填充得很完满，没有漏洞或例外，那么它只能适用于明显的脑部疾病、人们普遍承认的中毒、躯体性精神病，总的来说，只能适用于第一组疾病群。此外，在人们能和谐一致进行领会的前提下，这样的诊断图式只能在大体上适用于主要疾病群，只能在某种程度上、甚至都无法完全确凿无疑地切中第二组或第三组疾病群。进一步的细致区分在相当宽松的边界内游移不定。

因此，下面这样的辩解理由既无法避免，又不够充分：有人说是希望为"实践的"目的而确立一种相对"可用"的图式，希望把不同视角结合起来、让不同学派的观点平衡互补。如果没有相同的统计对象，则一切统计数据始终立于浮沙之上。因此也就不难理解，即使总是存在明显缺陷，人们还是一再努力寻求一种诊断图式。

让我们回想一下对诊断图式的几点要求。第一，诊断图式必须编排得符合逻辑，也就是说，要么清晰明确地划分疾病类别，要么清晰明确地单纯列举疾病种类。迥然相异的各种视角搅和在一起，肯定会让人困惑不已，若如此，人们绝对无法清晰地认识图式。相反，唯有下述做法才有所助益：在拟订和运用我们的诊断图式时，不仅一般地知道它们不清晰、不合逻辑、不优美，而且在具体场合下始终能实时鲜明地感受到这些缺点。一切诊断图式必定永远会给研究者带来折磨。

第二,只有在任何情形下每个观察者都能以和谐一致的方式重新认识和统计的那些对象,对其进行统计学研究才有意义。倘若情况并非如此,比如像第二组和第三组疾病群那样,那么只好希望:尽管统计数据大幅度地摇摆不定,却能切中一个共同的核心,以至于从全部患者病例中如此选择统计对象,并以此为出发点的那些研究有机会将其孜孜以求的东西收入囊中。

第三,在诊断图式中,每个病例应该在其所属的唯一位置上只能出现一次。因此,可用来充当诊断图式中的疾病类别,只是那些在单个个体中排他性地唯一发生的疾病(也就是说,一个人所得的疾病要么属于这个疾病类别,要么不属于)。如果这是不可能的,那就必须总体上放弃对疾病进行统计。当这种诊断图式失效时,就用另外的诊断图式取而代之;每个病例应该能根据不同的视角随意地频繁出现在诊断图式中的不同位置。一切可能的手头数据必须是能被统计的,但疾病是无法被统计的。

借助诊断图式对所有患者的病情进行统计,乃是很多重要研究的出发点,尤其是遗传研究的出发点,人口学和社会学调查研究的出发点,以及特殊精神病学进行疾病描述的出发点。然而,在上述每一个研究中,统计学仅仅是最初的出发点。这些研究无一例外都需要更进一步的、更新的、更艰难的统计学调查确证。

　　如何才能对明确的脑部进程实施富有教益、完美无瑕的统计工作呢? 对麻痹性痴呆的研究提供了一个绝佳范例[1],该研究涵

---

[1] *Arndt u. Junius:* Arch. Psychiatr. (D.) **44**;*Dübel:* Allg. Z. Psychiatr. **72**,375 (1916);*Meggendorfer:* Z. Neur. **63**, 9.

盖了病程、感染期和发病初期的时间间隔、患者的年龄分布、所属社会群体等。

追踪几十年来精神病院的统计数据及其使用的诊断图式,可以得出一个富有教益的意象:精神病科学的立足点、主流观点的剧烈变化、认识的极大不确定性。但这里也显示出了疾病范畴日益趋同的倾向。传统理念被越来越丰富的现实知识所充实,而变得越来越具有批判觉知。

第二章　人的类属(型相学)(Eidologie)

a) 型相的理念(Die Idee des Eidos)。人与人的差异有生物学基础，因性别、种族、体质的不同而各不相同。面对人之整体存在中的这些事实，我们的疑问是：个体差异的无限多样性只是由同样多样的、仅仅分布不同的个别原因所造成的结果吗(人是由随机偶然、杂乱拼凑在一起的各种元素组成的集合体吗)？或者说，是否存在有限数量的整体，而在这些整体中，多种多样的变异必然得到统一安排与整合，成为人之存在的广泛形态的息息相关、共属一体的环节呢？假如有这样的整体存在，那么，其原则将不再是众多因果性因素中的一个，而是人之整体性的某种本质特征。尽管个别因素能够对所有功能、人的所有体验模式和行为模式产生影响，但它们始终只是与其他的个别因素一样的个别因素。是关于一个整体的理念(主观的、方法论上的)引导我们去把握型相(客观的、对象性的)，在此过程中把心身统一体构造为一个质料本质的结构整体，而在这个结构整体中，所有的个别因素都被聚合到一起、整理和修改。人格生物学想要观察的是锚定在生命根基中的人之整体——生命根基会在少数的基本形态中发生变化。

人是各种个别因素和合而成的集合体，还是原初的特殊整体呢？这样的二选一并不是真正的选择。更确切地说，研究可以在两个不同的异质层面展开：一个层面最后总可以归结为机械性的知性思维，另一个层面是理念引导下的对于人之整体的各种形态的直觉。然而，若要符合认识地在理念引导下实现对整体的直观，就要依赖于对元素的知性分析。由此产生了认识运动，而人们务必要避免错误地走向认识的两个极端：认为对基本因素的分析能够穷尽其对象，是一个错误；认为理念整体自身是一个因素、人们能够如其所是地认识和掌握它，同样是一个错误。

因此，我们问：有没有一个整体的单元（作为一系列不同的子单元一目了然地聚合而成的集合体）呢？回答是：整体的单元是作为理念而存在，不是作为一系列不同的子单元一目了然地聚合而成的集合体而存在，而且通过整体中的元素无法真正认识整体本身。

我们接着问：这些整体的原理也许只不过是人们发现的个别因素（这些个别因素对很多心灵-身体显现具有特别强大的影响力）被绝对化的产物？或者，这些整体的原理是否与人们发现的所有个别因素截然相反，是源初的原理，也就是说，这些整体的原理自身绝不只是一种纯粹特殊的东西？回答是：第一类整体总是通过因果分析被发现；如果人们发现了某种第一类的整体（例如，特定的性激素及其对人的生理和形态方面产生的影响），那么，像这样通过因果分析而发现的东西便不再是整体。但第二类整体却始终处于因果分析的边缘。

然而，处于因果分析边缘的是整体的原理。这些整体的原理是人们在理念引导下追求的目标，本身无法被指明。对于一切可以直接指明的东西，我们已经在本书前面的章节里，按照其基本形式讨论过了。现在，再也没有新的可直接指明的东西了，我们应该转而讨论唯有通过理念才能寻求、通过统一梳理个别因素才能间接把握的东西。

于是,理所当然地,在我们寻求整体时,总是只能通过个别来把握整体。在因果分析面前,整体不断退却,始终只是引导我们的理念,而不是我们能够认识并占有的对象。

因此,这一章里出现的都是我们通过其他方法已经知道或能够知道的个别因素。新颖之处在于理念的引导,就像虚拟点的引导一样。在理念的引导下,不仅许多个别因素之间的相互关系以一种奇特的方式变清晰了,而且由于用新的方式看问题,很多本来被忽视的个别因素变得可见了,我们能用前面讨论过的方法确认这些个别因素本身。

通过整体的理念而寻求的东西,我们想称为人的型相。

b)性别、体质、种族。不管一个人是女人还是男人,属于黄色人种还是白色人种,身材矮胖还是瘦长,人之为人,在本质的基本结构上都是相同的。虽然如此,但一个人不能同时既是男人、又是女人,既属于黄色人种、又属于白色人种,身材既矮胖、又瘦长,个体与个体之间必然存在差异。一个人要么是 A,要么是非 A。或者说,属于第三种可能,也就是 A 与非 A 的中间形态、A 与非 A 的混杂或过渡,按照其基于此的重大命运之关联,可能是劣等、缺乏生命力、衰败堕落的,或者,可能是高等、全面、有生命力-和谐的、促进发展的,因此,要么是双性人、混血儿、平庸之人,要么必定被看作一个充满更多可能性的完整的人。

如果我们从整体上看待人与人之间的本质差异,把人的生命状态简化为其基本类型,就不可避免地又要以特殊发现为出发点,即以性别、体格(体质)、历史进程中长期繁衍形成的群体(种族)为出发点。若以此为出发点,似乎又只能在特殊中把握个别,而无法把握生物学上的人之存在整体。看起来,性别无非是拥有会造成相应结果的特定器官,体格无非是由各种个别的因果因素决定的躯体外貌,种族无非是群体在外界环境影响下发生变异的单纯事实构成,无非是育种进程,或许这个育种进程甚至能被人为操控、变得可以逆转。然而,人们仅需清晰表达出这些思想，便能看出这种想法的基础是不牢靠的。性别差异的诸多表现要比单纯的两性器官差异丰富得多，体格不单纯是随机偶然的躯体外貌，种族是一种本质的类属——但我们不能用那些证实个别检查结果的方法来证实这一切，它们是整体上呈现出来的，假如通过特殊去寻求这些整体，最终永远也达不到目的。

性别是一切生命体根植于生命深处的基本两极对立。体质是一般地决定着人类基本趋向的、整体本质类型的外在表现。种族是各种历史育种的结果——在尽管非常缓慢、却持续不断的生命流的变化中，人之存在的生命史发生了各具个性的分化，形成了各群体的本性。

就性别、体质、种族而言，澄清生物学上的人之存在整体的本质特征所面临的困难是相同的。但有一个区别：除了极少数双性人的例外情形，几乎所有人都属于男性或女性的其中一种。绝大多数人明显属于白色人种、黑色人种、黄色人种这三大种族群之一，但已经有很多人介于两个不同种族之间（即使没有发生跨种族混血）；就体质而言，情况却刚好相反，多数人无法被清晰、排他性地判定为属于这种或那种体质。然而，对于把握生物学上的人之存在整体的基本特征来说，个体可归入哪一类并不是关键。无论在性别、体质还是种族方面，人们都没有完成对基本特征的把握。

如果我们在身体与心灵的统一体中考察人格的生物学，通过性别、体质和种族追踪关注人格的生物学，便会发现性别、体质和种族三者按照其事实类型彼此紧密关联。尽管可以说，性别与体质是人类普遍具有的，人们必然能在一切种族中发现那些专属于性别与体质的东西，种族上特有的东西不需要是体质上特有的，不管什么样的体质都必然会出现在两种性别中，但如果人们想要绝对分开三者，就会出现困难，因为在各个个体中，性别、体质、种族是一种生物学上的整体。人们也许能判然分明地区分不同视角，可在具体表达人之存在整体的本质特征时,牵一发而动全身的情形似乎并不少见：有时,人们谈论三者之一时已经牵扯到其余二者。性别的本质特征同时也是体质特征(例如,女性与矮胖体型的密切关系),体质特征似乎与种族特征相一致(瘦长型与"北欧"人种)。性别与种族仿佛是体质的表现方式。这并不妨碍我们为了清晰表达人之存在而把这种生物学上的整体分解为若干子整体,每个个别的人在性别、体质、种族三个子整体中都占据其应有的位置。

精神变态的性格、神经症与精神病都跟人的三种本质本性(性别、体质、种族)有关。因此,我们的阐述每次都会在问题中达到巅峰：性别与精神病;体质与精神病;种族与精神病。

c) 型相学的方法。型相学的方法被如下事实所规定：型相学研究的对象不是个别的东西,而是一个理念。因此,型相学方法必定是间接的。在理念的引导下,数不尽的个别结果被发现、汇集、整合,它们都是一个唯一的整体所展露出来的显现。人们一是通过构造类型,二是通过证明个别检查结果之间具有统计学相关性,来接近整体。

1. 在型相学中,我们本来意指的是实体(Entitäten),但总是只能得到类型。类型建构的原则不是某个整体现实此在的实际原则,而是这样的尝试,即去追问被建构出来的类型在何种程度上是现实的。在型相学中,实体指的是心身统一体的整体,可我们却不能直接看到这些实体。为了间接地接近型相学所意指的实体,型相学利用起了类型学(Typologien)。类型学是建构,而型相学瞄准着现实本身的实质性靶心;在使用总在变化中被勾画出来、往复引导直观的、多种多样的类型学时,型相学想要切近人的整体本质——它们在所有显现中表现为一,并且由此成为把可经验的人之存在中的原初力量联合起来的整体。对各个直观领域来说,类型始终只是源于各种原则的相对整体。型相想要成为整体本身。

我们只需要回想一下可能的类型学的极端多样性，甚至无尽的多样性。从逻辑上说，人们可以设立类型的对立二元组，或三元组，或更多维度的类型及其组合。从质料上说，人们可以勾画出各种类型的生活方式：通过建构对文化领域的态度（进取型、沉思型、理论型、审美型、经济-权力政治-形而上学型、宗教型等）；通过建构跟世界与超越的基本关系（在哲学类型学中）；此外，通过职业类型、环境类型等。这里，人们建构的多种多样的类型全都是一种历史生成的结果、一种精神创造的产物。然而，为了把握原初的本性，人们想要把握人的非历史的生物学基础，撇开内容转而去观察形式与功能，去观察能够在体格和一切躯体性因素中、在机能实验中、在疾病模式和一切可以进行当下研究的客观内容中获得的东西。已经在性格特征学里发展出来的诸多类型（参见本书 626 页以下）也将被援引作为考察对象。

有很多种类型学。几乎每种类型学对于用它来做研究且已驾轻就熟的研究者来说都有某些正确的、适合的成分。各种类型学之间彼此争辩不休，至于到底选用哪种类型学，更多的是由研究群体的习惯，而非由能够推动讨论的、富有洞察力的信念所决定。最重要的事情是，人们是否一直主宰着类型学，而非不知不觉地听凭别人摆布，以及人们是否坚持把类型学当作辅助手段，而不是当作人之存在的类属的实际知识①。

鉴于可能的类型学是无穷无尽的，我们的任务是从方法上掌控这些类型学，并时刻注意到，个别的人是统一体，以及人之存在是统一体。每个人当中都有可能出现所有的类型，而且每个人都潜在地是整体。

---

① *Pfahler*, G.: Das System der Typenlehren. Leipzig 1929.

在不同的人那里,侧重点无穷无尽地变化着。类型的等级体系、展开与停滞亦各不相同。类型的可能性预先受到每个人禀性的限制。随着潜能在生命进程中成为现实,这些可能性就丧失了。因此,以下命题同样有效:没有人同时属于所有的类型。

为什么一些类型学令人印象深刻,而另外一些类型学让人无动于衷? 可以这么回答:缘于某种经验而直观勾画出来的具体类型,由于其直观的力量而令人信服;由某种图式抽象勾画出来的多种多样的类型,当它们把迄今获得的具体意象置于某种体系化的关联中时,便迎合了人们对舒适便捷的需求——人们追求条理分明的秩序和一目了然的概览。但首先,对人之构形的兴趣、对人的某种基本直观、人类观察的内在广阔度与丰富度才是隐秘的领路人。

2. 类型学往往让我们可以清晰地理解很多显现之间的必要关联,但又让我们摇摆于或多或少符合现实的理念之间;然而,相关性方法想要从经验上确定个别显现之间的相关性有多强,也就是说,人们通过测量和统计,统计出了不同显现一起发生的频率。若两种显现同时出现的频率在任何情况下都是 100%,则相关性系数的数值便是 1;若两种显现同时出现纯粹是偶然,则相关性系数的数值便是 0;因此,相关性的大小可以用 0 和 1 之间的数字来表示。

这样的相关性可能是可理解的,比如不同性格特质之间的相关性,或者可能是不可理解的,比如我们以为一些显现是异质的,但统计数据表明它们彼此相关。因此,人们曾试图通过统计不同性格特质同时出现的频率,从统计学途径去找出不同性格特质之间的相关性。[1] 于是,与主观的、以理解意义为主的研究相比,这种客观的研究乃是全然异质

---

[1] *Heymans:* Über einige psychische Korrelationen. Z. angew. Psychol. **1**, 313 (1908); *Heymans u. Wiersma:* Z. Psychol. **51**.

的东西。这种研究能教给我们什么呢？第一，彼此有可理解的意义关联的两种性格特质在现实中同时出现的频率。第二，我们认为彼此没有意义关联的两种性格特质在现实中同时出现的频率。一种"性格特质"是什么，对这类问题的回答完全仰赖于理解心理学的前期准备工作，因此，唯有基于理解心理学，人们才有可能统计不同性格特质之间的相关性。在迄今为止所发起的调查中，填写调查问卷的那些人就是运用理解心理学的那些人。在性格研究的领域内，这种程序很少找得到后续的用武之地。但它是可以普遍运用的，为了发现不同智力机能之间的相关性或独立性，这种程序已经在智力测试中使用了，如今在遗传研究中也得到了大量应用，而当人们想要客观地证明不同体质中有哪些彼此相关时，同样也应用了它。

当人们长期应用这种程序时，其缺陷便暴露出来了。最初的相关性数值多半给人造成强烈印象——人们握有实实在在的证据。随后，当人们发觉这些似乎把一切变量用某种方式关联起来的相关性简直无穷无尽时，这样的印象便迅速减弱了。于是人们意识到，如果相关性不是非常强的话，对认识来说几乎无关紧要。因为相关性本身是空洞的，而且还需要得到说明，才能被理解。相关性统计的基础是什么呢？只有当人们有可能回答这个问题的时候，才会对这种相关性产生兴趣。

类型学由于其直观性而能够让人信服，但由于不现实而令人失望。相关性由于其证明力（只要被统计的对象明确无疑）而令人信服，但常常由于空洞无物而令人失望。

相关性可能是绝对的（相关性系数＝1）或接近于绝对，这些绝对的相关关系自然具有极其重要的意义；相关性也可能是相对的（相关性系数介于0与1之间），那么问题就在于这些相对的相关关系有没有意义；如果有意义，这意味着什么。作为相关关系基础的，可能是某种与之相距甚远、在事实本身中压根觉察不到的关联，比如内分泌方面的关系，但人们一定得用另外的方式才能接近和发现这些内分泌方面的关系。由于个别机能测试、个别检查结果之间的统计相关性仅仅是统计学意义上的,并不意味着必然的关联;由于这些相关性大多很微弱,于是,人们便会经历这样的境地:先是根据统计数据认为两种或若干种不同显现之间具有某种关系、将其划归一类,可这些关系却一再松动,尤其是许多个别检查结果的意义常常根本不具有同等价值,也不在同一层面上。

d) 记录各种检查结果。 确认事实的所有方法流程在型相学中皆有其意义,如果这些事实能够各自发生变化的话。[1]

人们尤其已经使用了机能测试的实验方法,以便通过多种"测试"的组合去认识人类本性中那些影响深远的基础本质特征。克雷佩林已经把那些能够用他发明的作业曲线加以确定的特质(易疲劳性、可恢复性、驱动力等)称为"人格的基本特质"。人们寻找的是形式性而非内容性的心理功能特质,比如心理活动的速度、黏性、注意力分散度,并且已经进行比较和检测了:受测者同时把注意力集中到多个对象的能力,受测者的理解和领会方式是更关注整体还是更关注个别,发生几何-视觉错觉时的错觉程度,主观的色彩对比强度,在杂乱且具有迷惑性的图形关联中重新识别出目标图形的能力,受测者在速示器阅读测验时是更多通过字母还是通过总体上的字形来辨认和把握图片上的内容,知觉外物时是偏向于形状还是偏向于色彩,遗觉能力等。[2]

---

[1] 关于研究者对此所作的努力和所用的方法的全部文献(截至 1911 年为止)都可以在斯特恩的著作里找到(*William Stern: Die differentielle Psychologie in ihren methodischen Grundlagen. Leipzig 1911.*)。

[2] 这里,我建议读者参阅心理技术学关于机能测试的广泛文献。机能测试法奠基于闵思特伯格(Hugo Münsterberg),如今是实验心理学的主要组成部分。尤其是在克雷奇默的倡议和推动下,机能测试法已经可以被用来研究体质问题。(闵思特伯格是工业心理学的主要创始人,师从冯特,后在哈佛大学建立心理学实验室并担任实验室主任,擅长应用实验心理学方法研究知觉和注意力方面的问题,特别关注工业领域中工人的适应能力和工作效率问题。——译者)

在这里的每种情况下,人们都获得和确认了关于心理功能特质的数量结果,并将这些数量结果置于彼此的相互关系以及跟其他检查结果的关系中加以考察。这样做的意义是,通过对大量检查结果全面而细致的考察去认识某种共属一体的东西,即"人之存在的根底形式","人格的根本"(克雷奇默)。人们想要寻找的那些基本性质,理应是生物学层面上的、因此逾千年基本维持不变的、非历史性的基本性质,是某种贯穿人的一切体验、行为和创造的基本性质,而且这些基本性质根本还没有具体分化出特定内容。在这些研究中,基本问题从始至终一直是:人们是真正遇到了上述那类基本性质,还是只在肤浅的表层没完没了地兜圈子,涉及了生理学机制,却根本没有涉及人本身?

§1. 性 别

生物学-心理学的前说明。

a) 性别的原现象(Urphänomen)。两性之分似乎是一切生命的普遍特征。有些低等物种没有两性之分,但在代际延续进程中会发生细胞结合的事件,相当于后来卵细胞与精细胞的结合。在此,普遍存在的只是极性本身。有些低等生物的配子能够按照不同比例,既发挥卵细胞、又发挥精细胞的功能,因此作为配子仍然有两极。但有性繁殖的反复循环本身对于维持生命延续必不可少这样的说法并未得到证实。人们观察到单细胞生物的退化(人们发现,单细胞生物通过细胞分裂繁殖了很多代以后,细胞融合便停止了),以及某些物种在新发生交配后立即繁盛,与此形成鲜明对照的是一些植物的无性繁殖——这些植物可以任意长时间地延续下去,没有退变的危险。无性繁殖的后果是形态单调,仿佛生命被平整得一模一样。如果没有有性繁殖,物种的形态也就不会发生变化。性别性似乎是创造之源,而有性繁殖似乎是自然的一个计谋,借以产生出物种多样性,不断将新的可能性化为现实,以此发展出充满想象力的生命形态。由此,人们或许就会明白,一切与性别性有关的事情都充满特别的机会,但也有很高的风险。杂交会创造出新的生命形式,但也会造成退化,因此,混杂可能是生产性的,也可能是破坏性的。人类的性别性会造成心神不安,让人情绪高涨、陷入低谷,承载着忠诚或背叛,直抵人的实存深处。在青春期(性成熟期)这样一个年龄段,很多疾病发端,天才和青春期精神分裂症皆始于青春期。所有的性别性现象都跟累积起来的心灵疾病有关。

我们还要进一步回想性别关系的普遍性。看到性别关系的具体表现形态的多样性,尤其是在植物那里表现出来的多样性,人们会感到很惊讶。性器官只是性别性的一个特殊结果。繁殖是通过性器官完成的,不同种类的生命形式,其繁殖的技术方式极其不同,但关键一步始终是卵细胞与精细胞的结合。我们从生物学领域里性器官的这种多样性中获得了一种理念,由此,人类的性别性间接地变得更清晰了。最本质的要点是:一切生命个体都原初地包含着两性之可能性。

必须区分开第一性征(性腺功能正常运作之前,儿童已经很明显地表现出的男性或女性特征)和第二性征(是性腺功能的结果,在人的青春期才开始出现)。因此,性器官的形态学和生理学并没有穷尽性的全部内涵。性冲动及其后果的心理学并没有穷尽性的两极化生命的全部心理学内涵。

我们讲不清楚性别性究竟是什么。生命和性别性似乎息息相关、共属一体。人们可以在性别性的表现、后果和片面实现中观察到性别性,却无法进一步给出解释说明。通过某种"性的形而上学"作出的解释绝非认识。

b) 性别差异的生物学因素。染色体中有一对性染色体。人们把女性的性染色体称为 XX,把男性的性染色体称为 XY。因此,所有的卵细胞都携带了一条 X 染色体,与之形成对照的是,一半的精细胞携带了一条 X 染色体,另一半携带了一条 Y 染色体。男性是由一个卵细胞和一个携带 Y 染色体的精细胞结合而产生的。女性是由一个卵细胞和一个携带 X 染色体的精细胞结合而产生的。男性与女性的差异渗透到了每一个细胞中:女性的所有细胞都含有一对 XX 染色体,男的所有细胞都含有一对 XY 染色体。于是,男性的每一个细胞里都含有女性所没有的一条染色体。因此,性别的差异不仅仅在于性腺、性器官和第二性征的差异,而且(在一个微小的因素中)广泛渗透到全身各处。

此外,双性个体在最初的禀性里包含了在发育过程中才会分裂为两种性别的一切可能性。双性个体都有发育出两种性器官、两种性腺的禀性。首先是在胚胎发育中形成了雄性或雌性两种禀性之一;另一种禀性逐渐萎缩,只留下少许残余。极少数情况下,这种发育可能会停止,于是便产生了真正的雌雄同体(具有两种性器官);或者,可能——至少有些昆虫会出现这种情况——一个雌性个体起初正常发育,然后从某个特定时刻开始,胚胎在原本的雌性躯体中发育出了雄性器官(由雌性转化而来的雄性)。

因此,性别的本质绝不容易把握。有时,性别的本质似乎是一种绝对基础性、区分性的差异;有时,又似乎只是某个根本地超越于性别之上的整体在局部的特殊发展。我们要避免认为自己能够洞悉性别的谜团。然而我们知道,性别在体格、功能、冲动方面的种种特质至少受到三类因素的调节控制。这三类因素彼此相关、互相依存,却无法统一还原为唯一的因素:第一类因素是细胞的染色体对；第二类因素是性腺激素(通过摘除或移植幼年豚鼠的性腺，施泰纳赫(Steinach)把雄性豚鼠转变为雌性豚鼠，反过来，他也可以把雌性豚鼠转变为雄性豚鼠；不仅仅是外形和肌肉力量被改变了，被雌性化的雄性变得腼腆害羞，被雄性化的雌性变得好勇斗狠)以及垂体前叶激素与肾上腺皮质激素的联合作用；第三类因素是源自中枢神经系统的推动——人们证实了这种推动源自间脑(间脑肿瘤会导致性早熟)，以及心灵事件对性别冲动及其形态所造成的深远影响。

性别发育是分步骤发生的，这些步骤是生命进程里的不同时期，比如，第一个主要时期是青春期。性腺激素是塑造第二性征的材料(在男性那里，性腺激素铸造产生了独特的男性躯体外形、外生殖器的成长发育、阴毛和胡须、嗓音的变化)。在女性那里，垂体产生出一种激素，刺激性腺分泌性激素。如果人们摘除一个动物的垂体，它就不会性成熟。为什么性别发育的步骤要到一个特定时间才会发生？什么部位首先触发了性别发育(据猜测，间脑是紧随其后的第二个部位)？人们不得而知。这是"负责正确时间进程的内部时钟"之谜。[1]

第二个主要时期是女性的更年期，性腺萎缩和性别性终止。原因必定在于卵巢。整个躯体生命的变革是剧烈而深刻的。卵巢激素消退时，垂体陷入了紊乱。内分泌失调的风暴——常常是该年龄段很多疾病的根源——在更年期过后的新秩序中得到平息。男性则是另外一番情形。男性直到生命终结时都一直保持着力比

---

[1] *Jores, Arthur:* Klinische Endokrinologie. 关于这个主题，还可以参阅马克斯(*H. Marx*)在其"内分泌"一章中(《内科医学手册》)关于性腺的论述：*H. Marx* in seiner "Inneren Sekretion"(Handbuch der inneren Medizin) über die Keimdrüsen, S. 268-313。

多和性功能,它们有所减弱,但却没有消失。男性所经历的血管舒缩功能障碍、心脏病、心境恶劣、生命力减退等(被错误地称为"男性更年期"),仅仅标志着老年期的开始。

c) 躯体层面和心理层面的性别差异。性别是最清晰、最明确的体格类型和体质类型。人们已经从躯体方面和心理方面描述了性别。性别对心灵的影响弥散到了心灵的每一个角落,然而,人自身当中永远蕴藏着比其性别丰富得多的内涵——作为整体的人,人之整体在男性或女性的性别形态中一直在场,但它作为本质,与人的性别并不一致。因此,人们要么低估、要么高估性别的重要性,并且总是在低估和高估之间摇摆不定。

人们勾勒出男性的心灵本质和女性的心灵本质,描绘出地地道道的真男人和真女人形象。这些最终以爱欲为条件的形象都是理想形象。或者,人们把这种对立的两极看作人之存在的两极,每个人(不管男人或女人),都是男性性和女性性的混杂体。如此一来,便会产生以下可能性:比如,某个人长着女性性器官,却表现出男性的本质,或兼有男性心灵的本质特征和女性心灵的本质特征,共存一体的两种性别特征无论是发展为永无安宁的分裂,还是发展为和谐的综合,这样的分裂和综合才构成完整的人之存在。

与上面这些很快变成任意而为的解释①以及对性别形态的艺术观察相反,人们试图通过观察和统计而从经验上确定性别差异——与确定体质类型不同,确定性别差异必然显得轻而易举:由于明显不同的性器官,毫无疑问,几乎所有人在体格上不是男人

---

① 在这类尝试中有一些彼此大相径庭的解释,我们列举如下:*Weininger*,*O.*: Geschlecht und Charakter;*Möbius*,*P. J.*: Der physiologische Schwachsinn des Weibes;*Le Fort*,*G.v.*: Die ewige Frau, die Frau in der Zeit, die zeitlose Frau。

便是女人。尽管如此，结果却不怎么令人满意，因为这是典型男性和典型女性的理想类型，它们会在历史中变化，绝非统计出来的平均类型。心灵领域里显示出来的两性区别，既不是存在于每一个体当中的绝对区别，也不是质的区别，而只是量的区别。每个人都可以从自己生活经验的印象里看出这一点。对此，统计学基本上无法再增添什么新东西，但却可以提供更确切的理念①。对心理病理学来说，两性的一个重要区别是：女人比男人更富于情感、更情绪化，具有更深入的体验能力。

我们当然要区分开植根于禀性的性别差异和基于当下女性社会地位的性别差异。

奇怪的是，对于科学认知的目标来说，界定性别差异一直让人很不满意。为了科学认识的目标而从爱欲角度塑造男性与女性的理想形象，在不同历史时期、不同个体那里会发生变化；如果这样的塑造停止了，就会有大量不同的对立，它们常常自相矛盾，最终涵盖了心灵生命所有的对立两极。于是，一个视角最终显现出来，从这个视角看，在心灵中，性别性的对立两极并非分布于每两个男女个体中（男性个体中的男性性排斥女性性，女性个体中的女性性排斥男性性），即使单个个体中也容纳了整个对立。也许男性性或女性性两者中的一极得到了实现，从而把另一极挤到幕后。然而，生命力的张力奠基于对立两极的持续存在，若无对立两极的持存，仅有既成一极的片面性和单调性，生命会沉沦堕落，变得敉平化、狭隘化、扁平化；而生命的顶峰在于，整个对立两极在个体里一直保持着，持续不断地此消彼长。

---

① *Heymans*: Die Psychologie der Frauen. Heidelberg 1910；*Lipmann*，*Otto*: Psychische Geschlechtsunterschiede，2. Aufl. Leipzig 1924.

d) 性别性冲动。 力比多作为追求肉体愉悦的冲动和与肌肤相亲有关的肉体愉悦状态,无论在何种意义上,从婴儿期到死亡都一直存在。但性别性冲动具体是由性腺激素引起的,因此,在性腺发育(青春期)之前和之后,性别性冲动截然不同。虽然儿童已经有力比多状态以及相应的理念,但它们是不完全的,性质上跟成人不一样。一旦性别性冲动的经验印刻于心,性别性冲动似乎便能持续存在,就算性腺功能停止也依然继续存在。在青春期之后被阉割的人当中,有一些人的性别性冲动和实施性行为的能力仍然保留着,但这些阉人无一例外都感觉自己变"冷淡"了。妮农·德·朗克洛(Ninon de Lenclos)一直到 70 岁高龄仍保持着活跃的爱欲。由此可知,性别性冲动虽然本质上由性腺激素决定,但还有其他来源和某种错综复杂的结构。就算没有性激素,力比多也能被源自中枢神经系统和自主神经系统的神经冲动所激发,并且被心灵所激发。然而,正常情况下,一旦激素的往复作用(激素作用于自主神经系统和中枢神经系统,自主神经系统和中枢神经系统的神经冲动又反作用于性腺、尤其是反作用于心灵)在某个部位被激发,就会在双向交互作用下不断增强。力比多状态是一种性质独特的激发状态——攫住整个躯体,改变整个躯体,使其处于生命力勃发的自身感受中。

本质上,力比多始终是一成不变的,冲动趋向则不然。力比多只有在冲动趋向中才变得有效,而冲动趋向受到理念和经验的引导。冲动趋向和最有效的刺激方式(皮肤的性敏感区,视觉、听觉、嗅觉方面的感官刺激)在每一个体那里各不相同。这种个体差异基于偶然体验、最早期经验和最初经验的固着、联想、习惯。此外,还基于压抑的方式,无论压抑是通过外界的禁令,还是通过内心的道德批判而发生。也许这种差异植根于单个人的整个躯体和心灵的特征。

一个基本现象是,人不像动物那样注定只能在发情期的有限时间内不受限制地去满足冲动——人的性兴奋可以持续存在,且臣服于各种规则、抑制、压迫,尽管从原始民族的未开化状态一直到所有文明中,性压制的形态有很大变化,但却始终以某种方式存在。无论在哪儿,源于生物学事实构成的性推动和社会、道德、宗教的要求之间总是存在根本分歧。这种分歧无法被消除。如果分歧被消除了,立刻又会以另外的形态出现。

然而,一旦人的性别性纯粹地实现了,此人便沛然有力地当下拥有其身体-心灵-存在之整体。其他情况下,身体和心灵的统一体多半是他思考的一个问题,但在性别性纯粹实现的情况下,身体和心灵的统一体是一种攫住了他、但也被他攫住的命运,甚至比改变了他的某种躯体疾病还更富有意义、更具有决定性。从生命里必不可少的性(die vitale Sexualität),经过精致文雅的爱欲(die kultivierte Erotik),一直到爱(Liebe),有一种独一无二的关联跨越了意义差异的裂缝。人们总是一再地说,性对身体和心灵的影响是普遍的,一直到人的心灵生命的最后余脉,人都具有性别性造成的某些特征。一切理念、思想、冲动趋向,一切体验,都能染上某种爱欲色彩。但这并非纯粹被动的事件。因为这种让一切染上性的色彩的普遍规定同时又像是塑造人格的材料,是从性以外的其他来源得以形成并产生影响的。由此,一方面产生了持续的分歧——在某段时间内的迷醉和幸福感中,分歧被暂时掩盖了,因而产生了大量的偏离、异常、疾病;但另一方面又塑造了一种态度,把每种孤立(不管是性的孤立,还是理念的孤立),都看作是错误的,人们必须为这些错误支付高昂的"罚款",为此而痛苦、纠缠、上瘾、欺骗。

冲动对于两性来说是不同的。就像整个躯体有两性的分化,性-爱欲的体验也有两性的分化。

e) 性别性及其异常的研究史。 医学上的性研究从 19 世纪下半叶才真正开始①。早期只有一些零散的个别评论,现在才形成了全面的观察和详尽的描述(参阅克拉夫特-艾宾、哈夫洛克·霭理士、莫尔、菲尔布林格、勒文费尔德、布洛赫、希施费尔德、罗勒德等性学家的著作*),另外,克劳斯(Friedrich Kraus)等学者提供了人种学方面的性学知识,最后是精神分析家。此外,直到我们所处的 20 世纪,研究者才对性的躯体事实开展生物学研究并取得了杰出的成果(遗传和激素研究)。通过所有这些努力,人们已经获得了关于一切生命体的性、关于人类的性、关于性爱的大量事实材料和整体直观。

这些研究动向的影响所及不只限于科学研究。以下事实可以提供佐证:医学方面的性学书籍广为传播,与性有关的所有事情

---

① 霍普夫纳收集整理了古代人的性理念和性知识(*Th. Hopfner*: Das Sexualleben der Griechen und Römer. Prag 1938,至今出版到第一卷)。

* 霭理士(Havelock Ellis)(1859—1939)是英国性心理学家,在 1933 年发表了《性心理学研究》。

莫尔(Albert Moll)(1862—1939)是德国神经病学家和性学家,专门研究儿童性行为,代表作为《关于性力比多的研究》。他曾指责弗洛伊德的《性学三论》剽窃了他的研究成果。

菲尔布林格(Paul Fürbringer)(1849—1930)是 19 世纪末活跃于柏林的德国医学家,专门研究手淫、阳痿、遗精、男性性功能障碍、性器官疾病及治疗问题。

勒文费尔德(Leopold Löwenfeld)(1847—1923)是德国神经病学家,代表作有《性的生命与神经疼痛:性源性神经障碍》等。

布洛赫(Iwan Bloch)(1872—1922)是德国皮肤病、性病医生。他于 1906 年首次提出"性学"一词。

希施费尔德(Magnus Hirschfeld)(1868—1935)是德国医生和性学家,提出了性的中间阶段的学说——所有男性和女性都是男性性和女性性的独特且不可重复的混合体。

罗勒德(Hermann Rohleder)(1866—1934)是德国医生,擅长性病、泌尿系统疾病的治疗,因为对手淫问题的研究而声名大噪,其代表作《手淫:为医生、教育工作者和受过教育的父母而写的专著》在 1899 年出版后接连再版四次。他对性功能障碍、血亲乱伦、女同性恋、试管婴儿等很多问题都作了深入研究。——译者

引起了更广泛的关注。基督教主导下的西方世界刻意遮掩一切与性有关的东西，在这个信仰堕落的时代（但却仍然保留着信仰坚定的时代遗留下来的传统）激起了一种好奇（这种对于性的好奇是19世纪的性学文献所特有的）和一种窥幽探秘并将之大白于天下的热情（这种热情在那帮精神分析学家的脑子里连翻了几个筋斗，催生了不现实的幻想）。对于性别生命的现实方式而言，整个研究动向本身已经成为一个历史因素。人们主观臆想出一些科学上已得到认识的、从属于心灵（Seelenhaftigkeit）的视角——根据这些视角，各种分裂、欺骗、新的满足、冲动的解除束缚与尽情释放、冲动形态塑造都跟这些性学文献密切相关，尽管这些文献总体上五花八门、无法统一化约为一个唯一的共同因素，但却都有一个特征：大范围地让人不得其门而入——必须要到我们所处的时代，人们才能澄清其含义、从中析取出真正的研究结果。

下面我们将从一系列本质上各不相同的方面阐明与性别有关的心灵异常和心灵疾病：

a）心灵疾病在性别中的不同发病率。多年来，克雷佩林一直坚持统计其所在精神病院收治的全体患者的信息，由此发现了一些并非无关紧要的数量关系。针对不同年龄段患者的统计结果可概括如下：在20至25岁之间，女性比男性的患病率更高（大约是60％：40％）；在30至45岁之间，男性比女性的患病率更高（大约是60％：40％）；超过50岁以上，男性和女性的患病率大致相等；而在高龄老人群体里，女性的患病率又明显更高（克雷佩林认为，这是由于女性寿命更长）。具体而言，患酗酒症、麻痹性痴呆、癫痫的主要是男性，患躁狂-抑郁症的主要是女性（但是，躁狂症在男性中的发病率更高，抑郁症在女性中的发病率更高），而患精神分裂症的男女比例是相等的。克雷佩林强调，激越状态（Erregungszustände）在女性那里要严重得多、出现频率也要高得多（可以从东莨菪碱*的消耗、浴疗的次数看出这点），而且厌食症在女性中的发生频率也要高得多，因此医生必然要对厌食症患者进行管饲喂食。

女性的自杀率相对更低，犯罪率也更低。癔症状态、反应性与神经症显现在女性当中更常见。

b) 性别性的不同年龄时相和生育过程。青春期是由性腺发育成熟及其造成的相应结果所决定的。身体-心灵生命的这种变革常常是精神疾病的肇端（参见本书 1004 页以下关于年龄阶段的论述）。有一种特殊的障碍是青春期提前。出现了体质性早熟。人们认为，种族、气候和个人体质是导致青春期提前的原因。在这种情况下并不存在真正的疾病，更确切地说，只是在不正常的时间里出现了原本正常的发育。如果性早熟的原因是内分泌腺过早形成和激素分泌，情况就是另一回事了。我们必须区分性腺肿瘤、肾上腺肿瘤导致的激素性性早熟和松果体肿瘤、脑肿瘤导致的中枢神经系统性性早熟。在这些情况下，疾病存在总是具有相同的标志：身体上的性成熟并没有相应地伴随着精神上的成熟。

女性的更年期造成了卵巢萎缩和生育能力停止。由于卵巢激素停止分泌，更年期过程还会进一步造成内分泌失调的短暂风暴。卵巢激素停止分泌反过来影响垂体和整个内分泌系统，而垂体和内分泌系统又会影响植物神经系统的功能。因此，围绝经期的女性常常出现植物神经系统紊乱（血管舒缩障碍、"潮红"、血压变化等）；偶尔会发展出男性特征，声音变粗，皮肤和上嘴唇上面长毛。这一时期的

---

* 东莨菪碱为颠茄中药理作用最强的一种生物碱，可用于阻断副交感神经，也可用作中枢神经系统抑制剂。它的作用类似颠茄碱，但作用较强且较短暂。临床上可用于麻醉镇痛、止咳、平喘，对动晕症有效，也可用于控制帕金森病的僵硬和震颤。——译者

女性常常会开始患上某些精神病,其真正的致病原因并不是更年期处境。精神变态显现有所增强。更年期结束后,心理表现逐渐好转。

更年期的危险被民意大大高估了。生育能力和月经停止,绝不意味着一切爱欲的可能性也同时消失。更年期不是女人的灾难,其本质是走向新的发展可能性。[1] 更年期不是"女人的生物性悲剧"(克雷尔)。更年期带来的震撼和冲击,绝大部分基于人们对自然事件的态度以及民众中流行的一般意见的暗示。

在性成熟期,女性与男性的性生命截然不同。女人的性生命需要持续不断地经历月经周期。在很多类型的心灵疾病与精神变态的病例中,女患者的月经周期可由症状的恶化得到辨认,有时,疾病纯粹只跟月经有关。[2] 由经期过渡到正常状态期间,月经会造成心境恶劣、易激惹、偏执倾向。这些神经症方面的改变通常是一过性的,一旦月经来潮便立刻又消失了。生育过程(妊娠、产后、哺乳)在造成整个机体失调的同时,也会造成心灵障碍,在那些具有患病倾向的女性当中,生育过程有时会成为真正的精神病的病因或诱因。据克雷佩林统计,在女性的全部精神障碍中,超过 14％ 是生育期精神病——其中,3％ 是孕期精神病,6.8％ 是产褥期精神病,4.9％ 是哺乳期精神病。人们曾观察到错乱型(Typus der Amentia)精神病,此外还有躁狂-抑郁症被触发的时相,最后是随产褥期开始的痴呆进程。[3] 我们必须要在患者的禀性中寻找这些疾病的真正原因。产褥期最多只是疾病的诱因。在妊娠期心灵生命异常(嗅觉过度敏感、心血来潮地特想吃某种食物、恶心感、厌恶感、

---

[1]　*Stelzner*, *Helene Friederike*: Gefährdete Jahre im Geschlechtsleben des Weibes. München 1930.

[2]　*Krafft-Ebing*: Psychosis menstrualis 1903; *Friedmann*: Münch. med. Wschr. 1894; *Hauptmann*: Arch. Psychiatr. (D.) **71**, 1 (1924).

[3]　*Runge*: Die Generationspsychosen. Arch. Psychiatr. (D.) **48**; *Jolly*: Arch. Psychtr. (D.) **48**.

情绪变化无常)和妊娠期精神病之间没有任何过渡。[①] 妊娠期心灵生命异常和妊娠期精神病涉及的是完全不同的事情,所以斯坦纳在怀孕的女精神病患者那里观察到,妊娠对精神病没有产生任何影响,却造成了像在健康人那里观察到的相同异常。

c) 冲动障碍。 由于性冲动的各种特殊趋向及其实现自己的诸多形式,性冲动异常几乎数不胜数,由此证明了性冲动的重要意义和人类的发明创造力。但造成所有这些性冲动异常的原因不是性腺,而是其他因素,尤其是心灵关联塑造出的冲动形态。证据是:阉割从来没有使人摆脱冲动趋向的倒错,而只是降低了冲动强度、减弱了力比多。由于力比多减弱,性倒错失去了攻击性和不可控性,但性倒错本身却并未因此受到影响(沃尔夫)。在大量的冲动趋向中,我们仅仅选择性地探讨少数几个具有原则重要性的现象。

1. **手淫(Masturbation)。** 当强烈的性冲动得不到自然满足时,特别是在青少年中,手淫便是一种正常显现(福雷尔:迫不得已的手淫)。手淫致病的说法是错误的。过度手淫不是疾病的原因,却有可能是疾病的症状(例如青春型精神分裂症)。手淫的含义隐藏在可理解的关联中,隐藏在挫败、丧失尊严的负面经验中。手淫可能会成为被监视妄想和关系妄想(好像别人知道这件事,会蔑视和嘲讽他)的出发点,但不是这些妄想观念的原因。

2. **性倒错(Perversionen)。** 人们说到了恋物癖——与特定对象紧密相连的性兴奋(比如鞋子、发辫),施虐狂与受虐狂——性快感依赖于性伴侣的一方施加折磨、同时另一方遭受折磨,类似地,人们还命名了很多种性倒错。此外,弗洛伊德宣称,力比多可以转化为表面看上去跟

---

① *Steiner*: Psychische Untersuchungen an Schwangeren. Arch. Psychiatr. (D.) **65**, 171 (1922).

力比多完全没什么关系的驱动力和行为方式。他还宣称,性倒错与生活方式之间存在关联(据他说,肛门爱欲者往往迂腐死板、整洁有序、节俭、固执、有洁癖);大量的人类行为方式被理解为性冲动倒错的结果。情况有可能是这样的。然而,所有人(除了少数例外)都拥有有效的性冲动,发生性冲动不正常与不和谐的障碍简直司空见惯,但令人惊异的性冲动转化(弑父情结)以及相应的神经质疾病却很罕见——这一事实证明了,只要弗洛伊德的描述是真实的,那么其所涉及的便是对性体验进行加工的独特方式。这些方式不是性所独有的特征,而是某些禀性、性格、处境独有的特征。将其普遍泛化未得到任何证实。

然而,性倒错本身并非先天不可避免,而是经验、习惯、特定性格嗜好成瘾的结果。因此,性倒错必须在个别病例中得到具体分析,在部分程度上是可以矫正的。性倒错不仅与性冲动有关,而且与人的内在心灵命运有关。二者有关的一个标志是:性倒错具有成瘾的特征(冯·葛布萨特尔),而其力量总是比正常的性冲动强大得多。

性冲动趋向的倒错有时也许能持续存在,并不必然会给整体人格打上鲜明印记、使整体人格变得本质上大为不同,虽然如此,但在不正常的性禀性中,本质禀性已经开始发生深刻变化,具体表现为独特的冰冷而无性的人格,表现为一些奇特的敏感而细腻、似乎用另一种眼光看待整个世界的同性恋特征。

3. **同性恋**。显然,同性恋者千差万别,根本无法统一用一根标尺衡量。从性欲过强却找不到正常宣泄途径时不得已而偶然为之的同性恋(相当于迫不得已的手淫),一直过渡到作为性倒错的根深蒂固的习惯。但问题在于除此之外是否还有一种截然不同的同性恋,其根源不在于生命史和性倒错的习惯,而在于性体质的躯体禀性。

应该有一种在冲动趋向(倾向于以男性或女性为欲望对象)中表现出来的原初性别,无论相关个体长着男性性腺还是女性性腺,原初性别都不受任何影响。性腺激素无法决定冲动趋向（性激素只能激发爱欲），冲动趋向的根源必定在心灵中，或者在（一般而言）定位于中枢神经系统的性冲动中。现在的问题是：冲动趋向是怎么与性腺的种类分离的？对此，戈尔德施密特（Goldschmidt）的间性（Intersexe）（或译为"双性人"）理论给出了一种回答。[①] 他假定，雄性因子和雌性因子具有不同强度的效价（Valenz），而这些效价意味着力量。凭借这种力量，一种或另一种性别因子在心身发育中得以实现。当具有不等价因子的不同种族个体杂交时，间性便由此产生了：由于对立的性别因子具有更为强大的效价，在早期的胚胎发育中发生了一种性反转。起初的雌性变成了雄性。于是，这个长着雄性性器官的个体在形态学上已经变成了雄性，细胞里却仍然保留着雌性的染色体对（由雌性转化而来的雄性）（Umwandlungsmännchen）。尽管发育出了雄性性器官，原初的雌性性别仍然保留着。雄性和雌性在同一个个体中的混杂，取决于性反转发生的时间点。在异乎寻常的病例中，同一个个体甚至可能发育出雄性和雌性两种性器官（所有层级的两性畸形）。两性畸形导致的真性同性恋跟激素引起的性征改变（比如，女性患性腺疾病或肾上腺疾病后变得男性化）完全是两码事。

同性恋并非由性腺、激素引起，这一点是确凿无疑的，阉割或者用相反的性激素实施治疗不会影响同性恋的冲动趋向。

然而，戈尔德施密特的理论运用在他研究的昆虫那里是有说服力的，但运用在人类这里是否正确，并没有得到证实。通过特奥·朗（Theo Lang）全面而广泛的研究[②]，戈尔德施密特的理论得到了一次检

<hr>

① *Goldschmidt*，R.: Die sexuellen Zwischenstufen. Berlin 1931；*Moszkowicz*，L.: Hermaphroditismus und andere geschlechtliche Zwischenstufen. Erg. Path. **31**，236 (1936).

② *Lang*，*Theo*: Z. Neur. **155**，l57，**160**，**162**，**166**，**169**，**170**. 批判性阐述可参阅 *Schultz*.，*J.H.*: J. Neur. l57. 575。

验,朗的研究结果给人的第一印象看起来几乎证实了戈尔德施密特的理论,但细想之后却不那么让人信服。朗的思路如下:如果男同性恋中的一部分人是由雌性转化而来的雄性,那么其兄弟姐妹中男性数量必定要比女性数量更多。因为男女性别比例平均是 105:100。男同性恋者如果是由雌性转化而来的雄性,出生时原本应该根据基因被统计为女性;这些家庭里,一部分基因上是女性的个体在外表上却表现为男性,真实性别隐而未显,结果被统计为男性;于是,统计出来的女性数量要比真实的女性数量更少。如今,用那些在不同的大城市里记录在册的同性恋者作为原始资料得来的统计数据,无一例外都显示:同性恋者兄弟姐妹中的男女性别比例发生了剧烈变动,大大高于男女性别比例的平均值,符合上述理论的预测。该理论似乎被出色地证实了。可现在朗又作了进一步思考:由雌性转化而来的雄性,因为其性染色体是 XX(这些人原本是女性,必然具有 XX 染色体对),所以只能生下女儿。他考察了同性恋者结婚生下的孩子,跟预期相反,男女比例完全正常。假如这些结婚的同性恋者全部都不是真性同性恋者,上述结果就好理解了。如何证明这些人不是真性同性恋者呢? 又得通过以下事实:这些人的兄弟姐妹的男女性别比例没有像真性同性恋者的兄弟姐妹的男女性别比例那样发生变动。但是朗发现,即使在这种情况下也还是发生了男女性别比例的变动,虽然变动并不大,某些情况下"非常接近正常的男女性别比例"。

　　d) 阉割(Kastration)的影响[1]。通过手术结扎输卵管或输精管从而终止生育能力,叫做绝育。由于性腺的内分泌保持完好无损,性行为

① *Möbius*, *P. J.*: Über die Wirkungen der Kastration, 2. Aufl. Halle 1906; *Wolf. Ch.*: Die Kastration bei sexuellen Perversionen und Sittlichkeitsverbrechen des Mannes. Basel 1934; *Lang*, *Johannes:* Die Folge der Entmannung Erwachsener. An der Hand von Kriegserfahrungen dargestellt. Leipzig 1934.

不会被改变，也不会出现身体或心灵方面的其他后果。切除性腺本身，叫做阉割。

只有关于男性阉割的丰富而广泛的经验。人们区分开了早期阉割（青春期之前切除睾丸）和晚期阉割（青春期之后切除睾丸）。两类阉割的效果迥然不同。

早期阉割：青春期以及从男孩到男人的整个正常成熟过程不会发生。嗓音一直很尖，毛发生长像小男孩一样。力比多和性功能缺失。躯体不再正常生长发育，个子特别高，上肢和下肢过分地长（类阉人体型的生长发育）。青少年时期又瘦又高，老了以后变得肥胖。精神发育没有受到损害。但自卑感会对性格产生负面影响。人们说，阉人多疑、冷漠无情、胆怯卑鄙、报复心强。

晚期阉割：青春期发育已经完成，不会因为阉割而倒退回去。尽管力比多大幅度减弱，却依然存在，多数情况下，实施性行为的功能往往还保留着。心灵变化模糊不定，很难一概而论。究竟是违反本人意愿而阉割，还是因受伤导致阉割，抑或是本人心甘情愿？对阉割持何种态度将大大影响心灵变化。沃尔夫比较频繁地观察到易激惹性（易激惹性降低的有 7 例，升高的有 19 例）；神经状态常常好转，但外伤性阉割恰恰会引起这样的神经状态。基于他的大量观察，沃尔夫指出：不能一概而论地说阉人懒惰、冷漠无情、像植物人一样；在晚期阉割者当中并不存在某种阉人类型，尽管内行人士常常第一眼就能辨认出晚期阉割者。

§2. 体　质

a) 体质的概念和理念。 在躯体病理学中，体质指的是在其特殊性中的个体或类型的躯体生命整体，如果这个整体是持续存在的话。所有的躯体功能都彼此相关,这些关系的无限整体便是体质的理念——所有的个别躯体功能共同决定了这个无限的整体,而且每个个别躯体功能又依赖于这个无限整体。体质的外在可见的表达乃是体型(Habitus)。体型与体质的关系"就像综合征与疾病的关系"(文德利希)(Wunderlich)。体质作为一个整体的理念乃是坚不可摧的,并且在对个别功能进行一切分析之后,研究总会一再地被迫返回到体质的理念上来。[1]

如果想用另一种方式描述心灵体质,人们可以说,心灵体质是在与身体组成的不可分割的统一体中被经验到的整体。心灵体质似乎与下列概念有着最密切的关系——心理力量的量子、心灵功能的可分离性、易激惹性、易疲劳性、抵抗力、反应方式,此外还与酒精耐受性、特异性(Idiosynkrasie)等概念有关,进一步地,还与奠基于身体的自我意识、生命力基本情绪有关,与身体的相貌体型、移动和行为的方式、行动速度和内在过程的速度有关。

但这些暂时性的提示说明还需要进一步的探讨。

1. **原一整体**(Das eine Ganze)*。如果人们想要把握体质,那么总是只能通过个别。如果人们相信自己已经把握住了躯体或心理显现的一个整体及其结构,那么,这只不过是一个整体(ein Ganzes),而不是整体(das Ganze)。人们越是急迫、越是坚决地想要把握这个整体,整体就越是向后退避。但这个原一整体恰恰是体质的理念,是把所有个别凝聚在

---

[1]　*Martius*: Konstitution und Vererbung in ihren Beziehungen zur Pathologie. Berlin: Julius Springer 1914; *Bauer*, I.: Die konstitutionelle Disposition zu inneren Krankheiten, 2. Aufl. Berlin: Julius Springer 1921; *Kraus*: Die allgemeine und spezielle Pathologie der Person. Leipzig 1919.

*　雅斯贝尔斯用"das Eine"、"dieses Eine"、"Das eine Ganze"特指作为理念的体质、无限的整体。为了把特指的"das Eine"与一般的"eine"区别开,译者生造了一个词"原一",把"das Eine"译为"原一整体"。——译者

一起并赋予其特有色彩与含义的统一体。尽管局部的整体已经是许多个别功能的整合因素,但这些局部的整体自身又是统摄的原一整体的这个原一整体(des übergreifenden Einen)的元素,亦即原一体质的元素。如果我把体质称为"以躯体与心理的特征标志和反应方式的整体为基础的、个人特有的躯体状态"(约翰森),那么我就仍然未能涉及这个统一体的真正本质。人们可以试着用下列表达方式来规定这个统一体:

aa) 心身统一体。这个原一整体既非躯体的整体,也非心理的整体,而是在躯体和心理两方面显现出来的东西,它既不是躯体性的,也不是心理性的,而是生命本身。这个原一整体奠基于无意识,并在无意识中对整个躯体功能和心灵状态产生影响。

然而,这样的统一体绝不是直接以整体的方式呈现给我们。无论我们在哪儿经验到身体和心灵的某种统一体——不管是感知某人表情和相貌的同时理解其真实内心,还是直接意会我们本己的此在、我们的冲动和实现,抑或是在躯体影响心灵、心灵又影响躯体这样的心身因果关联的循环中——如此经验到的统一体每次都是一种特殊的统一体,而非身体与心灵的统一体整体。只要我们进行科学认识,就不仅会不可避免地把心身统一体解析为身体和心灵,而且会把完全缺乏明确界定、也无法明确界定的心身统一体解析为统一体的各种特殊方式。

可一旦解析完毕,接下来的任务便是综合。然而,综合始终只能在具体实际中成功。我们只能一再地综合出某个个别,并且综合的结果立刻指向了其他东西,而非指向心身统一体。但最后,整体绝不是先经过解析、再经过综合的还原后,作为新的、可以直接把握的东西重新在那儿了,仿佛我能够在其中(可以说是)一下子就掌握事实。

bb) 渗透一切、安排一切、引领一切的原一整体。使统一体得以产生的东西、缺少了它或者它有了障碍便会阻碍统一体整体形成的东西,在生物层面处处发挥着有效作用。胚胎发育的组织者、基因在基因组中的排列秩序、神经系统和内分泌腺对生命的调节控制,都会产生躯体生命的统一体。在心理层面,自我意识、行动、有意识和无意识的目标、创造性形态塑造,都会形成心灵生命的统一体。

然而,所有这些统一体都不是整体的统一体。人们称为"生命的一致与和谐"以及与之相反的"生命的紊乱与不和谐"的东西,必须通过一个统一体才可能出现——这个统一体还引领着所有那些可以被认识的统一体。可是对于研究而言,这个统一体始终是一个开放领域。它简直让人无从把握。如果我们仅仅抱着科学认识的态度,那么,这个统一体压根儿就不存在。如果所有那些已被认识的统一体在不适当的境况下被证明是"愚蠢的",且不再引领生命,而是任由生命毁灭,那么,生命整体似乎就不受任何引领了。然而,生命不可能通过偶然事件以及"愚蠢的"统一体的单纯交互作用而前行(至少这是让人不可理解的)。

这个引领性的原一整体想要关涉体质的理念。可体质永远是理念。我们将在第六部分中探讨以下主题:出自全然不同的其他来源的人自身的统一体及其无条件性,尽管不能在经验上被认识,但能在实存中被经验到;无法被人直接探究的、此在和意识的统摄样态还要先于这个统一体而存在。

这个引领性的统一体的基本特征是涵盖了所有的等级层次,能把两极化、对立、矛盾的力量、驱动力、趋向、目标凝聚在一起。任何一种统一体,如果不是把对立矛盾一起强制转化为新形态的创造力,便是僵死的、没有生命力的统一体。

体质是整体,因此,体质本身不是原因。原因永远是个别的。原因所导致的结果要以整体为条件。生命如何运行,疾病如何被经历——这些事情都是在体质中塑造形成的,而其原因不在体质中。

2. 各种体质的区分。 在分析体质的类型时,常常要用到几个最普遍的区分。

aa) 在每个瞬间,个体的体质状态都是由原初要素和后天获得的要素组成的统一体。仿佛新的禀性是植根于原初禀性、通过生命进程中发生的事件和经历的体验被创造出来的。反应方式由遗传和个体因素决定,但会根据周围世界和外在命运而执行——外在命运反过来又改变了反应方式。如果体质是预反应方式以及相应的机能与适应能力,那么便会通过反应活动本身改变自己。因此,我们区分了天生的体质(遗传而来的)和后天获得的体质(习得的),但两类体质在每个瞬间都是一个整体。各种体质是禀性趋向当下整体状态的、以命运和周围世界为条件而发生的变化。

bb) 体质类型的多样性被视为是健康的。体质类型是人之本性在一定限度内的变化,这些变化普遍地反复发生,而非只发生一次。但如果有种体质类型本身扰乱了生命、不能让生命充分发展,或者它自身当中包含了易患特定疾病的强烈倾向,那么这种体质类型便是病态的。体质问题成为了病理学的问题,一是因为借助体质可以把握人之存在的异常本性,二是因为在体质这里可以研究疾病的易感性。

b) 体质思维的历史。数千年以来,四种气质类型的思维出现了无数变种:体液混合、体格、体型、性格特质、命运和星座运势,它们存在某种特定的关联。盖伦提出:黄胆汁质(体格结实、肌肉紧绷、血液循环好——暴躁易怒的气质)、黑胆汁质(瘦弱、皮肤黑、眼神阴郁——忧郁的气质)、多血质(看起来精力充沛、气色好——开朗活泼的气质),粘液质(看起来苍白、臃肿虚胖——冷静、情绪稳定的气质)。文艺复兴时期的艺术家们曾经创作了上述这些气质类型的绝佳形象。

但是,与古老的气质学说在理论上所提出的东西比起来,这些艺术家看得更纯粹、看到的更多。就像在科学的类型学区分云的各种形状之前,人们已经观看并描画出了云的形状,同样地,他们也观看并描画出了人的头部和躯干。直到 19 世纪初,医生们才开始用不同的名称、以新的方式描述那些早已被直观看见或者习惯用语中顺带提及的有关体质类型的内容("所有人要么是鞋匠,要么是裁缝",用今天的话来说,"要么是矮胖型,要么是瘦弱型")。据说,总共有三种类型(比如呼吸型、肌肉型、消化型——或者大脑型、强壮型、多血型 *)。在几乎所有这些不同名称的体质类型中都类似地贯穿着一个独特的两种类型的对立(身材过高和过宽、胸部狭窄型和宽大型、瘦弱型和卒中型 **)。第三种类型要么是中间类型(处于两个极端之间),要么是一种本己的独特体形——具有新标志的第三种类型,比如肌肉强健型,不是根据整体身形的宽度和高度、而是根据特别强烈的肌肉和骨骼发育所确定的类型。如果人们追踪调查这些五花八门的描述,就会看到如下视角:用占据明显优势的器官系统确定和命名体质类型(骨骼、肌肉、腹部、头部、四肢、胸部)——肥胖或瘦弱以及脂肪蓄积的特殊位置、身材过高或过宽、姿态和肌肉张力(肌肉强直或肌肉张力减退,强壮或瘦弱)。

鉴于有这么多的类型学,我们将其概括为三种可能性:

1. 人们感知到生命体的可见显现,从而在无数的观察中描述和记录下躯体形状和功能的大量变异、大量发育性结构不良和异常(这些异常是由某些原因导致的结果,并且可以被认识)。让自己意识到这些变

---

* 这里的"plethorisch"(多血型)特指高血压高血脂导致的身材臃肿、面色红润的体质类型,跟希波克拉底和盖伦的气质类型学说中的"多血质"是两码事。——译者

** "apoplektischer Typus"可译为"卒中型"或"中风型",特指肥胖、超重、血脂血压高的体质类型,最常见的是腹部浑圆突出、下肢纤细修长的"苹果型"身材。——译者

异和异常，能够增强和训练对身体的形状、皮肤色泽、运动和可见的生理功能的洞察力。下面我们来举一些示例：

> 颅骨的形状：例如，尖塔形、枕骨缺失型、脑水肿型。面部形状：例如，粗大突出的眉骨弓（像尼安德特人的颅骨那样）、过于突出的颧骨弓、棱角分明的侧脸轮廓、粗大突出的下颌或者后缩变小的下颌（没有下巴）。耳朵的形状：例如，招风耳、耳朵过大或过小、耳朵不规则地厚、没有耳垂，或者有达尔文结节。鼻子的形状：例如，鼻子肥厚、奇形怪状，鼻子非常尖，鼻根凹陷得厉害。躯干和四肢的形状：例如，脊柱后凸和脊柱前凸，手指弯曲、不能伸直，萎缩症和粗糙化，手臂太长、腿太长，手掌和手指粗大，关节粗壮。组织：例如，细胞组织肿胀导致的松弛和粗胖，脸部肿胀或者脸部没有脂肪、瘦骨嶙峋。血管舒缩和其他的植物神经系统所致的显现：例如，面色发灰或乌青、手足发绀、大理石样皮肤、皮肤划痕症、多汗。色素沉着和毛发生长：胎记、秃头、头发生长过密、连心眉。此外，还有那些只有通过特殊研究才可见的显现：例如，许多生理学变体和偏离，毛细血管分支的形状，指纹，毛细血管中的血细胞运动，反射异常——各种心理物理的功能（视觉残像的样式、遗觉能力、所有的机能测试）。

2. 所有体质类型划分的类似之处在于，它们都包含了最抽象的对立，亦即身高生长过高和体宽生长过宽的对立（瘦长型和阔体型的对立）。魏登瑞（Franz Weidenreich）* 就是这么划分的。[1] 他根据形态学

---

* 魏登瑞（1873—1948），解剖学家和体质人类学家，曾任斯特拉斯堡大学、海德堡大学解剖学教授和法兰克福大学人类学教授，后来华执教，在北京协和医学院任访问教授，鉴定了北京猿人头盖骨化石。——译者

[1] *Weidenreich*: Rasse und Körperbau. Berlin 1927.

和体形数据从解剖学上推导出这两种类型,将其作为所有人种中都存在的两极,这两种类型不仅适用于人,也适用于动物,"作为一个通常同质化的体形系列中两相对立的发育体形"。不是从相面术上,而是纯粹从理性和体形数据上看,这两种类型的两极对立在整个地球上的人类族群中得到了令人信服的揭示。很清楚,如果人们把自己限制在这种视角下,那么,相同的类型这一次被称为"种族",下一次又会被称为"体质";魏登瑞根据历史指出:"能够在一个特定人类群体中得到证据证实的这些类型,迄今为止一直被解释为两类不同种族元素的代表",也就是说,一类更高贵的种族元素和一类更平凡的种族元素,像日本人、犹太人那样。然而,这样的分析尽管正确,却因执拗于体形的量化特征而忽视了直观的丰富性,而且还彻底从意识中驱逐了体质的理念。

3. 因此,另一条道路的成果要丰硕得多,不依赖于预设的图式,而是从具体直观出发,运用综合把握和洞察结构的眼光去描述一种体质类型。比如,斯提勒尔(Berthol Stiller)在这方面就表现极佳。[1] 他把易疲劳性提升、众所周知的下垂(肠下垂)现象、胃肠张力不足、便秘、易患肺结核的躯体体型等特征整体描述为瘦弱。他相信自己已在"浮动第十肋"中(不仅仅第十一和第十二肋骨,而且第十肋骨也可以移动)找到了整个综合征的一个标志性症状。

此外,婴儿型(Infantilismus)也得到了很多探讨[2]:躯体外形和功能停留在儿童的发育阶段(比如闭经、儿童样躯体体型、生长发育缺陷、生殖器官发育不全),伴随着相应的心灵显现。

布雷默(F. Bremer)发现了神经管闭合不全状态(Status dysraphicus),

---

[1] *Stiller:* Die asthenische Konstitutionskrankheit. Stuttgart 1907.

[2] *Mathes:* Der Infantilismus, die Asthenie und deren Beziehungen zum Nervensystem. Berlin 1912; *Di Gaspero:* Der psychische lnfantilismus. Arch. Psychiatr. (D.) **43**; *Hirsche:* Z. Neur. **72**, 347.

这一发现澄清了疑惑,并具有重要意义。[1] 在那以前,人们只是零零散散地看见胚胎闭合机制(尤其是脊髓闭合)障碍中的大量形态和功能异常,而布雷默认识到了其背后的根本原因:

> 隐性脊柱裂,脊椎弯曲和开裂,漏斗胸,弓形足和内翻足,手指弯曲、不能伸直,四肢过长、臂展过大,乳腺异常,手足发绀,感受能力障碍和反射障碍,儿童时期长期遗尿,脊髓空洞症。通过所有这些特征之间的强相关关系,人们得以认识这种体质。经常只有个别的特征出现。如果将其作为起始性和引导性的特征,那么人们通常也会在同一个体那里发现一些其他的特征标志,而且起始性和引导性的特征会扩散到相关者的家族里,家族里的某些人会有非常明显的神经病态。神经管闭合不全状态让人信服并且立刻就被医生们普遍接受,与创设人类总体体质的要求相比,诉诸神经管闭合不全状态要谦逊得多。神经管闭合不全状态作为特殊体质(马蒂乌斯)(Martius),包含了躯体状态的个别特征标志的限定范围,并导致这些特征标志出现的根本原因可以回溯到胚胎发育中完全确定的根源。比如在以前,漏斗胸是一种零星发生的异常,而现在,该症状表明,"更全面的发育史-遗传生物学分析如何把似乎不可理解的个别症状编排进了清晰的生物学关联里"(库尔提乌斯)。

最后,人们对内分泌腺及其对很多躯体和心灵显现的作用效果的

---

[1] *Bremer*,*F.*: Klinische Untersuchungen zur Ätiologie der Syringomyelie, des Statusdysraphicus. Z. Neur. **95**(1926);*Curtius*,*Fr. u. I. Lorenz*: Über den Status dysraphicus. Z. Neur. **149**, 1 (1934).

认知，取得了长足进展。不过，当一种形态学上可见的体型能够通过内分泌腺的异常得到确切说明时，再去谈论体质就没什么意义了（体质涉及躯体-心灵生命在其不可理解的根基中的无限整体）。这类由内分泌紊乱导致的外形异常有：肢端肥大症（垂体）、粘液性水肿（甲状腺）、似阉人状态（Eunuchoidismus）（生殖腺）等。

所有这些研究一直只吸引了少部分专业人士的关注。在精神病学中，克雷奇默首先使人们感受到了这个问题的全部深度和广度，并由此为研究注入了生命力、推动了研究的进展。这股研究热潮时至今日仍方兴未艾。克雷奇默阐发了古老的气质学说的全面含义，独立而果敢地将其重新改造成现代形态，使其继续发挥作用，并使其意义远远超越了此前一百年的先驱者们狭隘得多的学说。把握这类研究的正面价值、意义和界限，以及其中也许隐含着的错误，对于心理病理学的基本直观来说具有本质的重要性。

c) 人格与精神病。 对于克雷奇默的构想而言，还有另外一个问题具有决定性的重要意义：人格类型与精神病类型之间的关系问题。过去，有人假定（（海因罗特）（Johann C. A. Heinroth）、伊德勒）精神病的根源在于人格——无论认为病因是罪还是汹涌泛滥的激情，根源都在于人格。后来，在解剖学研究方法占主流的时代，这个问题完全不复存在，直到 20 世纪初，人们才重新开始对该问题展开热烈讨论。①

为了熟悉和切入主题，我们首先把一些不言自明的事情交代清楚：各人的精神病各不相同，精神病可以非典型地发生，有理由把这些以及类似的现象归咎于个人禀性，然而，人们只是需要用个

---

① *Tiling:* Individuelle Geistesartung und Geistesstörung. Wiesbaden 1904；*Neisser:* Individualität und Psychose. Berl. klin.Wschr. 1905 Ⅱ，1404，1445，1473.

人禀性来作解释，无论如何也不能确切指明个人禀性。这种心灵之外的禀性不需要与我们称之为"人格"的东西有任何关系。此外，以下事实是不言自明的，即每一种精神病的内容都依赖于先前生活经验的内容，比如：同样是谵妄患者的职业性谵妄，鞋匠和乡村酒店老板的情况就很不一样。进一步地，我们还知道，根据不同的心灵生命分化程度、智力等级、文化圈和个人生活领域，精神病各不相同。甚至在最严重的器质性精神病（比如麻痹性痴呆）中也能明显看出这一点，例如在莫泊桑或尼采的病例中。* 最后，每一种疾病和每一种精神病仿佛都被患者的人格进行了加工；必须从一个人的性格出发去理解一个人在其疾病中是怎么样的。这些内容不是本部分的关注焦点，我们首先要解决的问题是，特定的、可指明的人格类属与特定精神病之间是否存在关联。

这样提出来的问题仍是含混不清的。每个人的人格都会在其生命历程中产生变化。我们可以区分如下四种变化：

---

* 达朗伯格医生认为莫泊桑患有"狂躁性精神病"，默里奥医生认为莫泊桑患有"疑病性忧郁症和麻痹性痴呆"。莫泊桑酷爱女色，一生纵情烟花巷，染上梅毒不足为奇。至于尼采患何种精神疾病，各路学者众说纷纭。雅斯贝尔斯没有明确说尼采所患疾病是麻痹性痴呆，他认为尼采可能患有脑软化、脑膜炎、神经症、大麻成瘾等多种精神疾病（卡尔·雅斯贝尔斯著，鲁路译，《尼采：其哲学沉思理解导论》，华东师范大学出版社，2021 年，第 108 页）。根据尚景建先生在《梅毒与"去梅毒"：尼采与疾病的历史》一文中的考证（《中国图书评论》，2012 年第 11 期），与尼采同时代或相近时代的维勒（Dr. Wille）、奥托·宾斯旺格（Otto Bingswanger）、莫比乌斯、艾希鲍姆（Wilhelm Lange-Eichbaum）等人认为尼采患有梅毒引起的麻痹性痴呆，希尔德布兰特（Kurt Hildbrandt）推测尼采患有脑瘤。现代医学专家萨克斯（Leonard Sax）认为尼采患有右视神经鞘脑瘤。沙因（Richard Schain）认为尼采患有慢性精神分裂症伴发额颞叶痴呆和进行性右眼眶脑膜瘤。赫莫索特（Hemelsoet）认为尼采患有常染色体显性遗传病合并皮质下梗死和白质脑病。最近以来的观点是尼采患有双相情感障碍（Cybulska, E. (2019). Nietzsche：Biopolar disorder and creativity. *Indo-Pacific Journal of Phenomenology*，19(1)，53 – 65.）。——译者

1. 每个人的人格都要在成长过程中经历不同的生命周期,从而具有相应年龄段的特点。如果把这些种类的人格认作特定年龄段的显现,我们说的便是"人格成长"(Wachstum)。2. 如今,在此基础上出现了其他种类的人格变化。受周围环境、命运和特殊体验的影响,人格常常发生深刻改变,其中,年龄除了作为一个前提条件之外,没有起到任何作用。我们把这些源自体验和个体特性的交互作用而发生的人格变化称为"人格发展"(Entwicklungen)。例如,依赖性太强的人忧愤厌世,由于长期持续从事极其艰难繁重的体力工作而迟钝麻木,由于某种刻骨铭心、让情绪负担很重的命运而迟钝麻木。3. 人格的显现形式中还会发生独立于不同年龄段的时相波动,这些波动是作为自发性(内源性)时相而发生的。有时没有任何理由地,气质就变了,精神失能或者特别富有生产力,或者存在癔症显现的倾向。这些非常多样化的一过性时相有时更多地是作为个别心灵显现的改变而出现,有时更多地是作为人格的整个习性的变化而出现。4. 人格变化必须跟所有这些情况区分开,它通过一个进程而在某个特定时间发生,并且发生后会永远存续。

这种"人格发展"和一过性"时相"可以如此地引人注目和偏离平常状态,以至于我们在人格病态发展的意义上将其视为病态的,或者视为精神病。

如此一来,人格与精神病的关系问题便细分为三个问题:

1. 原初人格与原初人格病态发展的关系。一个生性嫉妒的人发展出嫉妒妄想,一个固执己见的人发展出诉讼妄想,一个生性多疑的人发展出类妄想的被害观念。从概念上可以理解,一个人的人格变化起源于已知的原初人格。原初人格的病态发展就像"性格的过度肥大症"(Hypertrophie)。"过度敏感的性格类型"和体验的偏执化之间存在某种关系。① 由于羞愧和懊悔,性过错转化为恐惧(害怕被人发现),转化为被监视妄想,最后转化为被害妄想。性无能以及与周围世界缺乏接触,转化为性方面的被影响妄想和被害妄想。性匮乏转化为被爱妄想和婚姻妄想。然而,尽管原初人格与人格变化之间的关系全部都是可理解的,但为什么这种关系和转化只在特定的人那里发生却是不可理解的——不是所有这种性格类型的人,而只有少数这种性格类型的人会发生人格的病态发展和体验的病态转化。

2. 人格与时相的关系。时相的具体表现涵盖范围很大,从轻微的经常性征兆一直延伸到充分发展的躁狂型、抑郁型精神病和其他类型的精神病。关于人格与时相之特定类型的关系问题,赖斯(Reiß)已经进行了全面透彻的研究工作。② 他证明了简单的、周期性的、真正循环形式的心境疾病,心因性色彩的心境恶劣,忧郁样意象和受抑制而拘谨内敛的抑郁,在迥然不同的心境禀性类型那里会以相同的方式发生。然而,赖斯又发现了一般性事实:在禀性开朗者那里,躁狂的心境恶劣状态占据上风,而在禀性明显抑郁者那里,悲观的心境恶劣状态占据上风;特别是那些极端强烈、极端突出的情绪禀性者尤其倾向于罹患同类精神病。与此相反,循环性情感疾病完全独立于长期持续的心境和气质,而且与这些心境和气质毫不相干。

3. 人格与进程的关系。第三个问题是:原初的人格禀性和疾病进程之间是否存在某种关系,如果存在的话,人们在何种程度上能认识这种关系。很早以前,人们就发现,精神分裂症患者在患病之前具有如下禀性的情形特别常见:生性自闭沉默、适应能力差、孤僻,对现实的一

---

① *Kretschmer:* Der sensitive Beziehungswahn. Berlin 1918.

② *Reiß:* Konstitutionelle Verstimmung und manisch-depressives Irresein. Klinische Untersuchungen über den Zusammenhang von Anlage und Psychose. Z. Neur. **2**, 347.

切冲击都很敏感,以自我为中心(未必自私),羞怯,心理失衡,喜欢自责、自我折磨,疑心重,脱离现实、脾性古怪,缺乏安全感,常常狂热地醉心于幻想和形而上学沉思。后来,人们观察到如下惹人注目的现象:如果家族中有个别成员罹患某种疾病,那么其他健康者的性格会显得类似于精神分裂症(克雷奇默后来将其命名为"分裂气质的"(schizothym),或者,当其更接近于精神病时,克雷奇默将其命名为"分裂样的"(schizoid))。

　　金克尔(Künkel)试图从既往病历入手,揭示和证实极大多数后来罹患精神分裂症的患者孩童时期的性格都异乎寻常。[1] 他仿效克雷佩林,把后来患精神分裂症的患者的孩童时期性格分为以下几类:1. 文静、羞怯、退缩的孩子,自顾自地活在自己的世界里(自闭型);2. 易激惹、敏感、激动不安、神经质、固执的孩子(易激惹型);3. 懒散迟钝、好逸恶劳、无所事事的孩子(不合群型);4. 乖巧听话、善良友好、认真负责、勤奋上进的模范孩子,远离青少年中常见的调皮捣蛋的坏习惯(迂腐死板型)。人们无法否认,孩童时期的性格与后来的精神分裂症之间存在某些关系。但判定上面描述的某种性格类型具有罹患精神分裂症的特殊概率,这无论如何也不能被允许。已知的脑部进程(麻痹性痴呆等)与原初人格(别把原初人格跟整体禀性搞混淆了)之间似乎没有任何关系。

除了追问人格与精神病之间的关系,人们还可以追问人格类型与个别心灵异常(比如强迫观念、恐怖症、感官错觉等)之间的关系。弗里

---

[1] *Künkel*: Die Kindheitsentwicklung der Schizophrenen. Mschr. Psychiatr. **48**, 254 (1920).

德曼(Friedmann)认为自己已经观察到,强迫表象特别频繁地出现在意志薄弱、批判意识强的人那里;让内相信,精神衰弱型人格与所有那些他认为属于精神衰弱的症状之间存在极其紧密的关联。人们一般认为,癔症型人格与由癔症机制引起的躯体显现(癔症征象)及心灵显现(朦胧状态)之间的密切关系是不言自明的。

d) 克雷奇默的体质学说。克雷奇默把前面讨论过的所有研究思路和方法都纳入了他的新概念里。我先如实介绍他的学说,不作任何批判。克雷奇默的出发点是精神分裂症和躁狂-抑郁症这两大类主要的精神病,他发现,这两类精神病与体格类型有关。大多数精神分裂症患者的体型是瘦长型,与之相反,大多数躁狂-抑郁症患者的体型是矮胖型(参阅本书上文 384 页以下)。至于第三大类主要精神病——癫痫,他发现患者的体型主要是强壮型。主要精神病与体格类型之间的关系是一种统计学上的频率关系、一种相关关系。从迥然相异的地区和国家统计得出的数据是相当不同的。虽如此,毛茨(Mauz)还是查证了很多作者的统计数据,取平均值后统计出如下百分数。他认为这些百分数全面证实了克雷奇默的论点:

	矮胖型%	瘦长型%	强壮型%	发育不良体型%	无明显特征型%
癫痫患者	5.5	25.1	28.9	29.5	11.0
精神分裂症患者	13.7	50.3	16.9	10.5	8.6
躁狂-抑郁症患者	64.6	19.2	6.7	1.1	8.4

性格类型(分裂气质、环性气质和粘着性气质)与体格类型有关。克雷奇默对这些性格类型的描述极其形象直观、令人难忘。从相面术的视角来说,这些性格类型就在隶属于相应性格类型的身体性中表现出来(参阅本书 384 页)。进一步地,克雷奇默试图确立性格特征与体

格类型的统计学相关关系,以及精神病与体格类型的统计学相关关系。

克雷奇默在下面的表格里汇总编排了两种主要性格的基本特性:

	环性气质者	分裂气质者
心理感觉 (Psychästhesie) 和心境	高涨(愉悦)和抑郁(悲观)之间的素质(diathetische)比例	感觉过敏(敏感)和感觉缺失(冷淡)之间的心理感觉比例
心理气质	摇摆不定的气质曲线:灵动与迟缓之间	摇摆不定的气质曲线:跳跃不定与顽固执拗之间,变化无常的思维与感受方式
心理运动性 (Psychomotilität)	能忍受刺激,性情圆滑、自然、柔弱温顺	常常忍受不了刺激:压抑克制,无精打采,心理封闭,僵硬死板
接近的体格类型	矮胖型	瘦长型,强壮型,发育不良型,以及这三种类型的混杂

进一步地,克雷奇默通过心理学机能实验测试了这些体格类型者的节奏、领会方式(更多地从整体上把握,还是更多地从细节上把握测试内容)、持续言语、运动机能、灵巧性、情绪性等。他再次发现了统计学上可指明的相关性,这些统计学相关性非常符合从现实生活中描绘出来的性格,补充了这些描绘的遗漏之处,而且可以从性格的角度得到合理解释。我们用下面的概览图来复述和呈现克雷奇默提到的若干这样的统计学差异:

瘦长者	矮胖者
对形状更敏感	对颜色更敏感
持续言语的倾向更强	持续言语的倾向更弱
常常产生间接的、跳跃式的联想 联想内容更枯燥、更单调	更情绪化的联想 联想内容的描述更详细、更客观、更具体

瘦长者	矮胖者
更精细、更抽象、更倾向于分析	更广博、更具体、更倾向于综合
顽固执拗,伴随着个别的巴洛克式的思维跳跃	愿意跟人交谈,思路绕得过弯,会根据具体情况改变自己的想法
更主观	更客观
情感上更克制、更内敛	情感上更质朴、更纯真
本己节奏更快	本己节奏更慢(用自己感到最舒服的节奏拿铅笔敲击一块金属板)
很难从本己节奏中转移注意力	很容易从本己节奏中转移注意力
精细运动方面更优秀	完成运动机能任务时轻率马虎、漫不经心
运动机能方面呆板生硬,不稳定,动作常常不协调、不适当	流畅、柔韧、动作和谐完美
总要确保万无一失、细致、心理高度紧张	

　　进一步地,通过实验可以确认,体格类型与生理功能以及对药物的反应之间存在统计学相关性。

　　此外,克雷奇默还发现体格与躯体上的疾病易感性之间存在统计学相关性,比如,瘦长体型者易患肺结核,矮胖体型者易患关节炎、糖尿病。

　　但最后,克雷奇默确认,所有这些研究结果全都与遗传息息相关(这些显现形式同时出现在最亲近的血缘亲属中),而整个体质学说的大厦在此处达到了顶峰。精神病、患者的整体人格、亲属的个体特性都有一个共同的根基。"这一切都是一个模子浇铸出来的。某种东西作为被害妄想,作为荒谬的系统,作为绝望的闭锁,作为僵化呆板的强直,作为心怀敌意的孤独症、违拗症、缄默症,灾难性地渗透侵入到我们的紧张症患者的突如其来的危机和骤然喜怒无常的脾气中。作为家族精神(spiritus familiaris)的某种相同的东西,交织穿插在迥然不同的精神色调中,交织穿插在整个亲族成员精神状况的健康和心理病理变体中,他们可能是迂腐者,可能是正派节制、认真负责、有钱就存的守财者,也可能是整个生活不安分地变来变去的心境恶劣者,发明家,沉思者,他们厌恶交际、柔弱敏感且终日恐惧焦虑,疑心重,沉默寡言,闷闷不乐,执拗乖张,愤世嫉俗。如果我们离开精神分裂症家族的心理环境,转而关注循环性精神病家族的心理环境,那么,就好像离开了冰冷而闭塞的地窖,来到了开阔而温暖的阳光下。循环性精神病家族成员的共同之处是,某种程度上的心地善良,温暖亲切、情绪温和,本性开明包容、爱交际、通人性、自然,时而更愉悦开朗、精力充沛、诙谐幽默、积极向上、忙忙碌碌,时而更迟缓、严肃、温柔、安静,一会儿表现出循环性精神病形式上轻躁狂的一极,一会儿表现出抑郁的一极,情绪的两极可以直接过渡。"

只有自始至终一直关注性格、精神病与体格、心理功能及躯体功能的关系整体,我们才能从全局上把握精神疾病的方方面面。对于内源性精神病,我们"绝对无法作出生物学上的正确评价,如果脱离其自然的遗传关联,强行把它塞进狭隘的临床系统分类中,仅仅把它当作被限定的疾病单元自身来考察的话"。

我们用下图来描绘整体的关联,其中的线条代表各方面的关系:

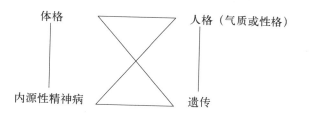

于是,对于克雷奇默来说,一个宏大的统一意象便形成了。

克雷奇默一个接一个地着手考察心理病理学的所有显现,以便将其恰当地嵌入到整体中。甚至连人格(可以纯粹从心理学角度来理解)这样的相对整体也成为无所不包的生命整体的一个元素。克雷奇默用探索的眼光寻找某种生物学规律性,寻找核心因素,假如成功找到了,便有望从这个源头出发统一把握所有方面——统一把握躯体显现和心理显现、健康者和患病者;他还试图寻找人的现实总体体质——总体体质的类型甚至会影响最精细微妙的性格特质和所有的身体功能。克雷奇默秉持的理念是人之存在的基本类型中的体质整体及其变异。因此,体格始终是其关注的焦点。体格是客观存在的东西,一切都汇聚在体格中,一切都与体格有关——这完全符合人类学知识的理念的出发点:体质表现在体格中。

克雷奇默假设性地认为体质的统一性(Die Einheit)——对我们来说是体质的理念,是某种可以具体把握的东西,比如:性格与精神病之间有一些共同点和相似性,仅仅在程度上有所不同,例如作为精神病的违拗症和作为性格特征的顽固执拗(Eigensinn)之间。精神病不是从生命关联中脱离出来的某种全新的东西:"对我们的体质学考察方式而言,精神病只是零星个别的节点,散布在正常的躯体-性格学的各种体质关系构成的一个分支众多的网络中","疾病和健康之间存在所有可以想象得到的过渡和像明暗之间的阴影那样的细微差别"。

进一步地,可以猜测遗传禀性的基因型中有一种统一性。体格、性格、精神病、躯体上的疾病易感性,这些"只是整个遗传物质在表现型上的部分作用结果"。必须假定,在各种显现构成的整体分支结构的底层,有一种"根基性的整体基因型"。

现在,这个意象的统一性在现实中绝非直接地、一以贯之地得到了确认。相反,"经典案例"非常罕见。因此,克雷奇默根据整体之纯粹意象设想出了其中原因，即现实中只存在若干因素彼此间的相关关系，偏离典型的案例甚至也许更常见。克雷奇默认为，原因在于遗传物质的组合以及若干体质类型的混合。

1. 若干体质类型的混合。在矮胖体格的人那里，"体形可以发生变异，显示为瘦弱型或强壮型的体形元素"。克雷奇默把体质类型的混合称为"体质的融合"。"融合"概念同样也适用于"一个人的心理类型，一般来说适用于其遗传禀性整体，也就是其体质整体"。"多数精神分裂症患者和循环性精神病患者的血缘远亲，都混合了两类人格，但平均而言，与精神分裂症以及循环性精神病相关的人格类型明显居于主导地位。"由于不同体质类型的混合几乎无处不在，有时，体质的基本特征在亲属那儿比在患者那儿表现得更加清楚。单个个体中以及家族中的体质的融合可以表现如下：在体格中，矮胖型与瘦长型的特征组合在一起；在性格中，循环性精神病和精神分裂症的特征组合在一起。体质的融合也可能以体格与性格交替的方式发生，以至于在躯体上显示出一种体质类型的特征，在心理上显示出另一种体质类型的特征，比如，矮胖型体格的人罹患某种精神分裂症类的精神病。克雷奇默把这样的融合称为"交叉"（Überkreuzungen）。

2. 遗传基因型的实现方式。基因型表现的强度和趋向会发生变化。体格、性格、精神病都"不需要一板一眼、完全忠实地反映根基性的整体基因型"。可以设想，"基因型禀性的一部分在体格中以表现型的方式更强烈地表现出来，另一部分在人格中或在精神病中以表现型的方式更强烈地表现出来"。"相同的生物学作用因素——在体形的其他方面呈现矮胖型的兄弟那里仅仅表现为更长更尖的鼻子这个方面，可以（例如）在其姐妹的表现型中清晰、明确地表现为瘦弱型体形。""由于基因型中不同体质的混合，在生命进程中，可以先是一种体质显现为主导性体质，然后另一种体质再显现为主导性体质。"克雷奇默把表现型中的这种变化称为"显性转换"(Dominanzwechsel)。按照他的观点,在同一个人那里,一种体质类型可能会转变为相反的体质类型。

e) 对克雷奇默的体质研究的批判。 差不多 20 年前,克雷奇默的著作出版不久时,我在这本《普通心理病理学》的早期版本里对之作了批判性评论。在这里,我再次阐述如下(除了一些删略、改写和对事实的澄清,内容上几乎原封未动):

克雷奇默的目标是揭示那些通过经验发现的复杂的体格类型与同样复杂的心理类型之间合乎规律的关系,亦即进行统计学研究,指出数量上的相关关系。

他是如何发现这些类型的呢? 这些类型不能是"理想类型",而应该是经验性的、在平均值中确定下来的类型。克雷奇默统计了大量瘦长型、矮胖型等体质类型的人,考察了他们的所有可测量的、可见的体形特征,给出了一个平均意象。然而,他如何选择这些案例并取其平均值呢? 如他所言,通过大量个体来追踪关注大量的形态相似性。因此,他在直觉上已经预先设定了类型。他本人证实了这点。他说他对类型的描述恰恰不是根据那些常见和平均的案例,而是根据那些"完美的案例"。这些"经典案例"是"几乎意外的幸运"。克雷奇默自己进一步证实了这点,他写道:"一切事情的重中之重在于:我们得练就一双完全艺术化的、可靠的眼睛。""没有对于整体结构的某种理念和直觉,仅仅采用单一测量标准,将使我们在原地打转。光靠卷尺去测量是不行的。测量标准绝不能引导我们实现目标、把握生物学上的类型意象。"或者:"只有在大规模典型化的体格整体意象的框架内,形态方面的细节才是重要的。"

克雷奇默究竟统计了些什么呢? 首先,他测量了身材尺寸和比例,列出了数据平均值的表格。我们知道,如何挑选这些被测量和汇总的案例,取决于对预先设定的类型的主观直觉。从给定的总人群中,两名独立的观察者不会挑选出相同的个体和相同数量的矮胖型体质者。克雷奇默说,"人们对临界案例的归类绝对做不到精确无误"。此后,他一次也没有全方位地比较这些数值,而是简单地放进表格,这些表格后来没有起任何作用。假如读者亲自去比较表格里的数值,那么事实上,从表格里得不出任何有意义的特定结论。然后,克雷奇默不仅描述了"完美的案例",而且如今还另外加入了他发现并确认的平均型,以便把更多案例归入给定类型中,起初他对于统一形态的清晰直觉现在变得模糊黯淡。其后,他统计了体格类型与性格、精神病之间相关性的频率。在严格界定的情况下,人们对精神分裂症和循环性精神病的诊断也许多少还能达成一致,但在界定宽泛的情况下,关于诊断的观点存在很大分歧。然而,当克雷奇默把非常成问题的"分裂样神经衰弱、精神变态、退变(dégénérés)"都囊括在内时,他所作的统计根本就不可靠了。

　　于是,纯粹整体成为克雷奇默统计的对象,体格类型、性格类型、精神病类型——而非每个人都能用相同方式统计的简单特征。如果指望用统计数据来证明什么的话,那么,只有当不同观察者从相同资料中发现相同的数据时,统计数据才有意义和约束力,否则,所谓的统计数据只是虚假的表面现象,而且这样的统计数据依赖于直觉,还不如让人们直接去直觉。如果想要进行统计,人们不仅必须掌握准确可靠的、确实可以统计的具体特征,这些具体特征必须得到清晰界定或者可以测量、划分为不同等级,从而每次人们都能得到一个确定的数值,而且必须认真检查统计过程。贝林格和迪泽(Düser)的著作展示了应该怎样开展这样的研究,他们的研究与克雷奇默的研究涉及相似的问题范围①。他们统计了精神分裂症患者中发育不良的体格特征(虽然收获不多,但结论很清晰)。把贝林格与迪泽的研究跟克雷奇默的研究进行比较,富有教益和启发;克雷奇默的研究中运用了很高程度的直觉,但这种直觉隐而未显,他非批判地应用了精确方法,错误地想要冒充自然科学,而贝林格与迪泽的工作则包含了最清晰的科学批判与研究,且没有凭借直觉。也许像克雷奇默这样才智非凡的学者习惯于反驳说:你们别嘴上讲得头头是道,自己去重新核检一遍呀。对此应该这样答复:一定照办,我们会重新认识克雷奇默提出的类型,因为它们形象直观,但我们不会开始统计,因为纯粹从方法上考虑,我们预先就知道了将要获得的数据没有约束力。

虽然克雷奇默所作的统计受到他主观想法的影响,但却并非任意妄为。现实中的确有一些案例,它们几乎客观证实了克雷奇默的直觉,而且可以被统计(克雷奇默口中的"完美的案例")。现实中也有另外一些案例,它们似乎违背了最善意的直觉。此外,现实中还有大量介于所有类型之间的案例。为了弥合这些公认的不一致,克雷奇默做了进一步解释。他化用了源自遗传学的概念(交叉、显性转换),提出了不同体质类型可以在同一个人中融合的思想。于是,便不可能有任何一个案例得不到合理解释。这样的学说无法被任何案例所驳倒,然而如此一来,也无法被证实。克雷奇默的学说由遗传生物学、体格学说、心理病理学和性格学糅合而成,给人一种"貌似合理"的感觉,其实处处都没有坚实可靠、不容置疑的经验锚定点,但这种学说随时允许一种通过直觉获得的意象用自然科学式的措辞不受约束地做出解释。

---

① *Beringer u. Düser:* Über Schizophrenie und Körperbau. Z. Neur. **69**, 12.

如果不是披着自然科学的外衣、伪装成精确科学，从而把一切搞得乱七八糟，本来克雷奇默所作的漂亮又富有创造性的描述根本无可指摘。艺术手法和统计融为一体，你中有我、我中有你。其艺术形态能够唤起我们的兴趣；假如自然科学专业的读者没有批判精神的话，可能会被其精确科学的外表所迷惑，而感到安心、满足。也许克雷奇默的任务是把各种方法成功综合起来，使得源于现实的各种新的整体可以被人们认识。但他所做的不是综合，而是把各种方法混杂在一起。克雷奇默的著作没有散发出任何自然科学精神的气息，因为充满自然科学精神的作品应该富有批判性、即使在根子上也是精确的——这与克雷奇默的风格截然不同。

我认为克雷奇默的整个学说是站不住脚的（但是他创立此学说的初衷并非没有意义），他抱有一种天真幼稚、天马行空的期待，期待认识终级的生命因素。一旦目标实现，一个人就可以被归入这些终极的生命因素，从此这个人就可以作为被清晰归类的案例。我认为，克雷奇默所作的努力和尝试，其正面价值（撇开性格类型学和相面术不谈）在于提出了矮胖型的体格类型（其他两种体格类型人们已经知道了，虽然克雷奇默对它们的研究和描述要详尽细致得多）。矮胖型是一种新的体格类型，不仅形象直观，而且能立即被经验证实。

在写下这些评论的时候，我搞错了一件事情：当克雷奇默认真严肃地把体质学说扩展到一切心身显现以及因果关联与可理解的关联整体上时，我没有预料到克雷奇默最初的尝试会结出累累硕果，也没有认识到体质理念的意义。那时，我认为其价值只在于相面术方面的成就，此外，只感觉其中洋溢着热情。时至今日，我觉得我的评论仍然正确，但却不够充分，而且我觉得我的评论在基调上不符合克雷奇默取得的创新性成就。我还搞错了一件事，即我没有预见其所造成的广泛影响。[1]

为什么我没有预见到克雷奇默的学说会产生广泛影响，也许在部分程度上可以这样来理解：一是因为在我们的时代，很多人迫切需要容易上手的方法——运用这样的方法，人们通过模仿和类比就可以从事科学研究工作，即使没有自己的原创想法也无妨；二是因为现在流行一种倾向，不少人喜欢把宏伟卓越与伪装冒充的精确性结合在一起，以便迅速便捷地把握真理。在此意义上，当时我撰文的主基调是支持心理学艰苦细致的工作和经验上的确定性、反对"关于可能性的空谈"，而且我回想起了那些觉得自己认识事物"本质"的古老的自然哲学家——有位自然哲学家指责开普勒，说他不认识本质、只认识表面，而开普勒这样回应他："如你所言，我只抓住了现实的尾巴，但至少我把它牢牢抓在手里；也许你试图抓住现实的头颅，但愿这不仅仅发生在梦里。"即使在一个科学的时代，一种幻觉也可能会——恰恰是披着科学的外衣、在专业领域之外——产生极其广泛的影响。

然而，克雷奇默学说中的所有这些问题和缺陷并非关键，关键在于人们对一个理念表现出来的显而易见的热情产生了实际影响：通过很多种气质的人之存在的形态，古老的、根深蒂固的关于人之存在的直观被重新唤醒了。基本上，这里没有任何幻觉。现在，我想理解这个理念，批判性地核查其影响，肯定其正面意义。因此，批判性的解析和正面的学习吸收两者都必不可少。虽然我后来已经找到了支持我以前所

---

[1] 克雷奇默的学说一石激起千层浪，引发了大量后继研究，其中大部分研究是对克雷奇默学说的核验和证实，一些研究是对克雷奇默学说的反驳，少数研究把克雷奇默的理论扩展到其他的疾病类型上。关于最后一类研究，读者可以参阅毛茨的著作：*Fr. Mauz:* Die VeranIagung zu Krampfanfällen. Leipzig 1937（毛茨洞察到一些有趣的事实，但他基本上没有按照一定方法进行研究和证明）。

作批判的确凿证明,但由于这里开始启动的研究结出了丰硕成果,我认为,起初我对这个理念模糊不清、不够充分的认识现在已经发展为清晰的肯定。因此,我无法相信我的方法论批判是不正确的,我也相信"体质"这个基本直观的真实性。诚然,我只能通过理解所犯错误的意义、通过澄清克雷奇默的体质学说中的根本颠倒来理解这个基本理念。与此同时,我也试图把握下面这样的奇怪现象:同一个研究者,竭尽全力肯定这些方法、运用这些方法,同时却偶尔顺带地作出批判性评论,而这些批判性评论似乎彻底摧毁了其整个行为的意义。

首先,我们必须得复述我以前对克雷奇默学说所作的批判,并把它补充完整。

1. 对克雷奇默统计研究的批判。我以前对此所作的驳斥现在依然有效。克雷奇默如此准确敏锐地看到的整体意象,要么是通过某种本质直观总览到的相面术上的形态,要么是通过生物学方面对形体的某种感知而总览到的形态学上的形态。在两种情况下,由于对象的特性——人的外形呈现流变不定的多样性,"纯粹的"格式塔类型很罕见,大多数个体的体形特征是"混杂型"或过渡型存在——对之进行统计是不可能的。人们没有下面这样的统一单元作为统计的坚实基础:它们在每种情况下都可以被同样地确认,或者按照其现成存在的程度可以在数量上被测量。只有不同的观察者能以相同方式对确凿无疑的体形特征得出相同认识,对这些数据进行统计才是可能的。体格类型总是处于流变不定的过渡中,肯定不符合上述要求;性格类型更不符合上述要求;至少在严格界定的情况下,可诊断的主要精神病倒勉强符合上述要求。克雷奇默式统计研究的缺陷自始至终一直存在:案例不是按照明确无疑的标准挑选出来的,没办法让所有研究者都用相同方式挑选案例。

但大量这样的统计研究已经被极其仔细认真地在德国和其他国家

实施了。有些统计研究证实了克雷奇默的观点,有些统计研究反驳了克雷奇默的观点,不过证实性的研究还是占大多数。假如证实性的研究具有决定性,那么克雷奇默提出的学说便得到了证明。但恰恰是那些批判性研究(尤其是那些实施过程极其精确的批判性研究)让人信服①,因为研究者具有明确的方法论意识,在研究实施过程中力求精确。

但这些证实性的研究彼此差异极大、很不一致。约翰内斯·朗格写道:"特别引人注目的是,各项研究得出的百分数差异极大……关键是不一致的程度如此之大,绝对无法用随机误差来解释。更确切地说,人们将不得不得出结论,实际情况不允许人们对这些研究对象进行上述给定类型的统计。"②

鉴于这些统计研究彼此之间存在非常大的偏差,势必要求所有研究者都从相同的起点出发。克雷奇默要求研究者接受洞察力的训练;光靠卷尺和圆规可不够。然而,根子深处存在无法解决的矛盾。要么,接受过洞察力训练的研究者按照一般印象把案例指派和归类于这种或那种体格类型——于是,要求研究者接受洞察力的训练,相当于要求他们遵从导师的习惯,诱导他们相信导师预设的起点就是真理。如此一来,人类学测量变得根本无关紧要,充其量只是一种自然科学的装饰。要么,人们信赖测量,按照给定的明确无疑的人类学指标(精心挑选的某些测量标准的比例关系)对案例进行指派和归类——于是,人们再也看不到体格类型,不可测量的东西变得无关紧要,人们随即陷入了无穷无尽的海量数据,陷入抽象、无力的统计相关性,遗弃了包罗万象的统一单元和整体。

---

① 首先要提的是热尼·科勒的研究:*Kolle:* Arch. Psychiatr.(D.)**73**,**75**,**77**(1925/26);*Kolle:* Klin. Wschr. 1926I.
② 参见布姆克的《精神疾病手册》第六卷第 43 页(Bumkes Handbuch Bd. Ⅵ,S. 43.)。

　　然而,导师的习惯其实含糊不清,因为一方面,导师的习惯无法原封不动地传递给别人,另一方面,在导师自己那里,习惯也不是一成不变的。科勒描述了一些例子,而这些例子鲜明显示了个案中的任意专断。[①]

　　因此,似乎根本不可能从统计学上统一把握体格的主要类型,约翰内斯·朗格写道:"科勒入木三分、令人信服地表明,大多数研究究竟如何任凭研究者任意专断,因此,几乎无法理解为什么他总是一再采用人类学方法。"之所以如此,原因在于——正如科勒通过孜孜不倦的努力所表明的——并非所有事情都是任意专断的。因为通过这些方法和途径,某些数量关系显露出来了,某些差异显露出来了(这些差异虽然并不精确,但是,在对大致可界定的疾病群进行比较后却变得很清晰),其真实性要么得到普遍承认,要么至少被认为是值得讨论的。如果人们严格界定疾病群——例如经典的躁狂-抑郁症和严重的精神分裂症,那么结果显示:矮胖型体格在躁狂-抑郁症患者中,远远要比在精神分裂症患者和健康人中常见得多。此外,瘦长型体格在精神分裂症患者中的占比——虽然比在躁狂-抑郁症患者中的占比更大——却大致等于相同体格在健康人群中的占比。[②] 在同一个观察者进行的比较中,如果研究者的研究流程不夹杂任何先入之见,那么虽然无权声称获得的绝对数值是有效的,但相对数值是有效的,由此得出的整体意象也是正确的。因此,格鲁勒令人信服地得出结论:克雷奇默在他选取的精神分裂症患者样本里实际上收集了总人口中的体格类型,而不是比较体格学上的一个特殊群组;与此相反,事实上矮胖型体格在躁狂-抑郁症患者中占比更高,由此提出了一个尚没有确定答案的问题,即人们是不

---

① *Kolle:* Klin. Wachr. 1926 I. S. 8ff.
② *Gruhle:* Arch. Psychiatr.(D.)**77**.科勒也同样证实了这一点。

是必须满足于赞同克里施(Krisch)的观点——矮胖体型在躁狂-抑郁症中所起的作用,就像瘦弱体型在肺结核中所起的作用。

但如果人们不从一般的精神分裂症出发,而是从精神分裂症大类内严格限定的典型疾病群出发,统计也许还能更进一步。毛茨就是这样操作的。他进行了一项有趣的研究。结果表明,在迅速转变为痴呆的严重青春型精神分裂症患者中,瘦长型体格者极多,根本没有一例矮胖型体格者。如此一来,若一名患者是矮胖型体格者,医生做诊断便多了一项参考依据。[①] 毛茨提出来的这些以及其他论点很容易让精神科医生回想起自己经手的相应病例;他还从统计学上论证了这些论点,尽管基础必然是不精确的,但结论似乎完全有可能成立。对这些论点进行相应的仔细证实,理论上应该是可能的,但至今似乎仍付诸阙如。

尽管这些结论得到了人们的正面评价,但统计学方法应用于体格与精神病的关系领域,总体上一直呈现下面这番景象(统计学方法运用于体格与性格的关系领域,情况更糟糕):研究起点毫无批判性,之后的研究流程极富批判性;构造的精确无法抵消地基的不精确。不过,马克斯·施密特所说的话,适用于这些体格类型,即这些体格类型似乎逐渐得到了普遍承认,但其含义却是有争议的。

现在,克雷奇默体质学说的实施应用中还有其他的统计,而且其出发点是精确的,因为它们是明确无疑的(在心理学实验方面是这样的)。这里的情况就像对体格进行单纯测量时的出发点那样。有无穷无尽的相关性要去积累,但这些相关性本身给不出任何意象,因为相关性全都不是很强,也不会给人留下多大印象。只有通过一种深入到性格意象且始终灵活变化的解释,通过有目的的选择,统计结果才能有意义,尤其是要与实验者在其案例中所作的整体观察关联起来。对于一个第三

---

① *Mauz*, *Fr.*: Die Prognose der endogenen Psychosen. Leipzig 1930.

方而言,这些观察比统计结果数字中残留的干瘪内容带来了丰富得多的信息,实际上,正是由于这样的整体观察,这种程序对于那些应用它的研究者才具有吸引力。

2. 面对理论与现实的不一致,克雷奇默所做的解释(无法被反驳,也无法被证明)。根据克雷奇默的学说预计应该出现特定的意象和数值,但现实中有很多例外情形。克雷奇默构想出种种假说对之加以解释。这些假说赖以构建的概念源自遗传学说:杂交(融合)、显性转换、交叉。

不一致之处在于,大量的过渡案例没办法按照克雷奇默的体质学说归类:精神分裂症出现在矮胖型体格者那里,循环性精神病出现在瘦弱型体格者那里,等等(当不同的体格元素应该已经混合在一起时,人们却假定这些体格元素真实存在)。此外,几乎无法否认"存在这样的个体,年轻时表现为瘦长型,45 岁到 50 岁时却成为典型的矮胖型"(马克斯·施密特)。

就此而论,通过融合、交叉和显性转换等概念所做的解释乃是一种纯粹思维上的可能性。只有当人们能够用实验证实或反驳它们时(就像生物学家在遗传学中所做的那样),这些概念才具有实在性。进一步地,克雷奇默还援引了遗传禀性中起抑制或促进作用的其他额外基因的影响,以及外源性因素对个体外形的影响来做解释。这里,反对和质疑从来都不是针对个别的可能性。相反,事实上这一切都是可能的。反对和质疑的焦点在于,如果我能用如此多的解释性概念来解释每个案例,那么我已经把解释本身变成了荒谬的事情。因为,如果我能证明一切,那么尽管我无法被反驳,却只不过是用大量纯粹重复性的概念在兜圈打转,看似在前进,实则一步也没迈出去。

3. 克雷奇默的概念和方法的模糊化倾向。克雷奇默的学说有一种让人印象深刻的倾向——在整体的意象中构造灵活可塑、令人信服的理论形态,但由此而倾向于在逻辑上模糊不清,在思想上含混不定,而只有个粗略、大概的说法。他喜欢在涉及纯粹相关性的场合使用"亲缘性"(Affinität)一词;由于他的遣词用字,原本外在的关系不由自主地变成了内在的关系。克雷奇默明确说过,"亲缘性"指的是以相对更大的频率同时发生的事实,但他说不出同时发生需要什么样的内在条件(矮胖型体格与躁狂-抑郁症具有亲缘性,相比之下,矮胖型体格与精神分裂症没有亲缘性)。虽然他这么说,但毫无疑问,他的整个研究工作针对的乃是内在关联,而其学说的强烈吸引力恰恰根植于体格与精神病组成的富有意义的整体所给人留下的印象。然而,在克雷奇默的学说中,一方面的因素总是混杂了另一方面的因素:通过相面术主观上直观到的内容混杂了可以客观测量、但总体上非直观的体形数据;对所有人都能同样确认的体形的个别特征与尺寸比例的统计,混杂了不能同样确认的整体体形的统计;相关性与亲缘性混杂在一起,或者,相关性与相关性的根基混杂在一起;心理因素与躯体因素混杂在一起;不精确的直观观察与精确的测量统计混杂在一起;自由的观察与识别,跟强制性的模式化归类混杂在一起;相面术或形态学直观的明证性,与自然科学测量的明证性混杂在一起;体格作为一个人的本质整体的表达,与体格作为特定的内分泌效应或内分泌失调的结果混杂在一起;明确无疑的观察与含混多义的解释混杂在一起;现实的经验与无法证明的可能性混杂在一起。

因此,克雷奇默体质学说的具体实施过程,不是把握整体所需要的真正综合,而是不同方法的混杂、各种概念的混淆。表面的想法看似清晰、所见意象确实清晰,却无法消除基本思想的含糊不清。这一缺陷的根源在于一种根本颠倒,而这种根本颠倒在数千年以来的哲学领域中一再发生,让人难以忘怀,如今又发生在心理病理学领域里。

4. **根本颠倒:理念变成实体(实体化)(Hypostasierung)。** 所有已被认识和能被认识的存在都具有确定的、可把握的对象性形式。然而，理念追求的是趋近整体。整体在个别细节中显示出来，却不能成为对象——整体既不能作为思索出来的基本事件，也不能作为意象。我们使用类型、意象、思想体系时，只是把它们当作理念的图式，它们是照亮在个别细节中认识的道路的一种手段，但其本身并非认知。如果现在我把这些图式、意象和思想客观化为一种存在，仿佛它们像对象一样在那儿存在着，那么我就把理念给"实体化"了。如此一来，理念便丧失了其作为认知运动进入敞开之域的推动力，我则获得了一种假象性认知，而这种假象性认知随即必然会被证实为"非对象性的"。

因此，当库尔特·施奈德说克雷奇默提出的那些体质类型不是调查研究出来的现实存在时，他是对的；当他驳斥它们，认为它们无权把体质当作整个人格与精神变态学说的基础时，他也是对的。[1] 马克斯·施密特说，虽然体质类型不是基础牢固的综合，但作为工作概念和形象化表达是可以接受的——他也言之有理。

如果我改变理解方式，把理念看作一种实体化的存在，我便会屈服于一种自然的、无法消除的假象，但我能理解这种假象，因此，我必定不会让自己被这种假象所迷惑(康德)，而且就算假象犹如眼睛里的残象一样持续存在，我也不会被它迷惑。但如果我受到迷惑，我便处于这样的危险中：为了某种臆想出来的实体而遗失了理念。然后，我便陷入这样的境地：把理念的内容当作知性的客体，将之拆分为元素(各种元素彼此组合、混杂、交叉)，使它越来越像一种机制——而我却依然能被理念的真实性所感动，由此确信自己不是在追逐幻象。关键在于克服自我误解。唯有克服自我误解，所见以及对所见内容的表述、直觉以及在直觉引导下的研究方法才会让人无可指摘。之后，迟钝的追随仿效

---

① *Schneider*, *Kurt*: Psychopathen, 4. Aufl., S. 40.

者便无法让假象性认识的机制运转起来，从而也无法更快速、更便捷地对人进行分类。于是，对"体质压根儿不存在"（除了个别特殊条件下，内分泌腺对整个躯体的影响）这个命题也可以这样来作答：并非如此；作为事实构成，体质并不存在，但作为必不可少的理念，体质是存在的。谁若不心怀体质的理念去观察人类，其观察便永远是贫乏、狭隘的。

席勒赞同歌德的植物形态理论。一天，他想要向歌德弄清楚原植物（Urpflanze）的意义。席勒说："原植物是真实的，但只是一个理念。"歌德回答道："我很高兴你看到了理念。原植物是现实。"* 事实上，席勒口中的"只是"，仅适用于我们直接研究的知性对象的有限确定实在。然而，理念是现实，尽管我们并未占有理念，理念却引导着我们，在意象中向我们显现，让我们在思想和图式中接近它，为我们的认识赋予关联和意义。

5. **特殊的基本直观。** 一旦意识到自己在直观中已经占有整体，人们便会产生下述倾向：一方面，在纯粹的过渡中看见整体（作为一切中的一），另一方面，在图式中通览整体。在克雷奇默学说的各种表述中，前一种倾向存在于关于人格与精神病之间过渡的命题中，后一种倾向存在于克雷奇默认为的人的类型似乎只有两种或三种这一想法中。这两种思想倾向绝非必然与克雷奇默的体质理念相伴而生。可一旦理念被完全实体化，这两种倾向便可谓内含于思想机制中。

aa）**人格与精神病。** 人们曾经对精神分裂症患者的病前性格进行了很多观察，并认为自己已经发现，后来得精神分裂症的那些患者在患

---

* 1794 年 6 月，席勒与歌德同时出席耶拿的自然科学会议。会后，两人就植物形态学进行了长时间的交谈。作为林奈的学生，歌德痴迷于植物学，建立了植物形态学的自然哲学体系。歌德认为所有植物都起源于同一个"原植物"。他观察了玉米、蚕豆、玫瑰、水仙等植物的生长过程后得出结论："叶形结构"是所有植物生长发育的基本形态。席勒不完全赞同歌德的观点，认为"原植物"不是经验现实，而只是一种理念。——译者

病之前往往性格不正常。然而，人格与精神病关系的本质仍然很成问题，人们只是质疑两者之间的关系在何种程度上是事实，但克雷奇默却不仅看见了人格与精神病之间模糊不清的关系，而且看见了一种过渡：精神病是一种体质上的人格本性的增强。克雷奇默的观点，比特定人格类型具有特定精神病的易感性(具有罹患特定精神病的倾向)这种说法要激进得多。

克雷奇默想要暗示性地表达异质显现之间隐蔽的相似性。至关重要的任务是搞清楚他用什么方法来表达人格与精神病的相似性。我们选择了一个案例：他用相似性(Gleichnis)来表达生理特质、气质状态、性格特征、精神病显现之间共同的基本特征。但如此一来，问题肯定依旧存在，除了形象-感性的类比，异质现象之间究竟有什么相同的特征(无论哪种意义上)被切中了。克雷奇默讨论了粘着(粘稠)气质及其与强壮型体格、癫痫的关系，他写道："心灵过程的这种粘滞性(Viskosität)总是一再以其他显现方式表现出来——动作安静，从容不迫，寡言少语，幻想贫乏，定力强，持久集中注意力，以及情绪生活均衡稳定，迟钝麻木，敏感度低，缺乏灵活应变性，精神和社会活动平淡无奇，社会行为忠诚可靠。人们应该观察到，粘滞性、难以流动性(Schwerflüssigkeit)是强壮型体格者共同的基本特征。"显然，一个难以流动的感性意象，适用于完全异质的事实，比如躯体上的运动迟缓和性格上的忠诚。两种类比各有道理，但两种情况下意象的感性意义截然不同。沿着这条路径，人们说不出任何关于人之存在的基本特质的经验知识。

有时，克雷奇默似乎完全忽视了人格与进程性精神病之间的深刻差异。倘若进程性精神病显得仅仅像是在遗传关联枢纽处人格变化的顶峰,那么最模糊不清的表象又可以横行无阻了。从一般的分裂气质者(schizothym)出发将导出一系列过渡:经由分裂样精神变态,通向精神分裂症。库尔特·施奈德明确反对这种用过渡来模糊边界的做法[1]:基于朴素的临床经验,我们必须承认没有发现这些过渡,尽管根据与某些躯体疾病的类比,这些过渡本身不能先天地被视为不可能的。人们对之犹疑不定的那些病例(到底是人格异常还是精神分裂症)非常非常罕见。但就算是这些病例,从长远来看,人们最后几乎总是能够确定它们到底是人格异常还是精神分裂症。如果分裂样人格与精神病之间存在某种关系,这种关系无论如何都不是过渡,而是一种跳跃,就像慢性酗酒状态与震颤性谵妄之间那样。因此,人格与作为进程性精神病的精神分裂症之间的跳跃具有决定性,人格与躁狂-抑郁症之间的跳跃同样也具有决定性。如果两者之间存在某种关系,那么无论如何都不能说前者是后者的轻微形式。

有一种思维方式想要通过形象的类比来把握心理事件的统一体,认为某一类心理事件本质上是同一的。闵可夫斯卡已经在她的结构分析中运用这种思维方式分析癫痫样体质(粘着体质或粘稠样体质)(glischroid)[2]。她把"结构"理解为"一种构造原则,相对于活生生的此在的所有形式来说是一种首要的、原始的东西,因此,在生物学、性格学、精神-创造行为中的表现方式全都是一致的"。粘着体质的基本特征是缓慢、停滞、粘结(就连毛细血管中的血液循环也很缓慢,导致肤色暗沉)——郁积阻塞(Stauung)导致

---

① *Schneider, Kurt:* Psychopathen, 4. Aufl., S. 43.

② *Minkowska, Franziska:* Epilepsie und Schizophrenie im Erbgang mit besonderer Berücksichtigung der epileptoiden Konstitution und der epileptischen Struktur. Zürich 1937(Archiv der Julius Klaus-Stiftung für Vererbungsforschung, Bd.12).

运动性发作。相同的两极对立在性格中表现为：一极是粘滞性的缓慢和专注、持久的情感，另一极则是爆发性的强烈反应。性格中（这种性格在癫痫患者的家族里的健康成员中间很常见）充溢着粘滞的基本特征，主要表现为以下方式：这些人走不出其最初成长环境的框框，依附在家乡的土地上，维护传统价值与家族关系，认真工作，单调如一，情感专注，没有能力脱离其世界。当疾病发生时，缓慢的人变成了兴奋的人，体验的冲突愈演愈烈，郁积阻塞得不到自然的释放与缓和，增强到顶点，造成突然的意识混浊、意识丧失、基本的焦虑、朦胧状态，体验到基本力量、宗教幻象、世界末日。癫痫性精神病是在郁积阻塞与突然释放之两极对立中显现出来的更高程度的粘稠性现象。相同的两极对立表现为"坠落与上升"。在运动性发作中，身体向下跌倒，发生运动性释放；在失神、朦胧状态、精神病中，精神下坠到意识丧失的地步，又上升到关于宗教和宇宙的妄想内容。这种两极对立在凡·高的最后一幅画《麦田上的鸦群》中得到了创造性的自我表达：麦田奋力上扬，灾难一触即发。在这样的直观中，我没有发现任何生物学、心理学的基本事件，而是看见了一个游戏。在这个游戏中，不同事实构成的相互比喻，在一定程度上能有助于语言描述，并且不由自主地变成了同一种东西。在这里，欺骗我们的恰恰是那种在生动与直接的直观中、与深层生命根基的诱惑相联系的貌似合理性。但这丝毫没有减损家谱学描述论断的重要意义。

性格本性与进程性精神病的关系是一个极其困难的问题。我们仅仅指出两点：

1. 原初人格本性与后来的精神病之间关系的事实性并不是绝对的。就算人们常常发现精神分裂症患者的病前性格异常，常常发现其亲属具有类似的性格，也不能断言异常人格类型本身具有使人罹患精神分裂症的倾向或风险。性格健全的人罹患进程性精神病的病例并不少见。

2. 在家谱学研究中发现性格与精神病之间的关系，容易导致循环定义：因为家族中有精神分裂症患者，所以把一种性格类型称为"分裂样性格"，因为家族中没有精神分裂症患者，所以不把同样的性格类型看作分裂样性格。因此，卢森布格尔说："如果脱离其家庭背景来观察一个个体，那么无情的精神变态便是情感贫乏型人格的一种极端、低劣的变体。如果我发现他的父亲患有精神分裂症，那就没有任何理由不认为此人携带有精神分裂症的禀性，且在此视角下可以称之为'分裂样精神变态'。"也就是说，同一个个体的性格类型，这次是人格禀性的变体，下次又是精神病的遗传实体的表现。虽然卢森布格尔认为"精神分裂症患者的情绪冷漠本质上不同于精神变态的淡漠或相应的正常人格的情感贫乏"，但似乎唯有家谱学研究才显示了个案中存在什么。无论如何，按照卢森布格尔的说法，"不能把一个精神变态者的怪癖或甚至北欧人的矜持克制，与精神分裂症患者的孤独症混为一谈"。精神分裂症不是"某种人格特质的变异，而是一种疾病的症状"。

bb）两类或三类人。初看上去，似乎克雷奇默的学说假定有两类或三类体质，似乎他希望把所有人都归入这两类或三类体质。这并非克雷奇默的本意。他的思考源自他的直观。他只表达那些他已经看见的类型。原则上，他丝毫不反对别人提出的新的体质类型。他会说：把你说的体质类型描述给我听，展示给我看！他几乎不抗拒新的身材形态。事实上，他不是从固定的模式和体系出发，而是从他的形态学和相面术的洞察力出发。但之后，固定的体质分类模式不由自主地在他心中形成了。接下来，这种模式被普遍运用于世界中，似乎穷尽了对所有人的体格类型的分类。

f)康拉德(Klaus Conrad) * **对精神病学的体质学说所作的改进。**
克雷奇默的直观卓有成效的终极标志是,从中能够产生一种融合并超越旧学说的新学说。由于康拉德出色的研究工作,体质学说迈入了新阶段[①]。虽然他的研究几乎没有什么新发现,只是给出了新解释,但这对于领会整体时所面对的问题域来说却是本质重要的事情。因为关键在于,通过整体的愿景看见前行的道路,通过理念开辟新的空间。只要康拉德预设了克雷奇默的学说及其声称的事实构成,那么我们前面对克雷奇默学说所作的批判就依然适用于康拉德。但康拉德对克雷奇默的学说不仅仅是小修小改,而是作了彻底的改进。克雷奇默的学说整体上崩塌了,但其具体研究结果和理论构架依然保留了下来,当它们不被扩大应用范围的时候,便会由于其形象直观的含义和富含价值的特征而越来越清晰地凸显出来。第一,康拉德批判了关于体质类型的统计;第二,他构思出一种新的关于体质类型的两极对立模式;第三,通过假设一种发育史的结构,他赋予这种构思以其本真的含义。我猜测,康拉德的遗传假设完全是错误的,但这并不妨碍它们作为一种新的"理念的图式"引起人们极强烈的兴趣。康拉德的理论向人们提出了出色的问题,尽管可以证实的答案还不存在。下面我为大家介绍康拉德的思想。

1.**对类型统计的批判性讨论。**与我对克雷奇默的批判一致,康拉德很清楚地意识到对类型学问题的统计加工"始终是一把双刃剑"。"由于我们预先把类型确定为分类原则本身,自然不能试图通过统计学来证明类型的存在。类型平均值的价值不在于证明,而只在于示例。"

---

* 康拉德(1905—1961)是德国神经病学家与精神科医生,对神经病理学与心理病理学做出重要的贡献。他从 1958 年开始担任哥廷根大学精神病学与神经病学教授与精神病院院长。代表作为《早期精神分裂症:对妄想的完形分析》。他相信只有通过脑病理学进路才能进入精神病的问题,从而把心理病理学再次拉到了自然科学式医学的一边。——译者

① *Conrad*,*Klaus:* Der Konstitutionstypus als genetisches Problem. Berlin 1941.

这句话再次证明：出发点是可见的身材形态，而不是测量数值，如此一来便不可能把精确的证明建立在统计的基础上。

然而，按照康拉德的看法，孤零零的平均值本身压根儿不重要。对他来说，类型最本质的内核是边界值，它是在两个不同边界值之间得到确定的。对类型而言，这些边界值作为绝对的数值同样也无关紧要；因为一种类型始终只有在其与对立类型的两相对照中才有意义。因此，只能通过一个相对的边界值范围来把握类型。

类型的范围界于一个外边界值与一个内边界值之间，亦即界于纯粹理想的类型数值与平均值之间。那些理想的特征数值（外边界值）可以在经典个案中看出来，而平均值（内边界值）可以"通过统计平均数，亦即从涵盖面尽可能广的集合中"获得（在此，老问题依旧存在：我们预先选取了许多个案构成的类型之集合，再统计该体格类型数据的平均值，但如何决定每个个案是属于还是不属于该集合呢?）。*康拉德认为，边界根本不是固定不变的；"体格类型不是被限定在固定范围内的东西，因此，没有任何方法能找到固定不变的边界。关键只在于，虽然是任意的，却要按照一定方法正确划定体格类型的边界。"（理虽如此，但起初选择划界方法时是任意的，一旦任意选择了一种划界方法，便预设了判定个案是否属于该体格类型的一个独特标准；这个标准本身可能是任意的，每个观察者应用这个标准时都必须用相同的方式操作。）

谈到体格类型的测量数值时，康拉德说，其价值不在于证明，而在

---

* 基于多位学者的测量统计数据，康拉德统计了不同体型者头围与身高比例的平均值，得出结论：瘦长体型者头围身高比的平均值是 33％，矮胖体型者是 34.3％。从典型个案来看，典型的瘦长体型者的头围身高比大约是 31％，典型的矮胖体型者的是 36％。因此，瘦长体格类型头围身高比的内边界值和外边界值分别是 33％和 31％，矮胖体格类型的分别是 34.3％和 36％。康拉德用相同的方法研究了瘦长与矮胖体格类型的颧弓宽度与颅骨宽度的比值、肚脐高度与身高的比值、胸围身高比、胸宽胸深比、肩宽胸围比、背宽身高比等。参见：*Conrad, Klaus: Der Konstitutionstypus als genetisches Problem. Berlin 1963*, S. 19-21。——译者

于示例。人们稍作思考,便不可避免地会把该命题扩展和应用于所有的数值,而被统计的那些体格类型在测量数值中表现出了各种各样的关系。所有这些数值只有示例的价值。因此,可以根据这些测量数值是否有价值(亦即,根据这些测量数值是否支持令人信服的直观观察)来评估其意义。单纯抽象的数字、百分比、统计相关性本身根本无关紧要,因为它们什么也证明不了。研究体格类型所应用的整个统计学其实不是真正的统计学。

2. 对两极对立类型的新勾画。康拉德自己很清楚,所有的类型都是相对的、个别的、暂时的。就此而言,康拉德能不带偏见地观察丰富多彩的人类身材体形。没有任何体格类型的分类模式能够完全按照一种视角或按照两三种类型形式,尽数囊括变化多端的人类体格形式。

对康拉德来说,这样的囊括是不可能的,更何况,简洁勾勒的形式并非类型本身,而只是可以灵活变化的形式——人们要在非常极化的生长原则(Wuchsprinzipien)的视角下,才能把握这些形式。在康拉德那里,决定体格类型图式之勾画的不是理想的形态,而是它们形成的原则。瘦长型与矮胖型体格是源自相互对立的生长原则而形成的模态(Prägungen)。在强壮型体格那里是另一个原则在起作用。"其他的类型又是根据其他的生长原则而产生的。"

人们迄今为止看见的各种类型(包括发育不良型在内),在克雷奇默那里是并列的。康拉德用一种阶段序列消除了这种让人不满意的状态。他根据基本的生长原理区分了各种类型的意义,并要求只有可以比较的东西才能被比较。于是,康拉德发现体格类型主要有三组。这三组的共同之处在于,它们都是生长趋势。这些生长趋势多多少少会在整体体格中显示出来,或者会影响整体体格。"这类生长趋势在全身各处表现出来,一直到鼻尖或小拇指弯的形状这些细微之处。"另外,它们的共同之处还在于,这三组体格类型造成了其所属的心灵和性格的特有显现。所有的生长原理都发生在两极对立中;两极之间存在一系列变化形式。下面介绍三组主要的体格。

aa) 瘦长型(瘦长形态)与矮胖型:生长趋势上,趋向于长高却不长胖,或者趋向于长胖却不长高;此外还有适中形态(metromorph)*——这类适度的生长既不被视为中间体格(Mitte),也不被视为标准体格(Norm)。

bb) 发育不全型与发育增生型(Hypoplastisch und hyperplastisch)或瘦弱型与强壮型(asthenisch und athletisch):生长趋势上,组织、肌肉和骨骼发育不足或发育过度。发育不全型(瘦弱无力型):鼻子薄而尖,颧骨发育不全,下巴后缩,由此导致脸的中部和下部变短,肩膀窄,手小脚小,皮肤稀薄,毛发稀少。发育增生型(强壮型):鼻子大而宽,颧骨突出,下巴外凸,由此导致脸的中部和下部变长,肩膀宽,手大脚大,皮肤粗糙结实,毛发过多。此外还有发育适中型(metroplastische Typus),亦即处于发育不全和发育增生两极之间的适度生长。

cc) 内分泌问题导致的发育不良的(dysplastisch)生长形式(比如肥胖症和厌食症、类阉人的身形高大、肢端肥大样体质等)、畸形、异常形态的生长趋势(比如神经管闭合不全状态等)。

像克雷奇默的学说一样,在康拉德这儿,体格类型的划分与其所属的大量生理与心理反应(可以通过实验被确认)和性格描述密切相关。

通过这些划分,首先,所有致病的生长形式——它们都是原因已知的疾病,伴随着第三组体格类型被筛选出来了。其实它们与体质特征无关。其次,迄今为止一直含糊不清地交织重叠在一起的瘦长型生长形式与瘦弱型被区分开了:瘦长型是一种强健有力的生长形式,与矮胖型构成两极对立,而瘦弱型则是一种虚弱无力的生长形式,与强壮型

---

* "metromorph"是康拉德自创的词语,《杜登通用德语词典》和《瓦里希德语词典》均未收录该词。"metromorph"可能指纵向生长与横向生长彼此和谐的体格,比如矮瘦型、高胖型等,而不是指不高不矮、不胖不瘦的平均体型,也不是指标准的匀称体型。——译者

构成两极对立。一个发育不全的人本身还不是瘦长形态的;当然,某些情况下,他也可以是瘦长形态的。迄今为止,一个发育不全的瘦长形态者整体上被叫做"瘦弱无力者";但是,发育不全的生长趋势绝非直接与瘦长形态有关。

三组体格类型不是并列共存的,每个人首先处于瘦长型-矮胖型的两极对立中,其次处于瘦弱型-强壮型的两极对立中,最后,也可以罹患最后一组中那些病态生长形式中的某一种。

通过对三组体格类型进行相互比较,康拉德描述了它们的意义特征。他发现,瘦长型-矮胖型的两极对立中存在一种排他关系;在个别情况中,两类典型特征的极端变化形式不会组合在一起,而是作为对立的典型特征彼此扬弃。与此相反,在瘦弱型-强壮型的两极对立中,两类典型特征会组合在一起,而且两种生长形式的推动可以在同一个个体中存在。

此外,即使是在极瘦长和极矮胖的极端身材形态中,瘦长型-矮胖型的两极对立依然处于健康的范围内,相比之下,瘦弱型-强壮型的两极对立分别朝两个极端方向发展,逐渐进入疾病的范围,亦即,转变为病理性虚弱和肢端肥大症。

最后,瘦长型-矮胖型的两极对立把人的本性内在地划分为两类,这种划分一直深入到生理与心理反应领域。* 但在瘦弱型-强壮型的两极对立中,"划分远远没有如此深入"。区分原则"只在稍微影响了体质

---

* 康拉德吸收了前人的研究成果,从能量代谢、植物神经系统、水分平衡、血液分配、呼吸等方面比较了矮胖型和瘦长型的人在生理反应方面的差异。比如,矮胖型比瘦长型的人能量代谢速度更慢、体内含有更多水分、心率更快、呼吸频率更高等;通过缪勒-莱尔几何视错觉实验、颜色对比实验、完形实验、速示器阅读实验、罗夏实验等心理学实验得出结论,矮胖型的人更倾向于从整体上、用综合的视角领会事物,更倾向于关注实验对象的颜色,而瘦长型的人更倾向于从个别细节上、用分析的视角领会事物,更倾向于关注实验对象的形状,等等。(参见:*Conrad*,*Klaus*: Der Konstitutionstypus als genetisches Problem. Berlin 1963, S. 51 - 104)——译者

整体的某些特征素群中显示出来。区分也没有太往下深入到心理领域中。至于能够把握整个人格之基础的区分,几乎谈不上"。

这种划分简单明了。但结果是:第一,只有第三组体格类型是实际确定了的显现,其范围得到了严格界定,人们能够准确把握它们,此外,其因果关系也一清二楚。第二,从第二组体格类型的极端情形到疾病形式的"过渡"(瘦弱无力作为施蒂勒所说的"体质疾病",肢端肥大作为内分泌疾病)很成问题,把这组两极对立弄得模棱两可。第三,第一组体格类型被消解为一种一般的、不容置疑的两极对立关系,像魏登瑞所做的那样,丰富的外貌细节和本真的体质特征丧失殆尽(因此,康拉德说,瘦长形态不是体质类型,而只是一种生长趋势)。

然而,介绍完这种勾画,我们只迈出了第一步,还没有触及康拉德的根本思想,而我们一定要从康拉德的根本思想出发,才能知晓关于体格类型划分的设计意义,证实或质疑它。

3.用一种发育史的假设作为上述勾画的基础。体格类型是生长趋势的表达。这些不同的生长趋势应该被区分开。第一,根据影响生命整体的深度,康拉德把瘦长形态-矮胖形态的两极对立称为人之存在的"初级变种"(Primärvarianten),把瘦弱型-强壮型的两极对立称为人之存在的"次级变种"(Sekundärvarianten)。这意味着,个体在第一组两极对立中的位置,早在胚胎发育时期——因此非常深入——已经被决定了,而在第二组两极对立中的位置后来才被决定,再也达不到和第一组相同的深度。

第二,不同的生长趋势在其各自的两极对立中被区分开。通过这些生长趋势中蕴含的不同程度的发育目标,生长趋势呈现出了两极分化。关键点就在这里。

荷兰解剖学家博尔克(Louis Bolk)用过度发育来解释类似于动物形态胎儿畸形的某些类型。他说,动物是最极端的、陷入死胡同的发育。相形之下,正常人整体上一直处于形体成形(Formbildung)的某个阶段,而这个阶段更接近于胚胎时期。* 因此,不但人类胚胎与猩猩胚胎的亲缘性比人与猩猩的亲缘性要大得多,而且成年人与猩猩胚胎的关系比成年人与成年猩猩的关系要亲近得多。博尔克用"人仿佛是停留在胚胎期的猩猩"这句话表达了上述观点。①

该理论的基本思想是生长趋势的假设——不同的生长趋势以其生长目标为特征:生长发育要么趋向专门化,要么保持灵活可塑的开放性;换言之,生长发育要么推进到极端,要么保持克制,使各个方面处于适度和谐中。康拉德原创性地利用这个基本思想来把握体格类型和体质。发育目标介于两个极限之间——在长高与长胖之间、在瘦弱型与强壮型体格的形成之间,且已经不同程度地蕴含在原初禀性中,也就是说,往两个极限的其中一个方向生长发育,或者往居于两个极限中间的不同可能性方向生长发育。然而,与博尔克的胎儿畸形不同,康拉德讨论的体质类型涉及的不是一种正常的发育停滞和一种异常的发育过度,而是在给定的两极对立的变化范围内的正常发育目标。

与体格一样,属于体格的相应性格特质也应该被理解为符合早先发育的目标(长久以来,人们倾向于认为女人的本性是发育史上更早期

---

* 博尔克(1866—1930)发现,成年人保留了很多灵长类和哺乳类动物胚胎的特征。在演化生物学上,胎儿时相的特征持续到成年时相的现象被称为"幼态持续"。后来,古尔德用"幼态持续"说来解释人类的物种优势:人类比其他灵长类动物幼年期更长,脑部发育更慢,所以人类的学习时间和社会化时间大大延长,人类的脑部比其他灵长类动物大很多,智力也更发达。"幼态持续"说受到很多学者的批评,如今在生物学领域已经被边缘化。——译者

① *Bolk*: Das Problem der Menschwerdung. Jena 1926. 参阅韦森赫费尔的批判: *Wesenhöfer*: Cephalisation und Fetalisation. Z. Neur. **170**, 291 (1940)。博尔克关于畸形的研究结果是不容置疑的;动物胚胎与人类胚胎之间形态比例的解剖学相似性要大于动物胚胎与成年动物之间的相似性。但解释就完全是两回事了。理论赖以建立的基础不仅屡弱,而且可疑。关键始终在于,这些畸形不是猩猩或类似于猩猩那样的,而是畸形的人。

的目标,更接近幼儿,而男人的本性是发育史上更晚期的目标)。如此一来,康拉德便获得了一种大的心身统一观、躯体与心理的结构整体观;在基因层面,心身统一体的特质由胚胎发育早期阶段的若干次跳跃式发育决定。

康拉德用不同的"发育气质"来描述正常变化的生长趋势的两极对立特征。发育气质要么是保守的(konservativ),要么是激进的(propulsiv)。发育气质决定了体质被给予的发育目标。矮胖体质者接近早期发育阶段,与幼儿阶段有亲缘性,而瘦长体质者偏向晚期发育阶段,与幼儿相差甚远。体格比例中显示出来的东西以另外的方式平行地显示在性格的心灵本性中。*矮胖者必然是环性气质,因为矮胖体格和环性气质(zyklothymes Temperament)两者都与幼儿习性有更强的亲缘性。"矮胖体格与环性性格结构无非是个体形态发育(身材比例变化)与个体心理发育(个性形成过程)中彼此对应的点。"这两种两极对立的体质类型无非是不同的(保守的或激进的)发育模式,即个体发育中发生的保守或激进的形态变化、功能变化、结构变化。"体格与性格必须彼此对应,因为它们是相同发育事件的结果。"

康拉德把所有体质类型都看作两极对立式的,即保守型或激进型的两极对立,特别地,他也把这样的思维模式应用于躯体现象,因此,由内分泌决定的体质类型是生理组织对激素所作反应的结果,"刹车"(保守)或"加速"(激进)的结果。他还把这样的思维模式应用于特定躯体疾病的易感性,因此,体质类型被视为"对本来就有的疾病因素特别有利或不

---

* 康拉德指出,矮胖体格与幼儿体格的身材比例(比如头长与身高的比例、四肢长与身高的比例等)类似,瘦长体格与成年人体格的身材比例类似。各式各样的心理学实验表明,矮胖者、环性气质者与幼儿的思维方式和领会方式类似,瘦长者、分裂气质者与成年人的思维方式和领会方式类似。比如,瘦长者与成年人更擅长抽象思维,矮胖者和环性气质者更注重整体性、对象性,瘦长者与分裂气质者更注重个别细节、形式性,等等。——译者

利的基因型环境"。基本规律是:"素因型(Diathesetypus)疾病(亦即,异常加剧的反应)常常表现为体质系列中的保守一极,而系统型疾病(亦即,所有进行性的破坏过程)常常表现为体质系列中的激进一极。"

下面要谈到的最后一个思想,把康拉德的发育史理论推向了巅峰。人们可能会问,最大的发育机会在哪儿呢? 是在保守的发育气质里,还是在激进的发育气质里呢? 答案是,既不在保守的发育气质里,也不在激进的发育气质里。"矮胖形态-环性气质的体质变化形式表达了作为保守发育结果的一种非专门化的'青年阶段',由于它缺乏相应的发展气质而没有进一步发展下去;与此相反,瘦长形态-分裂气质的体质变化形式表现出了一种激进的、高度特殊化的'老年形式',可是它仿佛过早地实现了专门化(太早被确定下来了),因此丧失了再度进化的可能性。只有居于两极中间的适中形态-中庸气质(metromorph-synthymen)的形式,表达了经历两个最初的大的发育步骤(即6—8岁儿童期的第一次身材形态变化和青春期的第二次身材形态变化)之后仍然达到第二次和谐化的阶段、也许能够经历进一步的发育步骤的那些形式。"关于体格,他特别谈道:"在两个极端之间,只有适中形态经过第二次身材形态变化(即青春期)后实现了第二次和谐化,借此达到了那种匀称——我们理想中的完美均衡的体格(古希腊的美的理念)。"

康拉德的发育史观提供了一个关于人类可能性的生物学景象(Vision),让我们一直通达所有生命的边界。这不是源自相面术眼光和性格学洞察(像克雷奇默的学说那样)的一种直观景象,而是一种生物学-思辨的景象。它在思想中系统化地运作,充分利用那些已给定、已观察到的事实,将其整合为一个整体。思辨过程清晰、宏伟、引人入胜。阅读此书时,人们始终愿意相信书中所言都是真的。但我们不应该被表面蒙蔽。第一,康拉德的解释所依赖的事实,绝非像他的阐述所暗示的那样明确无疑、始终正确——尽管他施加了所有的批判性限制；乍看起来，他描绘的意象貌似合理、生物学上引人入胜，可如果人们保持远观、从整体上考察，那么一旦具体了解了事实构成，起初的貌似合理、引人入胜便会消失得无影无踪。第二，康拉德的理论没有给出让人信服的新研究结果，而是通过援引最新的生物学理念作出一种假设性解释。这种解释是体质理念的一种新的"图式化"（康德意义上的）。但如果人们想把这个图式看作真实的科学认知，便要面临以下反对意见：

aa)"发育"要么指未限定的、拥有无穷可能性的巨大空间，要么指特定的发育——随着相应的发育阶段在某个时间形态内已经实现了的一个整体。当我们谈论阶段时，已经事先预设了特定的发育类型。如果我们再把不同的发育方式跟这样的发育类型区分开，那么各种特殊的发育方式就不能被解释为其本己整体（即经历每一种发育方式）的时相。或者换句话说，人们不能把发育目标视为一个发育阶段，不能把发育整体视为其自身的一个阶段。发育停滞（可以看作是对某个阶段的固着）是病理性的。体质类型不应该是发育的停滞，而应该是一种完全发育。这种完全发育的发育类型以某个发育目标为特征，并且发育目标"对应于"完全发育的一个阶段，但这样的"对应"只是一种比较。女性既没有停止发育，也不比男性更接近幼儿，尽管女性的形态特征以及通过心理实验测试出来的心理特征也许和幼儿"相对应"，但相比于成年女性，男孩与自身的差距反而更大。人们可以把女性与幼儿作比较，把男性类型与女性类型作比较，把体质与性别，或者体质与幼儿时相作比较，任何情况下都不应忘记，每次都只是一种比较，不能从比较中得出存在的同一性，不能从"对应"中得出完全一致。作比较不会带来任何因果认识，而只会通过不同本质的彼此交织作用得出一些主观观点；作比较也不会带来任何遗传学认识，而只会塑造出那些无法用确定方式和最终方式把握的整体直观。

bb) 保守发育气质与激进发育气质的区分含混不清。它们应该是两个极端,而在它们之间的是中间的、适度的发育气质。保守发育气质与激进发育气质是"偏离正常的发育轨道";在两者之间,整体、充分实现的、未来充满希望的发育可能性必定会走上其独特的发育道路,而保守与激进的发育气质自己却陷入停滞。

在博尔克的启迪以及生物学整体直观(达凯)(Dacqué)的引导下,人们逐渐像下面这样来理解生命:认为自己在人类中看到了独一无二的本质,因为人类保存了整个生命的发育可能性,而动物仿佛离开了可能性的海洋,靠岸登陆、停滞不动,形成了固定不变、不再能被跨越的特殊生命形态。与动物相反,人起初是适度、柔软、可塑、汇聚一切的,而且在其本质中包含了生命整体。人一直还是最原初的、仿佛最年轻的生物。这样的生命观让人回想起浪漫派的自然哲学。这样的生命观绝不是一种知识,而是一种模糊的幻象,表达了对不解之谜的直觉预感——康拉德将其转用于人类本性的体质:仿佛向左向右"偏离正常发育轨道"并固定下来——发育成瘦长型与矮胖型,瘦弱型与强壮型体质——以及二者间的创造性生命之路。对康拉德来说,使某个早期阶段保持不变、作为发育的最终定局,这并非保留进一步发育的可能性,而是提前放弃进一步发育的可能性;达到某个后期阶段并非圆满完成发育,而是固定下来的类型的老化。但中间体格,即适中形态和发育适中型体格——因此必须对康拉德提出反对意见——作为瘦长型与矮胖型之间、瘦弱无力型与强壮型之间的中间体格,既没有保留进一步发育的可能性,也不是富有创造性的东西。从中间体格入手,人们无法在躯体和心理方面把握更完整、更鲜活的生命。一个截然不同的来源才使康拉德的观点充满这样的意义:精神方面的心灵发育经验,就在矛盾、对立面的创造、矛盾的融合、精神的辩证法中。

我们从保守和激进发育气质的对立中听出了若干含义,这些含义在不同使用场合或多或少地显露出来:

1. 如果我把衡量标准定为一个含混不清的、一般的发育整体,我不了解它,但也许模糊感觉到它有无限多种实现的可能性,那么激进发育气质便是未来充满无限希望的发育气质。

2. 如果我把衡量标准定为一个确定的发育整体,我了解其各种形态和时相,那么激进发育气质便是一种极端但本身有限制的、加速变老和死亡的发育气质。变老不仅发生在个体中,也发生在世代更替进程中。

3. 如果我把衡量标准定为一个确定的发育整体,但其自身却再一次被看作生命通向各自进一步变化的发育整体的当下形态,那么激进和保守发育气质便是固定下来的发育气质,与之相比,中间的发育气质不仅仅处于激进和保守的中间,而且是避免一切极端发育、每次总能适度发育的生命;中间的发育气质保留了一切的发育可能性,因此在自身内蕴藏了通过世代遗传不断进步提升的未来。

康拉德的著作里主要用的是第三种含义,但读者似乎总是一再联想到另外两种含义。

因此,发育向前推进(激进气质)可以意味着:1. 个体进一步分化和老化,发育成瘦长型和强壮型;2. 同样的事情发生在世代更替序列中(种族老化),导致过度分化和专门化、最后灭绝的生命形态;3. 在个体中保留进一步发育的可能性,能够创造性地形成新的生命形态(尽管会老化);4. 同样的事情通过世代更替发生在生命形态序列中(不会老化)。与之形成两极对立的是选择某个早期阶段作为发育的最终目标(矮胖型与瘦弱型),即保守发育气质:绝不保留进一步发育的可能性,安分知足地停留在早期阶段,但却不发生衰老进程,因此在世代更替序列中持续稳定地保持着生命力。但康拉德认为,真正的生存机会在于下面这样的发育趋势：保留进一步发育的可能性，以及始终保持适度的中间体质的创造。

上述整个直观隐含了一种直接让人信服的内在生命态度(对立面的辩证融合，在限制中放弃安宁，勇敢进入和停留在无限中)。这一事实不应该让人受到蒙蔽，其实这种哲学的生命态度在康拉德的著作中根本没有得到澄清，而且最主要的一点是，使用这些含混不清的宽泛而多义的概念很难在研究中成功获得新发现。在这里，康拉德把精神-心灵的基本真理转用于形态学、躯体、体质领域。这种观点作为理念富有意义，作为图式化的知识稍微有点儿简略草率，可它开启了一个空间。虽然这种直观厌恶一切独断的教条，认为它们僵化不堪，但却带来了新的危险：通过把理念实体化，含混不定的概念成为了新的教条。康拉德从不确定的东西出发，顺带作出正确且最终的总体判断，而这些确定的东西，被错当成了非教条(Undogmatik)的东西。

4. 把各种体质的决定因素归因为一个唯一的基因。 马克斯·施密特说，"这些体质类型没有一个有一丝的可能性能被归因于一个单一的生物学功能或单一的生物学原则"；康拉德对此持反对意见："一个唯一的遗传因素决定了相应的发育过程是保守还是激进的。"康拉德由此发展出来的思想又是纯粹假设性的；这些思想无助于任何研究的开展，却用生物遗传学的概念，设计出一个充满才智的可能性景象。当他问出"如果一种体质类型的基础是无数有待猜测的基因，思考某种遗传学说明便毫无希望了吗"这样的问题时，也许他意识到了困难。

回答此问题的出发点是体质类型的两极对立性。体质类型的两极对立性与遗传学特征的两两成对有关。遗传学家无法使用单个特征或不同特征的分组进行研究。他们要么需要一个特征出现或不出现(二中择一)，要么需要两极的变化系列——遗传学家可以用一个基因的突

变把两极的变化系列解释为复等位基因（multiple Allelen）。* 所有特征
要么是二中择一，要么是两极的变化系列。这不仅是方法上的要求，而
且有事实上的根据：有机体的遗传结构始终是两两成对的，每个有机
体有一对父母，而非三个；所有染色体都成对出现。康拉德划分的体质
类型都是两极对立的，因而适合接受遗传学的考察。他寻找的这一个
基因，必然能够确定个体在两极对立的体质类型中的位置。

然而，体质类型无疑是由特别多的基因所决定的。康拉德问道：
"为什么所有这些基因如此偏爱聚集在单个染色体组中呢？""这么多的
基因聚集在单个染色体组中，具有如此密切的亲缘性，整个遗传学里没
有一个这样的例子。"（但人们可以对此提出反对意见，认为这种亲缘性
的事实压根儿就不存在，存在的只是大量并不很强的相关性。）

因子耦合（若干基因一起出现在相同的染色体中）不可能是一种体
质类型的诸多特征彼此关联的理由；一是因为体质类型锚定在一个唯
一染色体内的概率微乎其微，二是因为耦合（Koppelung）中的这些遗传
因子也是"可以无限分离的，而这在当前情形下似乎根本不可能发生"
（但当这些基因之间的相关系数小于 1 时，经验却处处显示出相反的一
面）。因此，统一原则必定有另外的特征，即一个基因通过个体基因上
的早期决断，确定了所有其他基因的生效。有一个基因不是跟其他基
因并列共存，而是在基因的阶段序列中引导着基因整体，也就是通过确
定发育气质来引导基因整体。"唯一因子性的原则是形成体质类型的
基础"——这个假定会导致人们假设一个具有决定性作用的基因。

康拉德把一种典型体质的诸多特征整体比作一幅"图案"（Muster），
比如毛虫颜色或蝴蝶翅膀颜色。他把体质类型形成的根源比作生物学

---

*　比如，IA、IB、i 三个复等位基因由同一个基因突变而成，三个复等位基因的两两组合
　　决定了一个人的血型是 A 型、B 型或者 O 型。——译者

家发现的、决定蝴蝶翅膀色素图案形成的基因。* 但这仅仅是一种比喻,因为色素分布(尽管如此丰富多样)与性格特质、还有体格比例的意义差别实在是太大了。在这种情况下,康拉德不能说迥然相异的事情之间有相同点。人之本性的多样性没法像毛虫斑纹那样排成一系列摆在你眼前。与连续变化的图案不同,性格特质与身体外形的或强或弱的相关性呈现出一种无限的、彼此交叉的多样性。按照康拉德自己最初的说法,人的体质的各种典型类型的本质,仅仅作为研究者设定的特定视角下的临界和理想案例而存在。现实中观察到的事实构成的多样性,绝对没有被研究者的视角全面覆盖,也没有被保守与激进发育气质的两极对立所覆盖,保守与激进发育气质同样也只是一种比喻和解释,而非事实构成。

最后,康拉德整个学说的大厦是站不住脚的,其是由彼此互相支持的若干假设组成的一个体系,而这些假设不是建立在经验的地基之上(只有现实经验才能承载这些假设),也没有引导人们获取新的经验。尽管他的整个学说高见频出,但大概仍会无果而终。**

g) 论体质学说的正面价值。1. 体质学说是心理病理学中的伟大

---

* 康拉德的比喻针对的是描述与因果分析两种方法。第一,我们在大都市的街道上站上几个小时,看见人流如织,看见无数张人脸,每张人脸的样子好像万花筒般千变万化,我们对其进行描述,并按照一定视角对其进行分类,与此相应,我们对千姿百态的体质进行描述,并按一定视角对其进行分类。第二,仅仅用描述的方法研究蝴蝶翅膀各式各样的颜色、花纹和图案是不够的,必须追问其形成原因,研究蝴蝶翅膀表皮的脉管、茸毛,新陈代谢过程,色素形成,发育动力学等,与此相应,我们从遗传学角度研究决定体质的基因。(参见:*Conrad*,*Klaus*: Der Konstitutionstypus als genetisches Problem. Berlin 1963,S. 3.)——译者

** 雅斯贝尔斯评论的是康拉德著作 1941 年第一版。有意思的是,康拉德在此书 1963 年第二版的末尾对雅斯贝尔斯的批判做了回应。他感激一位大哲学家如此重视他的著作,同时又指责雅斯贝尔斯的说法自相矛盾:一会儿说康拉德让"体质学说迈入了新阶段",一会儿又说康拉德的学说"站不住脚"。康拉德坚称自己的理论得到了大量事实经验的支持,认为雅斯贝尔斯没有真正理解他的理论。——译者

运动——它远远超出专业领域而获得了有效性,似乎被众多研究工作所证实,却也一直持续不断地遭到彻底质疑,最后在被证实、被质疑的反复循环中止步不前,再也激不起人们的兴趣,可是隔了一段时间后又重新开始被人关注;因为体质学说承载着一个永恒的问题:整个努力中的真理在哪里呢?尽管体质学说得出了坚实可靠的结果,却没有出现直线式的研究进步。另一个问题是:错误是从哪里开始的呢?我们要再次总结一下我们的回答:

aa)正确的是把体质的理念看作心身状态的整体,而错误的是把理念实体化为一种认识对象的存在。因此,所有的认识都在追求理念的路上,后来变成了特定的、有限的认识,而非整体的认识。理念的完成永远也无法达到,但理念始终是任务。事实上,每个被清晰把握的整体也不再是真正的整体(die Ganzheit),而是"一个"整体(eine Ganzheit),因而是个别的,是跟其他因素并存的一个因素。与此相反,真正的整体(das Ganze)向后退却,吸引和引导着我们的认知。如果它被称为"个体体质的整体",这算不上错误,但这只是一个概念,仅仅让我们用否定的方式把所有其他可把握的整体看作暂时性的。

一切已被认识的整体永远只是相对于真正的整体而言的个别整体,绝非真正的整体自身。因此,如果体质学说意欲把握人之存在的整体,相信直接应用(诊断式应用)体质学说便已从根源上认识了个体的人,那么所有这样的体质学说都是错误的。

bb)我们尤其已在以下方面区分了正确与错误:形态学知觉以及在其中关涉心灵的相面是正确的——把观察到的东西实体化成可测量的客体是错误的,把观察到的东西与可统计的客体混为一谈是错误的,让两者彼此交织渗透、相互依赖也是错误的。

变得明显可见的个别身材形态是正确的,拓展我们视野的形态学与相面术范畴是正确的——将其普遍化为规律与有效性(人们可以把个别情况作为整体归入其中)是错误的。

纯粹的经典案例作为我们观察的指引是正确的——想要把一切发生的东西划分进已获得的类型系统的那些图式是错误的。

2. 在追求理念的道路上,各式各样的现象与事实构成显现了出来。它们作为具体的谜团指向始终向后退却的整体,作为有限的洞见扩展我们的认知。型相学里所有正确的东西都处在追求理念的道路上。在追求体质理念的道路上,什么东西显现出来了呢? 我们获得了直观普遍关系的方向。

因此,生物计量学方法提供的不只是数字和相关性。通过生物计量学方法,所有领域中都形成了一种清晰性,而人们能够据此确定生物计量学方面的差异。由于运用了生物计量学方法,人们获得了直观的经验,假如没有生物计量学方法,人们就不可能获得这样的经验,尽管这些直观经验在单纯的计量结果中又会消失得无影无踪。

在整体的理念下,人们获得了对体格、性格以及因人而异的所有现象进行本质描述的方法论手段。作为个别的方法,它们在相面术与表情学,在可理解关联的心理学等中自有其位置,但所有这些个别的方法都是通过整体的理念才获得其原动力、本质性及其相互关联的。人们踏上了运用这些方法的道路。在这些道路上有着能够把握最深刻差异的各种视角,而通过它们,我们学会了去关注本质的东西,并且生命的多样性形成了一个个意象。

人们获得了各种整体(Ganzheiten),可旋即又发现它们只是个别的元素。可确定的体质根本不再是体质本身,而是心身整体的一个局部因素。

人们在各种普遍关系中寻找系统化的东西。在把目光对准整体时,无边无际的可能关联就被揭示了出来。把体格与性格、遗传生物学、内分泌学、精神病、神经症关联在一起讨论,开启了最广阔的视域。在此视域中,部分统计相关性、相对的视角,就在通往整体的道路上得到了认识。所有这些东西彼此可能都有关联。

3. 在这条道路上，人们获得了不少概念和见解，其实它们都是无法回答的问题。这些问题开启了可能性的空间，却没有带来确定的认识。在一种自身不断深化的经验中，我们对具体当下的真正整体的心态变得开放起来，好像人们真能亲手把握整体似的。但真正的整体是难以掌握的，尽管不抗拒人们持续不断的钻研与推进。

基本态度是，作为整体的个人不能被简单归入存在类属，除非根据他本质的各个方面和个别显现。人不能被归类，相反，每个人在其遗传禀性的实现以及周围世界上都有事实的边界，并且每个人原本具有一切的可能性。

§3. 种　族

生物学前说明。我们理解的"种族"不是生命力（Vitalität）和力量的概念，而是一种生物学特性的概念。这种特性就在身体形态和外貌、身体功能的特征、心灵生命的方式中显现出来。因此，我们讨论的"种族"不是"生命力种族"（Vitalrasse）*（当人们把"种族"当作价值评判来谈论时，眼里看到的便是"生命力种族"），而是形态学上的种族或生物学特性上的种族。

种族是一种通过并非有意为之的、经过长时间事实繁育而形成的人的特殊种类。当人们并列比较那些最显著的差异（白种人、黄种人、黑种人）时，种族赋予其整体中的个人以独特的、最容易把握的基本特征。

---

* 　"生命力种族"是纳粹种族卫生学家普洛兹（Alfred Ploetz）提出来的概念，指的是由一群相同祖先内部繁衍而成的、有共同起源的所有个体构成的整体集合。由此，他区分了"高等种族"和"劣等种族"。——译者

如果人们区分混杂人口(Mischbevölkerung)中的不同种族——历史进程中形成的人口都是混杂人口,那么这可能仅仅意味着:这些种族在发生混杂之前曾一度独立存在。如果不能在此意义上证明混杂人口中的不同类型是现实存在的种族,那么这些类型的差别便是含混不清的。这些类型可能是种族(人们缺乏绝对让人信服的理由便仓促得出了这个结论);可能是人口中已经形成的局部变异,还没有发展成截然分离的种族;也可能是体质类型。

种族与体质的区别很容易从定义上界定,但在具体应用中,种族类型与体质类型之间并非总是存在泾渭分明的区别。种族是基于人之本性的独特变种和突变、在生命史中形成的人之存在的形态。体质是普遍存在于所有种族中的变种,具有非历史性的特征,因为这些变种可以在任何时候以其典型方式重新发生。

方法论前说明。凭直觉看出混杂人口中的种族类型,以及凭直觉看出体质类型——这两种情形在方法论上存在近似性。但有别于体质类型的纯粹案例只是一种在经验中非常罕见的理想——存在着事实上可以将不同族群完全分开的种族;种族心理学的研究便致力于此。在种族心理学研究中,人们比较了不同种族的人产生心灵障碍的不同方式,但这样的比较并非基于纯粹的种族,而是基于以地理划分的人口。也许人们可以去比较居住在相同空间内、混杂得相对较少的两类人口,比如犹太人和犹太人周边的阿拉伯人。如此一来,个体中的绝大多数属于哪个种族便不容置疑了,只要人们仍然愿意把那些有差异的人口群体一般性地称为"种族"①。

---

① 关于这个主题的所有文献和批判性评论,可参见 *Johannes Schottky*: Rasse und Geisteskrankheiten, Rassenfragen beim Schwachsinn und den Psychopathien; *Beringer*: Rasse und Metalues; *Wülker*: Rassenmischung und Krankheit。全部都收录在肖特基的《种族与疾病》(*Schottky, I.*: Rassen und Krankheit. München 1937)一书中。

第一个问题是：什么是普遍的、人皆有之的因素（在种族的所有区分之前就存在，因而贯穿于所有种族中）？观察表明，所有器质性的脑部疾病（例如麻痹性痴呆）是普遍存在的，此外，精神分裂症、癫痫和躁狂-抑郁症在所有种族中都存在。这是否涉及整个人类都有的遗传禀性，或涉及通过突变获得的遗传禀性（以相同的方式出现在所有种族中），仍然悬而未决。是否存在这样的精神疾病——它们在某个地方历史性地通过某种突变形成，然后通过遗传扩散开来，仍然没有答案。

第二个问题是：本质相同的疾病形式是否在不同种族那里成为不同的显现呢？答案并没有超出那些不言自明的内容，在更丰富的文化生活中，精神疾病的思想内容会得到更丰富的展开，精神疾病的思想内容依赖于精神方面的传统习俗。比如，中国人听到了鸟和鬼神的说话声、与龙交媾而怀孕，而欧洲人经验到了电流感应或心灵感应。

第三个问题是：不同种族中患一般疾病与个别疾病的频率是否有所不同？由于缺乏足够的统计数据，人们只能凭印象或基于没有充分方法论依据的数字给出答案。

个别研究可能会被提及。研究人员比较地理上分隔开的不同区域内的人口时，没办法区分到底是自然、社会与文化环境对精神疾病的影响更大，还是种族禀性的影响更大。我们有关于精神病与异常状态的大量描述可供参考——它们通常是简短和不直观的，但囊括了世界各地的情况。这些描述常常涉及稀奇古怪或偶然发生的事情。据克雷佩林观察，在爪哇岛上的马来人中，早发性痴呆患者在患病早期出现抑郁的情形非常罕见，也很少有听力错觉和妄想观念，相反，他们常常在一过性激越后恶化为无脑的痴呆；躁狂-抑郁症患者几乎只出现躁狂，不出现抑郁。一些作家报道了荷属东印度群岛所谓的

"狂暴杀人"(Amoklaufen)*：患者在狂暴中突然发作、见人就杀。

至于欧洲各族人口彼此间的差异，给人的印象就更确定无疑了。施瓦本人有易患体质性心境恶劣的显著倾向；人们说，日耳曼人比斯拉夫人和罗马人更倾向于患忧郁症。自杀率的统计数据差异非常清晰：丹麦人和德国萨克森人的自杀倾向很强，而斯拉夫人和罗马人的自杀率要低得多。克雷奇默发现①，跟施瓦本人相反，黑森人中几乎没有人会罹患真正的躁狂性疾病，而与此相应的是，健康黑森人中微弱弥漫着的轻躁狂的气质因素。

比较犹太人及其周边阿拉伯人的精神病患病情况，似乎是种族精神病学迄今为止最有益的研究对象。西切尔(Sichel)发现②：在犹太人当中，癫痫和酗酒患者更少，躁狂-抑郁症患者要多很多(精神病院收治的躁狂-抑郁症患者中，犹太人数量是非犹太人数量的四倍)，癔症患者更多，精神变态(人格障碍)的患病率更高。此外，他强调，犹太人当中经常出现"非典型"病例，实际上可治愈的躁狂-抑郁症被错误地当成了预后不良。西谢尔关于犹太人当中精神病情况的报告为大多数其他研究者所证实，也为朗格所证实③——朗格对犹太人中的躁狂-抑郁症作了特别细致透彻和直观形象的描述。

---

* "Amok"是欧洲人16世纪在马来西亚发现的一种精神障碍，患者通常是马来人，发作时处于彻底狂暴状态，用刀枪等武器杀死眼前见到的所有人，一直到精疲力竭或被杀为止。DSM-4把"Amok"列为解离性精神障碍和冲动控制障碍，属于文化相关性综合征(但DSM-5中没有"Amok"词条)。ICD-10把"Amok"列为人格与行为障碍。——译者

① *Kretschmer:* Familäre und stammesmäßige Züchtungsformen bei den Psychosen. Münch. med. Wschr. 1933.

② *Sichel:* Die Geistesstörungen bei den Juden. Leipzig 1909；*Sichel:* Neur. Zbl. **27**，351.

③ *Lange，Joh.:* Münch. med. Wschr. **68**，1357（1921）.

第三章　生平(传记学)

　　每个人的心灵生命都是一个作为时间形态的整体。要把握一个人，必须观察他从出生到死亡的整个生命。专门治疗躯体疾病的医生只关心一过性疾病或慢性疾病，关心性别与体质这样的某一方面的特性，而不关心整体人格，相比之下，精神科医生历来就关注患者过去的整个生命，关注其所有的个人与社会关系。真正的个人疾病史必然会充实和发展为传记。心灵疾病植根于生命整体，要把握心灵疾病，就不能脱离生命整体。我们把这样的生命整体称为"人的生命历程"(Bios)，对其所作的描写与叙述叫作"传记"(在语言惯用法里，一个人的"生命历程"本身常常也被称为他的传记)。

　　a) 传记的资料。人们所能了解的关于一个人的所有事实构成，全都属于传记的资料。任何关于此人的调查结果都属于传记，任何关于此人的调查结果跟时间中所处的位置都密切相关，哪怕是持续一生的性格。一个人的体验、经历、行为的精确日期，都属于一个人的传记图景。

　　b) 通过传记来领会"生命历程"。传记调查结果的时间性不只是数量上均匀的前后相继，更确切地说，"生命历程"的环节在质性上是作为时间形态而形成的。要认识这样的时间形态,可以通过三个途径:第一,在生物学演进中;第二,在内在的生命史中;第三,在人的成就与作品中。1. 每种生命体(因此也包括人)都有其典型的寿命——不同个体的寿命波动幅度相当大,但都有一个无法超越的极限寿命,也有其典型的年龄与危机。这就是人类作为生物进程时自身变化的时间形态。2. 在此基础上,内在的生命开展,就作为独一无二的发展,与生命开端、初体验和主导经验紧密相连。生命刚开始的时候拥有无穷无尽的可能性,而随着一点一点的现实化,无尽的可能性逐渐被排除在外,一直到完全的现实化,个体生命的可能性被完全穷尽。被摒弃的、失落的、错过的诸多可能性,包围着已成现实的生命的狭小区域。3. 对于内在的生命史而言,个人的成就、行为、作品具有本质的重要性。个人通过对普遍和有效的参与,而把自己的生命客观化。所有这些生命的发展皆发生在平静的生成中,发生在成长与成熟中,然而在生命的发展中也会发生关键性的骤变,新的事情突然出现,生命迈出的大步变成了跳跃。

　　传记总是关乎独一无二的个人生命,而且以传记的眼光看,个人生命嵌入在无所不包的时间关联中——在生物学上嵌入在遗传中,在心灵上嵌入在家庭、共同体与社会中,而在精神上嵌入在客观的有效传统中。因此,传记的视角通向更广阔的历史视角——它就在一个总体事件中去观察人,在种系遗传(类属)中去观察个体的遗传发展,在人类传统和民族史中去观察个人的历史。人们想要看到"统摄的一"(übergreifende Eine)——个人身处"统摄的一"中,并且成长变化的个体参与其中,自身就是其中的一部分,仿佛通过其传记的统一体而表征、反映、描画了"统摄的一"。但我们没有关于人类心灵的种系遗传史的知识,也几乎没有关于心灵前史的知识,而只有关于几千年历史和本民族历史或丰富或不怎么丰富的知识,此外还有关于儿童发育史以及遗传关联的知识。巨大的遗传学视角把历史意象扩展到史前世界的黑暗中,并声称史前世界会对当下的心灵造成某种影响。这在最一般的意义上肯定是正确的,但在每个确定的形式中却是幻想。传记必须局限于每个个体,而且只能告诉人们这样的事实——这些事实能让人了解与传记主人公的个人生命有直接关联的遗传和传统。

c)"生命历程"与传记的极限。我们寻求"生命历程"的统一、自然终结与圆满。以此来衡量,很少有生命享尽天年(大多数人会早夭),而且没有一个生命是圆满的。我们在一个人面前亲临其死亡的经历极富启发性。对我们来说,生命的终结让此人的人生意象变得完整、确定。生命中的一切都只是"到目前为止",还有可能性,还有未来的生活,未来的生活中会产生新的现实、新的行为,就算是过去已经发生的事情也能被赋予新的、另外的意义。与我们面对生者时的所感所思相比,面对死者时我们心头会猛然一颤。但假如我们这样来看待一位生者,仿佛当真亲眼见证了其生命终结似的,这样的做法很不人道,并舍弃了原本可以与生者进行的交流。人们仿佛在此人名字下面划了一道线,表现得好像把仍然还活着的人给埋葬了(类似的做法是把正在发生的事情当作好像已经过去了的事情,刻意疏远活着的生命,将其当作历史,从主动参与生活的人转变为被动的观众)。在一个人死后整合并生成此人的人生意象时,我们能明显感受到双重缺憾:一是未享尽天年而殁(Unabgeschlossenheit),尤其是在早夭的情况下("没有充分绽放过的生命,倏忽闪烁、熊熊燃烧……"——康拉德·迈耶(Conrad F. Meyer)),二是未圆满完成(Unvollständigkeit),没有生命能实现所有的可能性。没有人能成为一切,而只能在生命的现实化中成就少量的可能性;只有通过理解、凝望、爱他自己无法实现的所有可能性,一个人才可能变成一个"完整的"人。因此,"生命历程"的统一性与整体性始终只是一个理想。

然而,传记绝对无意从整体上认识一个人生命的全部。实际的传记是无穷无尽的,包含了我们在一个个体那里可调查到的所有心灵事实、所有可理解的关联和因果关联。这些内容根植于我们无法看透的个人禀性,也以同样的方式由生命中的偶然意外、持续变化的处境、时机和外部事件所决定。在此过程中出现了内在的加工,掌握或搅乱各种事情,建构或摧毁心灵及其世界,任其自然或计划周详、内在行动——这些辩证法渗透进了生命的各种历史性中。如果我们要从整体上领会这样的生命,就不能把传记的框架张得太宽。然而,在经验世界之外是没有认识的:我们就在可以确定把握的临界处,迷失在了没有对象的预感中。宾斯旺格①回顾了从普罗提诺到叔本华这些哲学家看待人类生命的方式,并中肯地说道,我们在这些哲学家的思想里见识到了"神圣世界秩序的理念,而在其中,内在的生命史、生命功能和最不起眼的外部生命事件都同样被预先决定和控制了。在我们所处的祛魅的时代,剩余的任务是去理性地探究人类生命的那些局部子域……但也要非常清晰透彻地研究其方法论意义,以便使我们理解在每个这样的子域里,科学想要追求什么,其意义是什么"。换言之,假如存在绝对意义上的传记,那么这种传记应该在环绕此人、承载此人的形而上存在整体中形成这个人的本质意象。但在经验认识中,我们不可能获得这样的绝对意义上的传记——不可能通过完全搜集和了解贯穿一个人生命的无穷无尽的事实,而洞悉其永恒的、根本本质性中独一无二的内容,获得绝对意义上的传记。意图了解一个人、仿佛能囊括此人生命事实总和的经验意义上的传记,却要在始终只能记述部分生命内容的局域性传记范畴中全面描绘一个人。人们错误地以为这些局域性传记范畴可以毫无遗漏地穷尽一个人生命中的所有事实。作为科学的认识者,

---

① *Binswanger*, *L.*: Lebensfunktion und innere Lebensgeschichte. Mschr. Psychiatr. **68**, 52 (1928).

我们必须坚持一种开放的传记，让现实和本质的东西（亦即，无法再从心理学上认识、而要从哲学或诗歌角度加以澄清的人之存在的深层内核）在整体上仍然是自由的。传记中最成功的事情是符合独一无二的个体生命的叙述，因为无法知晓的内容，也许能通过叙述被感受到。

d) "生命历程"理念引导下的研究。人们追求独一无二的个体生命的、完满和绝对意义上的传记，而这种绝对意义上的传记永远也无法实现；在追求过程中，形成了特有的认识范畴，即传记范畴——它使我们能够直观到个体生命在时间形态中的相对总体性。这些传记范畴是进行传记学研究的手段，而传记资料中的普遍性就是由此呈现的。因此，在传记认识中，我们表现出了双重性：一方面，追求普遍性的传记认识逐渐了解个体生命中的普遍性内容，并且我们描绘和记述这些普遍性内容，于是传记变成了具有普遍参考价值的个案；另一方面，我们触摸、努力感受、内心全然代入这一独一无二的人本身，叙述此人本身是什么。于是，此人不仅仅是个案，而是变成了我们直观到的、历史形态中的、人之存在的、不可替代的个体，无论他是否具有客观的历史重要意义，他在我们眼里都是令人难忘的、无法替代的，而只在我们充满爱意的凝视下，作为这一个体的他才变得可见。任何能够被思考的内容早已是普遍的内容，但借助这些思维形式的手段，人们能够在叙述中揭示那些无法被普遍化、单单为这一个体所独有的内容。

这一篇的任务是论述传记特有的领会形式或范畴。传记蕴含独特的双重性，不但提供了获取普遍知识的手段，而且引导人们去凝视独一无二的个体生命本身。

§1. 传记学方法

a) 资料的搜集、整理、表述。资料的搜集是把个体生命的所有事

实构成汇集在一起——他的自述、关于他的报道、他做出的成就，也就
是此人生命的每一种客观化形式，无论是可以间接获得或直接获得的
事实构成，凡是能让我们了解此人生命的内容，无一不属于传记的资
料。对这些资料的整理可以有多种多样的形式，人们始终应该在这样
的视角下整理资料：使所有的细节都能够被快速通达、被追踪获取、可
供支配利用。然而，传记特有的整理资料的方式却是按时间顺序排列
的。标注了具体日期、按时间顺序排列的事件、报道、信函等是一切传
记研究的基础。人们必须竭尽所能地去获取这些按时间顺序排列的基
础资料，并确保完备无遗漏。做完那些技术性的前期准备工作后，表述
才是真正的问题：作为整体的个体生命应该在删减得当、精心塑造、结
构井然的意象中变得清晰可见。仅仅把资料聚集起来、按时间顺序堆
积在一起，是提供不了任何意象的。问题在于：怎样才能整体性地、最
内在地、有血有肉地把一个人重现出来？即使是活生生在场的个体生
命，也只在其此在的这一瞬间在场，而作为整体的生命从未亲身在场。
只有把一个人生命的时间整体凝聚浓缩为此人的生平经历，并将其表
述出来，其生命整体才会映入人们的眼帘。资料的搜集与表述是两项
截然不同的工作，彼此互不相容。如果人们不明确区分这两项工作，而
将它们混糅在一起，便会造成一种杂乱无章的局面，从而令人痛苦烦
恼。在研究每一相关的个体时，这两项工作都缺一不可：资料的搜集
一旦完成，便一劳永逸地处于准备就绪状态，可供未来的研究者对同一
个体进行新的研究。一个人的传记资料可以有很多表述的方式：同一
份资料，此时被塑造为这样的形态，彼时又可以在另外的理念指引下重
新被塑造为另外的形态；一系列表述彼此促进、互为补充。单纯只提供
资料的表述是腐化堕落的；资料的搜集若被表述所打断，必定会遭受损
失。如果人们在整理个体生命的事实时没有遵循搜集与整理资料的那
些外在技术视角，那么对这些事实的整理就已经是解释与表述了。

b) 个案报告与传记学。 把一位患者作为普遍性的个案来描述，还是作为独一无二的个体本身来描述，这其中存在根本性差异。如果着眼于普遍性的一面，那么我不需要总体的传记，而需要与普遍性相关的事实（我尽可能在多个不同个案中描述这些事实）。如果着眼于这个人，那么我力图复现这个"生命历程"整体；对我来说，普遍性的方面只是用来领会和表述的手段，而不是目标。对"个案"的喜爱使这一个案不仅仅停留在个案的层面上。我直观到个体的生命形态，于是把这一个体作为历史性的、不可替代的个体接纳到我的内心空间中。个案报告着眼于普遍性的认识，而传记着眼于这个个体。

在个案报告中，有一个视角占据决定性地位，并决定了应该挑选哪些本质性的、值得报道的显现。在传记中，个体的关联整体的统一性占据着决定性地位，并决定了应该挑选哪些能够有助于直观这个关联整体的视角。

这一个体可能同时具有一种历史意义。但对于心理病理学家来说，当他的兴趣专注于一个人时，这一个体没有任何历史意义，也没有客观效力，仅仅有一个个体在那儿供他研究。也许对他来说，这一个体是理想类型的直观性代表。

c) 从当下出发。 人们多半只能通过询问和搜集文献档案才能获得传记资料。观察者只能暂时性地当下参与到他者的生命中。医生面对着他的患者，与他们交流，帮助他们，在或长或短的时间内影响他们的生命进程。如果医生有能力知觉，那么患者的"生命历程"就会在每个当下的生成变化整体中呈现在他面前。医生越贴近和融入患者，患者的"生命历程"就必然会越来越完整和本质地向医生呈现，而医生就有更大概率知觉到决定性因素。人们犹如运用绘画上的透视缩短法那样，把患者从出生到死亡的时间形态整体内的生命内容置于眼前，必然要靠推断才能将患者的全部生命内容"透视缩短"为传记；医生可以在当下的事件中亲身经历这些东西,只要他密切关注患者过去的生活与仍可能到来的生活的整体。冯·魏茨泽克让人意识到①,在心理治疗活动中,由于医生的人格成为影响患者人格内在发展过程的因素,所以医生总体介入、陪伴疗愈患者内心世界的可能性大大增强了。治疗师已成为患者心理活动的共同行为者,部分参与了患者的生命命运,并通过设身处地地了解患者在关键时刻如何做决断,而经历了患者的危机。冯·魏茨泽克想要把"传记式知觉"作为新洞见的基础。

　　冯·魏茨泽克一般性地谈论了传记事件的风格形式:"一个处境被给定了,一个趋势形成了,一种张力不断增强,一场危机急剧尖锐化,疾病的侵袭随之出现,伴随着疾病或在疾病之后,当事人做出决断;于是一个新的情境被创造出来,逐渐归于平静。"对他而言,事件、戏剧、危机、决断都是传记范畴,可以在这些传记范畴里把握"整体事件"。从"整体事件"的角度看,其他情况下叫做"偶然事件"的东西不是可有可无的,而在"整体事件"中,即使是像扁桃体周脓肿之类的躯体疾病,在恰当的时候也能起重要作用。他发现,"这些疾病发生在人生危机的转折点或交织在潜藏于整个一生的危机中……疾病与症状沾染了心灵追求、道德立场、精神力量的价值,如此一来,传记中便产生了像人性化个体的躯体方面、心灵方面与精神方面的共同基础的东西"。他规定和限制了"传记式知觉"的意义:"不能不假思索地把传记的考察形式运用到既往病例与检查结果中的一切事情上。传记方法不是解释,而是一种在观察中知觉的方式。因此,通过传记学方法,我们不能获得新的因素

---

① *Weizsäcker*, *Freih*.*V*.: Ärztliche Fragen, 2.Aufl. Leipzig 1938; *Weizsäcker*, *Freih*. *V*.: Studien zur Pathogenese. Leipzig 1936.

或物质,比如以前不知道的射线或维生素。发生变化的东西是解释本身所依赖的基础范畴。把主体引入研究方法中,乃是研究基础发生移置的关键点。"

然而,传记式知觉可能会变得具有诱惑性,让人们仅凭不充分的经验资料就几乎任意地看到他想看见的东西、任意地得出他想得出的结论,比如下面两句话就表明了这一点:"在一场瘟疫中,心灵震撼的个体更容易遭受疾病侵袭、被夺去性命,而其他人却未受感染,霍乱肆虐时尤其如此。这一现象是已知的、公认的。黑格尔与尼布尔(Niebuhrs)死于霍乱,是 1831 年的巴黎革命给人造成的影响。"

虽然从冯·魏茨泽克的表述中——按照他本人有意表达的意思,得不出明确具体的"结论",但他实实在在地在医学领域内呼吁大家关注病史的重要意义(自然科学研究者很容易忘记病史的重要意义)。下面两条道路之间存在根本差异:第一条道路是我在一个病史中知觉到普遍性的案例(认识的道路);第二条道路是我感知到这一个当下的、独一无二的个体生命,而我不能在普遍性陈述中加以利用的这一个体之谜(命运共通、实存与形而上学经验的道路)。因为在认识的极限边界处,受到经验的震撼而诉说的本质是:我可以叙述,但却无法获得可普遍化的知识。因此,冯·魏茨泽克说,"最重要的刺激根本不能用概念来把握",另外他又说,"概念性的规定不应该缺失"。然而,如果一种可证明的认识指的是对象性的知识,那么对个体生命的叙述几乎不可能成功。可以在这里指明的一般内容,不是某人曾洞见到的一般内容,而是普遍内容(通过这样的普遍内容,哲学澄清了绝对历史性的方面)或者范畴;只有在叙述中运用范畴,叙述才会呈现一定的风格、类型、形态——但能够成功的叙述,总是以独一无二和不可预知的方式进行的。

　　另外还有一组根本差异：一方面是研究者的不带成见——我不受预设图式的支配，全然服膺于事实，听凭直觉，然后由直觉引导我通向可以清晰感知的东西；另一方面是医生对他人命运的参与——我自己感人之所感，代入他人内心，在体验他人生命中的偶然事件、独一无二的内容以及直觉预感的时候，无穷无尽的可解释性就在形而上学层面变得确凿无疑。我并非只用经验性的知性眼光去观察。所以，我只能叙述、只能在叙述中让人感受那些在我看来显而易见、但不能被证实的事情，因为我从来不知道它们是否存在，也不能证明它们。叙述的力量本身植根于当下观察的激动中：我无法像第一次成功叙述一件事那样再次叙述同一件事。

　　d)"生命历程"统一体的理念。以下事实是毋庸置疑的：一个人在其整个一生中是同一个体，拥有同一具身体（尽管组成身体的物质在持续不断地变化、身体的外形和功能也在不断变化），拥有自我意识，知道自己一直是同一个人，并回忆起过去的经历也属于自己。然而，当我们谈论人之生命的统一体时，指的不是这些形式上的统一体。更确切地说，统一体是一个人的所有体验、事件、行为本质上相互关联、共属一体——通过"生命历程"的显现整体，一个人的本质得到了客观化。但这样的统一体很成问题。一个人的生命内容是分散的，他身上发生的事情相互脱节，外部事件像陌生的东西一样向他袭来，他会遗忘，对自己不忠，他会变，直到根性也变了。但就算面对一个更好的统一体，传记也不得不把它想要表述的内容拆分开。传记无法成功地把有差异的不同内容重新联合为一个整体。然而，活生生的人本身竭力寻求"生命历程"统一体。他的传记编写者在画面与思维中围着"生命历程"统一体打转，并且这个统一体的理念无论如何都不是对象，而是一种认识的理念。"生命历程"统一体的理念本身又划分为不同样态。该理念在传记编写者那里确实发挥了作用，确实不可或缺，但传记编写者不需要有意识地去思考它。① 在其所有样态中，"生命历程"统一体的理念都是认识的极限边界，同时也为认识提供了驱动力。它让我们张开双眼，避免局限在不成熟的统一体中，仿佛我们已经在其中拥有了真正的整体。

e) 传记的基本范畴。 虽然"生命历程"统一体的理念不能成为对象（除非在始于时间形态的形式图式中），但在追求理念的道路上，范畴会自行显露出来。我们在这些范畴下普遍性地把握那些用传记方法可以表述的内容，虽然不是真正的统一体，却是相对的统一体。这些范畴分为两组，分别对应于因果关联和理解关联。第一组是传记范畴，包括不同年龄段中的生命历程、时相与进程中典型的历程系列，我们将在第2节中讨论。第二组是生命史范畴，比如"初体验"、"适应"、"危机"、"人格变化"等，我们将在第3节中讨论。这些范畴在总是个体性的传记中，表示着普遍性的方面。人们可以谈论普遍性的方面，但对于特殊性的方面，人们必须具体解释。传记不单纯是运用普遍范畴，而且要用清晰的手段，让个体独一无二的方面顺应普遍范畴。这一篇的主题是传记学，而所讨论的对象是那些可以在范畴中被普遍认识的东西。

f) 关于精神科学传记学的评论。 精神科学的传记学始终致力于呈现一个世界，呈现精神运动与时代（呈现在一个人身上或与一个人一起表现出来），或者客观上的重要成就与作品（由于其成就与作品，这个人成为传记关注的焦点）。人们观察到，这类传记作者常常对心理现实视若无睹，不了解或者用一种不现实的方式解释心理现实。但这根本就不是我们所要谈论的传记。我们所说的传记，其对象和意义是一个人的"生命历程"。通过表述，人们已经在贴近"生命历程"，而这些表述更多的是资料中间夹杂着评论，就像"生平与书信"这样本身没有明确目的的表达形式。但即使是"生平与书信"也被精神科学所忽视。精神

---

① 在拙著《哲学》第三卷第116—127页中，我从哲学角度论述了"一"（das Eine）。

科学仅仅把传记当作容纳客观精神及其产品的载体,而轻视所谓的"私人生活"。因此,令人惊讶的是,世上缺乏真正与现实的传记。

　　由于精神科学提供的丰富资料,其对传记研究具有重要意义。只有历史名人的生平文献资料才会被保存下来。面对患者、罪犯以及平常遇见的一般人时,我们不可能像面对历史人物那样获得开阔眼界、充分了解其生平细节。完全撇开内容的深度不谈,由于大量文献资料(作品、书信、日记、谈话、报道)和便捷的辅助性资源,歌德语文学(Goethephilologie)使关于歌德的一切变得一目了然,歌德则成为传记研究的一个不可替代的对象和可操作的典范案例。

　　g) 传记在心理病理学中的作用。传记学最丰富的资料来源于历史上声名显赫的重要人物。然而,现代医生编写病史时的细致认真、撰写既往病历与病后病历时的尽心竭力,使单个患者的传记变得可能,而且成为了现实。这样的患者传记具有相当强的直观力量。这项任务是古老的。伊德勒已经撰写过"精神疾病患者的传记"。传记是这样的病史:不把一个现象与人单纯地作为一种疾病的个案,而是意图展示一个生命。在此意义上,比尔格-普林茨有理由把他记录的朗本(Langbehn)的病迹学称为传记。心理病理学家的理想是清晰、直观、有代表性的生命形象,而这样的生命形象既是个体性的个人、又是普遍性的"个案",既作为一种疾病形式的直观、又作为这一个人而引起人们的兴趣。疾病分类的一极与传记的一极合为一体。

　　如果人们通观精神病学的传记与病史的整个系列,便会看到关注点(各个时代各有其关注点)和文化背景(决定了人们如何观察与表达)的变化。耸人听闻的人物(尤其是罪犯)曾十分引人注目——或者,有些病史只关注所谓普遍性的方面,而内容越来越贫乏,然后,克雷佩林学派带来了病程叙述(在疾病单元理念的引导下,充满爱意地沉浸在个案中;这种程序是疾病分类学研究的一种方法,却不由自主地变成了传记学）——人们在病迹学（Pathographien）中考察研究知名人物的种种事迹，通过只有这些病例才有可能提供的大量丰富细致的资料，拓展了心理病理学的视野。[①]

在精神病学中，人们对传记的兴趣目前还很浅，没有强烈意识到其重要性。传记式病史寥寥无几。即使是心理治疗师记录的病史（尤其应指向传记学的理念），也完全达不到传记的要求。撇开出版的困难不论（患者还在世时不适合出版），迄今为止由医生撰写的病史材料很难令人满意：内容常常宽泛得没有边际，未经雕琢，局限在某种理论成见里无法自拔，有时记录轶事，有时简短记录耸人听闻的报道，或者关于运气好时碰到的所谓"奇迹般疗效"的报道。传记学必须在一切可能的视角下，从总体观的高度积极展示一个人的生命意象，这样的生命意象既是个人性的，又具有代表性，在心理病理学洞见所抵达的现实中通过具体直观引导人们。假如能搜集到一系列这样仔细塑造过的传记意象，那么它们将是心理病理学认知最好的引导。首先只有在对于病例的充分发展的传记式表述中，人们才可以清楚地看到普遍概念中仍具有的随意性与空洞性特征，在短暂的人际接触中被掩盖的东西，以及普通病例中没有展现的东西。

[①] 传记观察的一个出色范例，可参见高普关于他接诊的瓦格纳病例的记录：*Gaupp, Robert:* Zur Psychologie des Massenmords: Hauptlehrer Wagner von Degerloch. Berlin 1914. 此外还有必不可少的病后病历：*Gaupp, Robert:* Der Fall Wagner. Eine Katamnese. Z. Neur. **60**，312（1920）；*Gaupp, Robert:* Die dramatische Dichtung eines Paranoikers über den Wahn. Z. Neur. **69**, 182 (1921). 《性格学年鉴》中的相关资料：Im Jahrbuch der Charakterologie（herausgeg. von Utitz），2. u. 3. Jahrgang: Vom dichterischen Schaffen eines Geisteskranken. 1926；*Gaupp, Robert:* Krankheit und Tod des paranoischen Massenmörders Wagner. Eine Epikrise. Z. Neur. **163**，48（1938）。拙著《尼采》一书第 22 至 100 页中对尼采生平的描述，是尝试对大量资料进行结构化分析的一个示例：*Jaspers:* Nietzsche. Berlin 1936，S. 22-100. 关于罪犯的传记，参见本书第 1067 页；关于知名人物的病迹学，参见本书第 1071 页。*Wilmanns，K.:* Zur Psychopathologie des Landstreichers. Leipzig 1906.

h) 编写病史的艺术。科学出版物中已有的病史,完全是用来证明普遍性命题的。令人惊讶的是,人们几乎没有在撰写这些病史的方式上花心思。优秀学者们在撰写病史时常常马虎随性。在这里提几点建议也许并非毫无益处:

关键在于,要让读者脑海里随时都能形成一个意象,而这样的意象是在文本中一步一步、一句一句、一段一段地建立起来的。因此要求任何时候都通过表述来塑造某些内容,但每次都要详尽无遗地阐明需要表达的内容,不能换一种其他的表达方式重复叙述相同的内容,要把资料中已有的重复之处统一起来,尽量不要外在地罗列(更确切地说,要区分开一切类型的资料搜集与表达这两项不同的工作;为了看上去客观而简单照搬照抄病例日志,是非常糟糕的文风;所谓的客观也只是"伪客观"而已)。简练精当的表达形式能够增强意象在读者心中的印象。按时间顺序排列的资料和心理记录表资料也许应该附加上表格形式。但这样的表述必须创造出让读者永远铭刻于心的意象。

根据所涉主题不同,表述也各不相同。现象学的逗留、理解的发展、事件的戏剧性、事实范围圈的扩展(表明生活经历发生了一次跳跃)、对躯体检查结果的阐述说明,等等。根据手头现有资料的不同、视角的不同,在每个人的传记中修改上述所有主题。

传记式病史的结构不能根据预设图式来设定,而必须与资料相一致。概念只是清晰领会的路径。这就预设了,病史编写者在直观过程中要全心顺服于这一个体的全部事实。观察的艺术、油然而生的意象,使事实的秩序自然形成,也使编写者有幸能用语言进行确切的表达。表述应该切近事实、凭直观说话,而概念只被允许用作直观的结构。概念就作为选择资料的工具以及作为对如何表述的觉知,发挥一定的作用。

唯有从整体出发、从所有事实构成的完整当下出发,人们才能清晰地表述出个别的方面。因此,传记式病史的编写工作需要分阶段循序渐进,先通过资料的搜集,再经由技术性整理(按时间顺序整理,按心理记录表整理),直到完成表述。最初的构思增强了对资料语言的敏感性,因此考虑到有些内容被遗忘,有些内容被忽视,有些内容强调得太少,而有些内容缺乏经验证据,最后还需要进行再核验、再次塑造成形。

§2. 作为生物学事件的"生命历程"

有机体整体持续不断发生变化,表现为年龄的结果,表现为发作、时相、进程的典型历程系列。在人这里,只要生物学事件在心灵方面表现出来,它在心灵中就总是已经被加工过了;生物学事件是心灵事件改变的条件,在非生物的方面、在精神中显现出来,由此被领会,并因此在其造成的结果中得到促进或抑制。当我们探究人的心灵时,纯粹生物学事件仅仅处于边缘地带,并只有通过其他方面才能被间接把握到。因此,在探讨生物学事件时,总是不得不先看看非生物学的方面。同样,在探讨生命史的时候,也需要回顾生物学的方面;如果不这么做,心灵的现实性就连片刻也不存在。生物学事件、心灵事件、精神事件三者在现实中是不可分割的统一体,而我们在研究时必须从方法上区分开三者,再建立三者之间的关联(三者的意义迥然不同)。

a) 年龄。 有机体的内源性改变——生长发育、成熟这两个生命上升方向上的内源性改变,始终还缓慢变化着的成熟时相的内源性改变,最终的萎缩(衰老(Involution))这一生命下降方向上的内源性改变,表明生命体内发生的事件与单纯机械事件之间存在深刻差异。人在不同年龄时的躯体形态和功能呈现不同特征、心灵生命表现为不同方式,因此,前后相继的年龄彼此有别。一切疾病都铭刻着与发病年龄相应的独特色彩;一些疾病只发生在某些年龄段。

1. **生物学上的年龄时相**。每种生物都有其典型的寿命。巨龟可以活到 300 岁,大象可以活到 200 岁。在非常罕见的情况下,人可以活到 100 岁,也许在最极端的情况下能活到 108 岁,但从来没有人活到 110 岁(普特尔)(Pütter)。大多数动物的寿命更短,比如马的寿命只有 40 岁左右。唯有通过繁殖,生命才能永存。一切有生命的个体必然会终结,单细胞生物通过分裂而终结,多细胞生物通过死亡而终结。死亡是细胞单向分化的结果(细胞分化产生出形态、结构、功能各异的特定细胞,目的是让不同细胞分工合作);因为细胞由于分化而丧失了分裂能力,尤其是分化后形成的神经细胞,完全丧失了分裂能力。但所有不能分裂的细胞在经过特定长的一段时间后都会消亡。有机体中仿佛存在一个自然生物进程的内部时钟,调节控制着激素的形成,到了青春期的时候便让性腺充分发展,或者让不能分裂的细胞只能持续存活特定长的一段时间。随年龄增长而前后相继的体质变化进程是不可逆的。在危机时期,特别是青春期,人的特质仿佛进行了重新安排。人们无法简单确定在不断变化的形态中有什么东西是保持恒定不变的,因为这些保持恒定的东西本身也进入了变化期。

有人曾把人的一生划分为不同的时期:每 7 年一个时期(希波克拉底),或每 10 年一个时期,或每 18 年一个时期(埃德曼)(J. E. Erdmann),或其他的分段法。所有的分段都基于发育、成熟、衰老这三个主要时期,而具体的分段方式各有各的不同——添加上三个主要时期之间的过渡时期、对三个主要时期进行细分,从而划分出更多的时期。下列数据显示了不同时期的起始年份波动可能有多么大:月经初潮在 10 岁至 21 岁之间(平均 14 岁)开始,绝经期在 36 岁至 56 岁之间

（平均 46 岁）开始。

与这些生物学上的人生时期相应，人们经常描述不同年龄的心灵特点。[1]

童年[2]。儿童的心灵生命具有如下特征：快速生长，总是出现新的能力和新的生命情感，有能力快速平复一切紊乱、极易疲劳，学习能力强，很容易受影响，想象力非凡，所有的心灵抑制都很微弱，因此所有的心灵事件都没有节制、容易过度，情绪强烈，冲动不受控制。多数儿童和青少年具有遗觉能力，而年龄变大后完全丧失遗觉能力。[3]

然而，童年期的主要特征是伴随着发育的快速改变。童年期的发育不是均匀、单调的事件，而是一个组织得当的整体，整体内部彼此划分开却又集聚在一起，既扩散又集中地迈开步伐前进。在躯体方面，身体内部充实和外部伸展的发育周期各不相同。据观察，在 6—7 岁间，然后在 12—15 岁间，人的身材形态会发生典型变化。在儿童这里，发育整体已经不只是生物性生长的器质性事件，而是心灵-精神事件——对后天习得的美德、自己管制约束自己的自我关系进行加工、作出改变。掌握新能力与突然被给予新能力，精神活动与生物赋能，两者之间虽然有差别，但在现实中却彼此不可分割。

青春期[4]。在性成熟时相（在性成熟过程中，性征发育是许多环节

---

[1] 例如 *Erdmann*，*J. E*: Psychologische Briefe，5. Aufl. Leipzig 1875. Im 4. Brief S. 67 – 78。

[2] *Preyer:* Die Seele des Kindes. 1895；*Groos:* Das Seelenleben des Kindes，3. Aufl. Berlin 1912；*Gaupp:* Psychologie des Kindes. Leipzig 1908；*Bühler*，*Karl:* Die geistige Entwicklung des Kindes，4. Aufl. 1924；*Stern.*，*W.:* Psychologie der frühen Kindheit，2. Aufl. 1927.

[3] *Jaensch*，*E. R.:* Über den Aufbau der Wahrnehmungswelt und ihre Struktur im Jugendalter. Leipzig 1923.

[4] *Bühler*，*Charlotte:* Das Seelenleben der Jugendlichen，5. Aufl. 1929；*Spranger*，*E.:* Psychologie des Jugendalters，12. Aufl.1929；*Hoffmann*，*W.:* Die Reifezeit，2. Aufl. 1926；*Tumlirz*，*D.:* Die Reifejahre. 1927.

中的一个环节),儿童期末尾达到的平衡被打乱了。功能和体验趋向的不均匀发育,以及新发生的事件之间的毫无相关性,在不同极端(容易失去节制、越过尺度)之间来回波动,导致人不理解自己、觉得世界是有问题的,并导致人意识到了自己与世界的存在。人们按一定模式区分了更多的时相,因此夏洛特·比勒(Charlotte Bühler)区分了否定时相(不安、提不起兴致、易激惹、动作笨拙、不优雅、拒绝周围世界)和青春时相(乐观、热爱生活、对未来充满希望、与周围世界建立新的纽带、幸福感达到顶点——过渡到成人)。图姆利尔茨(Tumlirz)区分了三个时相:逆反心态时相(否定一切)、成熟时相(接受和肯定他自己)、少男少女时相(接受和肯定周围世界)。人们描述了许多暂时性的青春期现象:沉湎在某些心境中,撒谎以保护人格[1],诸如此类。

老年[2]。据观察,步入老年后,人在躯体方面具有下列特征:身体含水量降低,体内垃圾增多,血压升高,肌肉力量降低,肺活量下降,伤口愈合速度变慢,内在的生理时间变慢——相同时间内,儿童身体中比老年人身体中发生了更多的生理事件。过往生活留下的痕迹越来越多。新陈代谢速度变慢。因为"各部分生成和消逝得越快,整体就越年轻"。

与儿童的心灵生命相反,老年人的心灵生命归于平静,能力减退,取而代之的是牢固坚持的庞大心灵积淀。抑制、生活秩序、自我控制,为心灵此在赋予了某种舒缓柔和、不可动摇的特征。此外,老年人经常会视域受限,丧失有效的心灵积淀,兴趣狭隘,以自我为中心、与外界孤立,降格到日常生活的类冲动需求,先前被青年生命的激昂奋发所掩盖

[1] *Baumgarten*, *Franziska*: Die Lüge bei Kindern und Jugendlichen. Z. angew. Psychol., Beih. **15**, 1917.

[2] Biologisch:*Bürger*, *Max*: Stoffliche und funktionelle Alterserscheinungen beim Menschen. Z. Neur. **167**.

的原初个体禀性(比如猜疑、贪吝、自私)再次抬头。

年龄与机能能力。人们根据机能心理学的视角对不同年龄的能力进行了比较,具体得出了机能减退的一般论断,而这在部分程度上可以看作是机能变化。人们发现[①],快速适应能力从 28 岁起就已经开始下降了,记忆力从 30 岁起开始减退,感官敏锐度和身体灵活度从 38—40 岁开始走下坡路。测试那些源于职业经验与生活经验(朗读行车时刻表、报道新闻、完成委托任务)的机能时,人们发现这些机能从 50 岁开始只发生非常缓慢的衰退。这表明,生物学上的强盛周期与机能的巅峰时期存在差异;精神对机能能力的影响越大,两者的差异就越大。只有在体育活动方面,生物学上的强盛时期与机能的巅峰时期才是一致的;体力劳动者的机能巅峰期要比生物学上的强盛期晚 10 年左右,脑力劳动者的机能巅峰期要比生物学上的强盛期晚 20 年左右。

2. **年龄与心灵疾病的生物学关系**[②]。每一种疾病都会由于患病年龄的不同而发生一定变化。有些疾病受年龄约束,比如,偏执狂患者中从来没有少年。麻痹性痴呆症在任何年龄都可能发生。年纪越小,童年期的精神分裂症就越罕见。导致极严重破坏的精神分裂症主要发生在人生的前几十年。年龄给每个疾病存在都刻上了独特印记。人们按不同年龄数值对住院患者的全部病例以及单个诊断组的病例进行了分类,并将其与总人口中的情况作比较,由此从统计学上确立了年龄与精神病的关系。多数疾病始于 20 岁至 50 岁之间,而在 55 岁之后,初次患病者占总人口的百分比就越来越小了(克雷佩林)。一些疾病群主要

---

① *Bühler*, *Charlotte*: Der menschliche Lebeslauf als psychologisches Problem. Leipzig 1933. 关于老年人的精神机能,参阅 *Brinkmann*: Spätwerke großer Meister。

② *Bostroem*: Die verschiedenen Lebensabschnitte in ihrer Auswirkung auf das psychiatrische Krankheitsbild. Arch. Psychiatr. (D.) **107** (1937); *Pette*, *H.*: Parallelreferat zu Bostroem in bezug auf das neurologische Krankheitsbild. Nervernarzt **11**, 339 (1938).

发生在人生中特定的几十年间，而至于为什么会这样，人们很少能给出明确无疑的解释。之所以会这样，一定程度上不是由生物学原因造成的，而是由生活条件和生活方式造成的（出于社会方面的原因，人在不同年龄段不得不处于不同的生活条件和生活方式中）。

因此，探讨特定年龄的外界条件时，应该考虑到年轻人离开父母后产生的心理震撼，在力量不足、年纪尚轻时不得不独立自主、为生存而斗争，肯定要面临很大压力。此外，下列因素也起到了特殊作用：所有力量之间日益加剧的紧张，20来岁和30来岁时为生存而斗争所造成的担忧和激动（直到实现了生存保障才消失）。生命力最旺盛的这些年，也是梅毒感染和酗酒最多发的年纪。婚姻和爱情生活中的冲突是情感震撼的一个来源，最终也可能会引发精神疾病。在30岁末尾和40来岁左右，多数人对生活感到失望、觉得自己成功无望，此时人们无法否认失败的意义。尤其是对婚姻不幸的女性而言，老年是引发失望情绪和多种多样的神经质疾病的原因之一。另外，老年的安宁（对许多人来说的、有保障的实存），削减了致病的心灵因素。

每一种疾病都会由于不同的患病年龄而发生一定的变化。

童年①。一些神经质障碍只能被看作属于特定年龄段的、正常心灵特性的、过分强烈的表达。因此，儿童倾向于"病理性说谎"，根源是不受抑制的幻想；儿童特别倾向于癔症机制——癔症机制符合儿童的

---

① 参阅 *Scholz:* Die Charakterfehler des Kindes. Leipzig 1895；*Bruns:* Die Hysterie im Kindesalter. Halle 1906；*Pick:* Über einige bedeutsame Psychoneurosen des Kindesalters. Halle 1904；*Emminghaus:* Die psychischen Störungen des Kindesalters. Tübingen 1887；*Strohmayer:* Vorlesungen über Psychopathologie des Kindesalters. 1910；*Homburger，A.:* Vorlesungen über Psychopathologie des Kindesalters. Berlin 1926。

本性,因此,就以后的生活而言,癔症机制的预后是有利的。也许儿童的人格会由于躯体疾病而产生根基性的改变,与此相反,成人的人格只有在罹患真正的进程性精神病的情况下才会发生根基性改变。[①] 儿童会因为轻度感染而出现严重的心理变异、谵妄和痉挛,但它们通常很快就会消失,并完全痊愈。

青春期和绝经期。性生命的两个时期——青春期和绝经期,都是重要的致病因素。正常情况下,处于青春期和绝经期的人,其躯体与心灵平衡会出现明显的震荡。绝大多数内源性精神病不会在青春期之前出现。据观察,在青春期期间[②],人们会出现模糊的一过性心境恶劣,引人注目的心灵变异(预后良好),一过性发作样障碍,还有癫痫样障碍[③],但也会出现一些进程,它们会导致持续的人格变化,且伴有"年少气盛、难以管教的叛逆期"特征(愚蠢胡闹、喜欢恶作剧、多愁善感地沉迷于宏大的世界问题)。有时,这些心理异常事件没有伴发必须接受住院治疗的急性精神病显现,而人们把这些事件看作青春期时相的发育停滞。然而,黑克尔已经把这些显现看作是累进性"青春型精神分裂症"进程的症状。[④]

在绝经期,女性的月经停止、生殖器官萎缩、伴随着躯体不适与神经质不适,以及心灵生命的改变,在一些女性那里表现比较强烈。我们把最主要的现象罗列如下:

心悸,胸部有压力,头部充血,潮热,眼前有闪烁感,眩晕发作,

---

① 基施鲍姆力图用儿童患流行性脑炎后的人格转变来表明这一点:*Kirschbaum*: Z. Neur. **73**, 599。

② *Pappenheim u. Grosz*: Neurosen und Psychosen des Pubertätsalters. Berlin 1914.

③ 关于青春期癫痫,请参阅 Benn:Allg. Z. Psychiatr. **68**. 330。

④ *Hecker*: Die Hebephrenie. Virchows Arch. **52**.

异常出汗,颤抖,大量的不适感觉,不安状态、极易激惹,恐惧焦虑感,沉重感与昏迷感;失眠,性冲动增强以及与此有关的心灵障碍("危险年纪");心境改变、抑郁倾向等。

更年期与精神病存在某种关系,这点几乎毋庸置疑,但两者的具体关联方式却笼罩在一片黑暗之中。尤其是 50 来岁发病的忧郁症,曾被人描述为更年期精神病。[①] 男性的神经性不适(一过性地出现在与女性绝经期相同的生命时相)被错误解释为更年期不适。更年期精神病不会发生在男性当中。50 来岁男性的心理异常,要么是衰老迹象,要么是那些不愿老去(尤其是对自己的性功能衰退表现得很抗拒)的人出现了神经症障碍。

老年[②]。老年期间不良特征的恶化加剧,看似导致了(然而必定会在某处跳跃到作为"进程"的真正疾病)老年人由唠叨和专横,过渡到老年痴呆的严重缺损状态和破坏状态。

躯体变异与相应的老年时相存在关联,这一点很明显。正如所有器官都要遭受退行性改变一样,脑部也是如此:细胞萎缩、色素沉着增多、钙化、脂肪增多、坏死的微小病灶(所谓的"老年黄斑变性"(Drusen))——在很多老年人的脑部发现了这些变异。然而,老年期的心灵衰退与脑部形态学的变异程度的关系,不是确凿无疑的。两者的变异程度并非总是彼此一致。两者的关系类似于躯体退变迹象与精神变态禀性的关系。随着退变迹象的积累增多,心灵异常的概率也

---

① *Matusch*: Allg. Z. Psychiatr. **46**. 349;*Albrecht*: Die funktionellen Psychosen des Rückbildungsalters. Z. Neur. **22**, 306 (1910).

② *Spielmeyer*: Die Psychosen des Rückbildungs- and Greisenalten. Wien 1912. 关于衰退前和衰退期精神病的批判性综述报告,请参阅克雷尔的论文 *Kehrer*: Zbl. Nev. **25**, 1 (1921)。

可能会上升,但绝不能确信无疑地得出结论说必然如此。随着脑部发生很大的变异,心灵衰退的概率同时也会上升,但人们也发现,有些脑部发生严重变异的老年人,其心灵几乎没有任何衰退。

必须区分开老年人的脑实质改变与血管特有的动脉硬化这两种不同的改变。如果动脉硬化的影响范围扩大、继发性地破坏了脑实质,通常会引发器质性脑部疾病所致的心灵障碍。

老年期衰退和老年期特有的动脉钙化都可能提前出现。[①] 它们可能不会缓慢发展,相反,会呈现出严重疾病进程的特征,导致形成类似于麻痹性痴呆的疾病征象。关于这种异常衰老的原因,我们一无所知。

我们必须区分开因为年老而出现的疾病和在老年期出现的疾病。确实可以归因于衰老的精神病数量越来越少。[②] 也许老年痴呆是唯一的老年疾病(老年痴呆首先是基于遗传的疾病),剩余的老年心理疾病"大多数是特征特殊的遗传疾病"。主要症状有焦虑、抑郁、疑病状态、不安,相反,紧张症、躁狂性激动、强迫显现几乎不会出现。据描述,在麻痹性痴呆的情况下,会出现潜伏期缩短、从发病到死亡的持续时间缩短、焦虑状态增多、疑病状态意象的千篇一律。在循环性精神病的情况下,忧郁症的频次上升,而躁狂症的频次下降。

b) 典型的历程系列。整体状态的时间性波动(发作、时相、周期)和强行闯入、改变一切、不可逆的进程都反映在前后相继的年龄曲线中。

A. 发作、时相、周期。变异的心灵生命时相,打断了生命。如果这

---

① *Meyer*, *Max*: Zur nosologischen Stellung des vorzeitigen Alterns (Frühverbrauch). Nervenarzt **3**, 339.

② *Kehrer*, *F*.: Die krankhaften psychischen Störungen der Rückbildungsjahre. Z. Nev. **167**, 35 (1939).

些时相很引人注目,便会成为心理病理学的研究对象。如果这些时相的持续时间很短(从几分钟到几小时),我们就把它们叫做"发作",如果这些时相有规律地每隔一段时间以相同形式重复出现,我们就把它们叫做"周期"。根据概念,发作、时相和周期都是内源性的,而其原因多半是未知的。

人们也会谈到发作、时相,就当它们是被"触发"的,也就是说,当它们在某个外界原因的机缘之下出现,但我们既无法充分理解其意义关联,也不能充分说明其因果关系(例如疲劳)。但由此出发,存在许多过渡,一直过渡到真正的反应,例如,从纯粹内源性的抑郁时相,经由被触发的抑郁,一直过渡到悲伤经历之后的反应性抑郁。

我们给出如下定义:时相是内源性的心灵生命变异或由不适当的偶然动因所触发的心灵生命变异,持续数周到数月,乃至数年,然后又消失,重新恢复到先前状态。发作是持续时间非常短的时相。周期是这样的时相:除了形成内源性的心灵生命变异,每个时相之间还有规律地间隔了相同时长,且各个时相彼此非常类似。①

人们经常观察到,同一个体有很多的发作和时相,但它们彼此非常不同。如果有理由假设这些发作和时相的背后涉及相同的原因(不管原因是在禀性中,还是由一个疾病进程引起的事件——只是因为除该原因之外还有所处的各种不同情境,所以其显现方式各不相同),我们便说这些发作和时相是"等价物"(Äquivalenten)。萨姆特(Samt)为癫痫的发作和时相所创造的这个概念②,也被转用于其他种类的时相和

---

① *Mugdan:* Periodität und periodische Geistesstörungen. Halle 1911.

② *Samt:* Epileptische Irreseinsformen. Arch. Psychiatr. (D.) **5** und **6**(darin besonders 6, 203ff.).

发作,比如心境恶劣和情感疾病。也应该考虑(尤其是在癫痫的情况下)把各种纯粹躯体性发作(癫痫小发作、偏头痛样状态等)看作是"等价物",而且人们假定,这些躯体性发作似乎替代了痉挛发作。

时相开始与消逝的形式富于变化。有时,时相缓慢发展;有时,极严重的急性精神病(尤其是带有疯癫特征的急性精神病)突然在夜晚开始出现;有时,人们观察到相对均匀平滑的病程(显现为一条可描绘的曲线),有时又观察到剧烈波动——从彻底的迷惑混乱突变为思维完全清晰、看上去健康(暂时清醒)(lucida intervalla)的状态良好的缓解期。

人们也把时间更短的时相和发作叫做"例外状态",以便表明,在一个人格那里仅仅发生了一过性改变(而人格的长期稳定状态是以另外的方式、正常或异常的方式,至少是以特殊的方式持续存在的)。

发作、时相与周期具有极其不同的内容。下面我们将概略式地通览其多样性。

Ⅰ.发作。发作可以表现为精神变态体质的唯一引人注目的症状,并且一切种类的发作都是迥然相异的疾病进程的常见症状表现。

1.在精神变态体质那里,人们观察到了心境恶劣(病理性心境恶劣状态)发作以及与之相伴的很多现象,比如知觉世界的改变、强迫思维等。发生骤然坠入异常状态这样的改变时,主观上体验到强烈的焦虑恐惧,这类情况并不罕见。让内把这类状态描述为"心理癫痫之危机"(crise de psycholepsie)或"精神坠落"(chute mentale)。库尔特·施奈德把这些持续时间短、来得快去得也快的心境恶劣,称为"心境不稳定的精神变态"。

从变异了的情感状态中,产生了无意义的游荡(游荡癖状态)、痛饮(间发性酒狂)、挥霍无度,也许还有纵火、偷窃和其他犯罪行为,而恶劣心境就由此得到了释放。事后,当事人面对自己那一瞬间几乎不可克服的强迫性冲动,犹如面对陌生异己的东西。在恶劣心境中,焦虑恐惧、虚无主义的态度(一切都无所谓),或一种不确定的强迫性冲动支配着他,"仿佛涌进了血液里"。结果可能是擅自脱逃、流浪、荒淫无度。①

2. 在癫痫和癫痫样(epileptoid)②疾病征象中,有特别多的发作样状态。

据观察,躯体性的发作样状态有:"癫痫大发作",典型的痉挛发作(突然毫无理由地袭来,常常伴随着一声大叫,彻底失去意识,持续几分钟,完全丧失记忆);"癫痫小发作"(短暂的痉挛、瞬间的精神恍惚状态);失神(眩晕感发作,片刻间丧失意识,姿态没有变化,没有摔倒);发作性睡病状态③(不能说话,不能稳当可靠地运动,伴有瞬间的意识变异,但知觉和理解力完好无损);单纯的睡眠发作;很多种躯体感觉④。

纯粹在心灵领域的发作样状态有:朦胧状态、基础性的心境恶劣、中毒样状态并伴有类似酶斯卡灵中毒、一些急性精神分裂症,以及下文即将描述的脑炎后发作时的体验和内容。

---

① *Heilbronner*: Jb. Psychiatr. **23**, 113; *Gaupp*: Die Dipsomanie. Jena 1901; *Aschaffenburg*: Über die Stimmungsschwankungen der Epileptiker. Halle 1906; *Räcke*: Arch. Psychiatr. (D.) **43**, 398.

② 人们用"癫痫样"来描述下面这样的疾病征象:其特征是上文列举的各种发作,尤其是短促而剧烈的心境恶劣,这类疾病征象不属于会导致人格变化和痴呆的真性癫痫,但又不能归类于其他已知的疾病群。"癫痫样"只是一个权宜性的命名。

③ 弗里德曼把"发作性睡病"作为癫痫之外的疾病征象加以研究。*Friedmann*: Dtsch. Z. Nervenhk. **30**; *Friedmann*: Z. Neur. **9**.

④ *Gowers*: Das Grenzgebiet der Epilepsie(deutsch). Leipzig u. Wien 1908.

3. 至于已知的器质性疾病中的发作,脑炎后眼睑痉挛(Blickkrämpfe)是一个案例。下面是一个病例:[①]

躯体变得沉重,感觉软弱无力。双眼渐渐发呆发愣。患者感到他的运动变慢了,周围人的运动也变慢了。运动推动停止了,或者,已经开始的行动没办法停下来。手上拿的东西掉落。周围环境像二维平面,显得不现实、陌生而疏远。周围的人们像木偶一样动作僵硬。或者,周围的物体仿佛歪斜着、就要倾倒,向他砸来。看东西有重影,周围物体的轮廓模糊不清,在彩虹的颜色里一闪一闪。周围的物体离得越来越近、仿佛变得更大了,造成某种压迫感,令他沉闷压抑。房间四面的墙壁聚拢到一起。他感觉被困住了,想要冲破限制,无头苍蝇般在屋里狂奔乱跑,最好能用头穿墙而过。那情形就好像有一堵水墙向他猛扑过来。他对周围环境充满了攻击性,在此状态下试图自杀。处于这种状态下,他感觉思维空洞、愚蠢无聊,数千种念头飞驰过脑海。患者可能会觉得,不是他自己在说话,而是有另一个人霸占了自己的身心、借他的嘴说话:"我是我的名字所代表的那个人吗?"眼睑痉挛即将爆发前,他汗流浃背。患者非常焦虑,害怕自己疯癫。

4. 最后,精神分裂症疾病征象中存在大量的发作样状态[②],比如,第一,"着魔"(Gebanntheit)发作,意识完全清醒的情况下不能做任何运动(参阅本书第172页以降)。第二,克洛斯(Kloos)描述的持续时间很

---

① *Flach u. Palisa:* Z. Neur. **154**,599.

② *Rosental*,*Stefan:* Über Anfälle bei Dementia praecox. Z. Neur. **59**,168(1920);*Kloos*,G.: Über kataleptische Zustände bei Schizophrenien. Nervenarzt **9**,57(1936).

短的思维中断(Gedankenabreissen)发作,同时伴有身体情感的变异:

> 一位患者在聊天的时候忽然摔倒,3 秒钟后从地上爬起来,立刻跟人说:"我的理智突然不翼而飞,思维一下子像电流一样被切断了,脑子里空空如也。"同时,患者感到仿佛身体变得轻飘飘,几乎没有重量。如患者所说的那样,他已经忘记了如何像平时一样用双腿牢牢支撑身体的重量,而是任由其软塌塌的,因此摔倒在地。他并没有失去意识,能够回想起所有的细节。另一位患者骑自行车时撞上了一辆汽车,突然间,他完全丧失知觉,像被闪电击中一样,不再能思考和行动。神志却是清醒的。这些发作只在急性时相侵袭患者,并且通常发生在急性阶段的开端。

第三,整个躯体和心灵状态突然变异地发作,持续一到两天,常被患者妄想性地解释为中毒。患者感觉自己濒临死亡,摔倒,极其悲惨地躺在床上,感到剧烈的疼痛,不得不在床上翻来覆去,浑身是汗,深感无助、饱受折磨。一些患者报告说"被麻醉了"(Betäubtwerden)。第四,慢性状态中出现持续数小时的发作,喊叫、怒吼、捶打、哭泣、非常强烈的情感表达,此外还有"外力制造的"显现,咆哮状态(Brüllzuständen)。第五,主观的情感状态常常以发作的方式发生,比如一种极乐感,患者仿佛被纯净神圣的氛围环绕,仿佛有人站在患者身后,使患者产生了不可描述的幸福感。或者反过来,焦虑状态、堕落感、令人痛苦的不安。与单纯的精神变态状态相比,人们在情感的自我增强中经常观察到无法坚持下去的状态,以及一种特有的陌生感。处于慢性状态的患者(通常行事有条不紊、思维完全正常)时不时地会出现这样的发作。第六,彻底"出神"(Entrücktheit)、但完全清醒状态下的丰富幻想体验的短暂发作,而这类发作来自于正常的理智状态,持续时间一般不超过一分钟。下面是这类发作状态的几个案例：

患者孟德尔医生做了一种梦，但不是在半睡半醒状态下做梦，而是在双眼紧闭、完全清醒、正确意识到他的躯体姿势的情况下做梦。他忽然感到眩晕，脑子里一片混乱，体验到一种"改变"，而且在这种完全清醒的状态下，他在表象空间里非常清楚地看到一位看守端了一杯酒进屋，他拒绝接受这杯酒。然后又发生了一种"改变"，即在闭眼后的黑色背景中看见一个骷髅头。他紧盯着这个骷髅头，对着骷髅头微笑，感觉自己很强壮。骷髅头炸裂，留下一个小小的残像，看起来像一只眼睛，很快就消失了。与此同时，他感觉自己的脑袋变成了骷髅头。他感觉头皮紧缩，骨头和牙齿咯咯作响。观察到这些，他并不恐惧，反而像看见有趣的现象一样。他还想看看接下来会发生什么。然后，突然一切都结束了，他睁开眼睛，回到了以前的样子。整个状态最多持续了30秒，而在此期间他一直是完全清醒的。

柯普（Köppe）的一位患者叙述道："我经常看见男士们，白天一身黑，夜晚闪闪发光。幻象完全是自行开启的；然后，幻象开始旋转，我开始看见男士们沿着墙走，像一支送葬队伍在蠕动；晚上，我看不见床和窗；一切都是黑色的、男士们闪闪发光，正如天空是黑色的、星星闪闪发光。他们一个跟在另一个后面走，做鬼脸，向我点头打招呼，摆出讥讽的面部表情嘲笑我，有时也会跳跃、起舞。他们总是从右往左围着我转。我还看见了蛇，不如一根秸秆粗，它们有序地移动，夜晚也闪闪发光。白天，这些幻象也会出现；我看见男士们和那些蛇都是黑色的；即使我和其他患者一起呆在寝室里，男士们和蛇还是沿着墙走来走去。在我重新又知道自己正和其他患者呆在一起之前，幻象持续了几分钟。发作的时候，我没了理智,事后理智消失了大半;幻象来临的一瞬间,我突然感到颈部和手臂的血管在脉动,然后幻象达到顶峰,我躲到床底下,但我还是能看见男士们和那些蛇。然后,床、椅子开始旋转。"

Ⅱ. 时相。在较轻微的程度上,心灵整体的性情倾向不仅会自发波动,而且会由于体验和躯体事件的影响而波动。因此,我们对印象和重大事件的内在反应方式也会持续不断地波动,我们受物理原因(比如毒物)影响的方式和程度同样会波动。一件让人恼火的事情,这次把我们拖入绝望,下次我们又觉得它无关紧要。这一回,喝酒让我们快乐、兴奋,下一回,又令我们闷闷不乐、惆怅伤感。倘若这些差异的根源不在生理层面(例如,喝酒后,人从事体力劳动,酒精的作用更弱,人若处于完全静止状态,酒精的作用更强),那么,这些差异必然基于性情倾向的波动,而性情乃是我们有意识的心灵生命的直接根基。这些轻微波动不是精神科治疗的对象。但从它们可以过渡到发生在一个或若干时相中的严重疾病,而且长久以来,人们首先是在情感生命领域了解这些疾病的。由于这些疾病具有时相性,最终总是预后良好。人们曾经观察到持续时间长达 10 年之久的疾病(忧郁症),最后患者还是痊愈了。虽然情感疾病(躁狂和抑郁状态)是最惹人注目的时相疾病,但没有理由认为,几乎所有时相中都存在的情感变异是唯一的本质因素。人们观察到一些时相,其中,所有类型的强迫显现都占有突出位置[1],或只有简单的抑制而没有更强烈的抑郁,或只有躯体不适而没有非常引人注目的心灵变异,或处于精神衰弱-神经衰弱状态,或无法正当归类为快乐-不快乐之对立的情感状态。

尽管躁狂-抑郁症首先被称为"循环性"疾病,但时相与周期却是多

---

[1] *Bonhoeffer:* Mschr. Psychiatr. **33**, 354 (1913).

数疾病中的演进形态。

Ⅲ. 周期。如果我们非常严格地从数学上把握"周期性"概念,那就没有任何一个心理病理学的病程是周期性的。各个时相从来不会绝对相同,而且每两个时相之间的时间间隔从来不会精确到持续相同的时长。因此,在边缘情形中,人们依然可以说病程是周期性的,也可以说病程是不规则的时相。究竟持哪种说法随各人主观意愿而定。

在几乎难以觉察的程度上,周期性是所有心灵生命演进的形式。每个细心的观察者都会注意到以下人们对之肯定只有部分了解的、正常心灵生命的周期性的例子:注意力持续的短期波动,机能能力在日曲线上的波动(比如,工作能力在上午和下午达到巅峰等),生命心境与生产创造力的周期性波动。与性器官功能有关的女性排卵的周期性,是最为人熟知的例子。

在几乎所有异常的心灵事件中,某种周期性至少隐隐约约地在起作用。我们仅列举几个案例:1. 一切精神变态的心灵异常都倾向于是周期性的,例如强迫状态、病理性谎言、心境恶劣状态等。2. 严重的情感疾病常常显现为不规则的时相,但也会周期性地发生。于是,人们区分开两类情感疾病,一类是双重形式的疯狂(Folie à double forme)——躁狂、忧郁,间歇,躁狂、忧郁,间歇,如此往复;另一类是交替型疯狂(Folie alternante)——躁狂、忧郁、躁狂、忧郁,如此往复。3. 一些症状的周期性也会由于不断发展的疾病进程而产生。有时,精神分裂症进程开始时的周期性会诱使医生做出错误诊断。在慢性的最终状态中,人们也观察到了周期性的兴奋、幻觉发作等。不是在个案中,而是在原则上,人们能够把这样的周期性跟进程阵发的结果区分开,因为后者允许在几次阵发之间存在缓解(好转)或间歇期(表面上完全痊愈)。

B. 进程。如果由于心灵生命的改变而出现了某些相对于目前为止的生命发展来说全新的东西,那么它可能是一个时相。但如果涉及心灵生命的持久改变,我们就把这种情况称为一个"进程"。人们在一过性时相与导致持久改变的进程之间作出原则性区分,而这样的区分根本还没有得到证明,暂时只是启发性的原理。支持这个原则性区分的事实是,在相当多的病例中,带有精神分裂症特征的心灵变异同时也是持续性的。也许情况始终是这样的。在这些进程中,必须把人格的一次性移置、转变、错乱(开启了一种新状态)跟持续不断的进行性恶化(Progredienz)区分开。但后者会在某个时候停止,逐渐过渡为"最终状态"。

我们暂时遵守成规,把进程和可治愈的时相区分开。常常表现得疾风暴雨般猛烈、导致持久改变的那些急性事件,以及后来进一步强化这种改变的所有急性事件,我们称之为"阵发"。阵发间歇中的持久改变,表现出了一种新的体质和禀性,并且这期间出现了完全类似于正常个体行为的各种时相与反应,而人们必须在原则上、但不必在每一个案中都把这些时相与反应跟阵发区分开。

进程包含了非常多的、由本质各异的形式组成的精神疾病群。由器质性脑疾病引发的进程在某种意义上具有统一的病程形式。属于此类的有:已知的脑部进程和大量还不能与早发性痴呆疾病群区分开的疾病。这类进程的病程,完全独立于脑中发生的事件;心灵内容非常多样化,但都具有共同特征:心灵生命遭到严重破坏。在这些脑部进程中,病情会出现缓解,进入停滞状态,也许一些病例中的患者还会痊愈。

除了器质性脑部疾病引发的进程,其余的进程仍然数量庞大。它们构成了一个群体,并且具有跟所有其余的脑部进程的特征截然相反的某种共同特征。这种共同特征是:心灵生命发生了改变、却没有遭到破坏,而且心灵生命中有大量可理解的关联。我们对这些进程的原因一无所知。在器质性进程的情况下,患者的心灵显现杂乱无章,人们无法从心理上理解这些心灵显现，而在除器质性进程之外的其余进程中，人们在一个病例中挖掘得越深入，就会发现越来越多的意义关联。因此，与器质性进程相反（从心理学的立场看，器质性进程的病程是盲目任意、偶然随机的），在其余的进程中，心理上典型的病程关联会逐渐被剖析出来。在进程的最轻微形式中，人的整个生命历程的发展就像生命中仅此一次、在某个特定时间发生了急转弯，相形之下，正常的生命发展仿佛一条直线，而器质性进程则废弃了一切发展，并且病程是杂乱无章的。并非为了创立某种理论，而是为了用一个词概括这些进程（这个词应该符合以下事实，即我们只能从心理学的立场去认识这些进程），我们把这些进程称为与器质性进程对立的"心理进程"[1]，应该把"心理进程"概念理解为边界概念（Grenzbegriff），而非类属概念（Gattungsbegriff）。不用"心理进程"一词的话，也可以说"生物学的总体事件"，只要我们不在可以确切认识的科学知识的意义上使用"生物学"一词。"心理进程"和"生物学的总体事件"这两个词道出了未解之谜，却没有给出说明。

人们不能像描述疾病征象那样，给出这些病例的普遍叙述。我们只能将类似的病例汇编在一起，并建构各种类型。在大多数病例中，人们发现了显著的人格变化和心灵生命的变化，这些变化在很多病例中（但并非在所有病例中）都符合布洛伊勒的精神分裂症类型。但在一些病例中，人们与一名患者打交道，甚至进行严格、认真的调查研究，却什么也没有觉察到。然而，从患者坚持妄想内容、对之没有一丝一毫批判

---

[1] 参阅我的论文：《嫉妒妄想——探讨一个问题："人格发展"还是"进程"？》（*Jaspers: Eifersuchtswahn. Ein Beitrag zur Frage: Entwicklung einer 'Persönlichkeit' oder 'Prozess'? Z. Neur.* **1**, 567(1910)），该文的陈述并不充分。但通过把心理进程与人格发展两类截然不同的类型两相对照，该文中发表的病例为我们所讨论的内容提供了一个直观形象的意象。

的事实,从这种妄想对患者的重要意义,从患者对先前的急性时相所持的态度,人们必然可以得出结论:此人的人格和心灵生命发生了普遍变异(例如上文援引的关于嫉妒妄想的病例)。

在器质性脑部进程的情况下,第一,不可治愈性不是普遍性的;第二,不可治愈性不是把器质性脑部进程和可治愈的疾病从原则上区分开的标准,但对于"心理进程",我们能够更有理由地从原则上要求它的特有标志是心灵生命的持久变异。心灵生命的持久变异也许是必然的,以类似的方式奠基于进程中,就像在生命发展中人不能返老还童一样。一旦已经生长起来,不管是在自然的生命发展序列中,还是在异常的过度生长与偏离中,就不再可逆了。然而我们却迷失在精神病学领域的这个问题中,"进程"与"持久变异"的关系问题,完全是不成熟、未经研究的。

§3. 作为生命史的"生命历程"

人身后总有一段过去。身体中发生的事情、每种疾病,都会留下痕迹。心灵中发生的事情,亦即一个人意识到的事情、所做的事情、思考的事情——作为记忆,是接下来的心灵生命的根基。在任何时候,我们都是我们迄今为止经历过的历史的结果。也就是说,人在每个瞬间都不可能没有前史,人从来不是整体上全新的开端,客观上对于生物学考察而言不是全新的开端(生物学考察要追踪考察人的前史一直到遗传关联中),主观上对于他的意识而言也不是全新的开端:从他的自我意识的第一个行为开始,一段过去对于他而言就已经存在,正如我们从睡眠中醒来时就知道自己有一段过去那样。过去遭受和经历过的事情,通过身体、通过记忆对他产生影响、发挥作用,而且他的过去(也包括那些已经遗忘的东西)承载着他、束缚着他。他将会变成什么样子,由他的过去决定,但也由他如何领悟、对待过去的方式决定。因为每时每刻,人都是自身历史的开端和原因,也是自身历史的结果。依托于过去,他把握自己未来的各种可能性。作为客观持存,"生命历程"始终是过去,而且过去会被转化为可描绘的意象。作为现实,"生命历程"同样也是未来,而且未来重新照亮、占有、解释所有的过去。

a) 生命史的基本范畴。第一,对生命史的理解在人的发展中,看到了具有不同意义的元素(人的整体发展既是生物学进程,也是心灵的生命史,是自我反思的运动,并奠基于实存)。第二,对生命史的理解,使用了一系列特殊范畴(比如"初体验"、适应、危机等)。

1. 整体发展的要素。我们区分开以下四类元素:第一,生物学进程;第二,心灵的生命史,尽管人自己还没有明显意识到,但心灵的生命史的确存在;第三,自身反思的觉知,生命史借助自身反思审视自己,并由此向前运动,创造新的生命史;第四,实存的根基,决断和接受既定处境,以便透彻地将外界环境化为己有。第一类元素是上一节讨论的对象。第二类元素是观察者能够理解、但当事人没有意识到的生命史。第三类元素是生命史借自身反思的意识理解自己,并在理解中推进和发展自己。第四类元素作为临界元素,只能通过心理学的理解被触及,而不能被认识,不能得到论证,不能被善良意志诉求,不能被制造,不能被引发,只能从哲学上回忆可能的实存,即通过澄明唤醒可能的实存。这四类元素在现实中不可分割地构成了统一整体,彼此之间你中有我、我中有你。四类不同意义的存在方式就在统一整体中自行激发出来,但却是这样的:它们只在中间领域充满了一个可理解的空间,这个空间划定了不可理解内容的界限,从而,相对于不可理解的生物学进程和实存根基,心灵的生命史和自身反思的意识是可理解的——但也是这样的:实存仍在生物学进程中表现出来,生物学进程始终是实存的根基。我们总是倾向于太过简单地、客观化地理解和说明人是什么、做了什么、知道什么。针对这种错误倾向,我们必须对基本之谜保持开放,特别是对以下未解之谜保持开放:生命力(das Vitale)如何转变为实存,亦即实存的原初性怎样把生命力转变为一种全然不同的东西,或者危机怎样转化为内心蜕变(Metamorphose),或者源于自我反思的精神创造如何发展,或者实存的历史意识如何从回忆中展望未来。

2. 个别的发育范畴。如果我们个别地把握生命历程的结构,那么其重要意义将通过上文刚刚提到的四类元素尽数闪现。作为生命历程的结构,我们前面讨论过的可理解的关联和因果关联又再次出现了。下面将选取若干范畴加以阐述,而它们可以被看作特殊的传记范畴。

aa) 作为获得新的自动机制手段的意识。意识始终是狭隘有限的,每次只能在注意力的关注范围内把握少量内容。但有意识地发生的事情,能够通过重复和练习逐渐过渡到无意识中,然后,一旦遇到相应刺激,不需要意识重新关注,便会自动发生。我们学习走路、骑自行车、打字时身体中发生的事情,也会类似地在心灵事件中发生。无意识基础的可靠性是平日里内心引导、允许、执行的结果,而且它承载着我们当下的生活。一度自由的行为是我现在如是存在的原因,而我就在此意义上,通过我在生命历程中所做出的不计其数的意识行为,对现在我是什么样的人负有责任。

每时每刻,意识都仿佛是我们生命的前线阵地,而我们就在意识中拓展自己,但意识本身只是丰富辽阔的无意识领域的狭窄边缘。在意识中发生的事情是简单的,并且意识就致力于关注容易把握的东西。从意识中经过时间序列逐渐构建而进入无意识的内容,是无限错综复杂的,是我们的存在与能力的王国,保存了在意识前线所获取的东西,增强了基于意识内容而变得可能的东西。就此而言,意识不仅是持续重新开始的一种功能,在每时每刻的重新开始中获得新内容,而且也是过往积累的镜子。过往的积累是未来发展的阶梯和根基。生命历程就是不断地从无意识迈向新的无意识。由此，鲜明闪耀的意识边缘不断转变为新的可能性。每个当下瞬间的澄明可能性不断扩展，而经验的广度、可体验内容的深度也不断扩展。

bb）世界构建与作品创作（Werkschöpfung）。人一旦觉醒后，就不愿得过且过地混日子，而要为了某个目的而活。他想要经验到生命的意义。因此，对他而言，世界不仅仅是被动忍受的周围世界，而是有待塑造的使命；他从给定的周围世界中创造出他自己的世界，即使以后没有了他，但他创造出来的世界对于其他人依然存在。他的生命超越了他的生物学此在。他创作出带来持久影响的作品。日常工作——有助于完成每天的任务——在职业背景中（也就是成就的连续性）、在精神理念的引导下，被现实化为有效的行为和作品，而这才导致人的本质实现。在使命与天职中，他明白：要完成具体事务，既要积极主动地创造，也要顺应服从。他自己决定了要走的道路，并且知道自己的生命意义就在这条道路上被决定了。人的基本行为、生命心境、自身意识，都取决于他的行为如何成功嵌入已有事物的连贯性中。当他在一个他自己参与创造的世界中找到自我时，便实现了自身价值。他的"生命历程"的统一性和完整性，与他参与创造的世界的统一性和完整性密切相连。

基于一个人的成就、世界和作品的结构，生命历程有不同的划分。人在自己成长的世界里做出建设性行为的诸多可能性，决定了他的"生命历程"（一直到其根基深处）。他的视域的广度、基础的牢固可靠性、整体受到的冲击震撼，是他出生于其中的世界的结果；所有这些决定了他意识觉醒的程度，以及他的存在经验的内容。在此历程中，年龄有其独特的重要意义。童年期奠定基础；童年期错过和缺席的东西，以后再也无法弥补；童年期被整体摧毁的东西，以后几乎无法被治愈；童年期获得的内容，以后不会丧失。长期生命经验的真挚性承载着老年期；如果这些生命经验是严肃认真地完成的,那么在遭遇个人世界的变化时,老年人便会通过他的觉知而岿然不动,同时又有深深的痛苦,而这两者对儿童来说都是陌生的。

cc）扰动与适应。适应性是指生命形式对特定稳态环境的顺应。这样的适应性可能伴随着生命机能的重大损失,比如在常有暴风雨的岛屿上,无翅昆虫比有翅昆虫活得更久。这种适应性基于自然选择,而且适应进程是生物学进程,历经很多代而发生。与所有生命一样,人对自然环境的适应能力在生物学方面是有限的;生活在不同气候下的种族,其适应能力各不相同。但人的适应能力在精神-心灵方面几乎是无限的。通过计划与安排,人克服了生物学方面的狭隘限制。

人的世界不是稳态的。情境与机会不断变化,社会形势多种多样,并且可能由于每个人生命中的扰动而转变为灾难。重要事件和任务会改变形势。为了维持和满足他的生存,个体必须适应。不同个体的适应能力差别很大,同样是适应环境,适应力强的人内心本性坚不可摧,适应力差的人甚至连性格本身都变了。一些人的本性像一块岩石,经受一切暴风雨后依然如故,相反,另一些人的本性则没有任何稳固性,似乎只是各种环境和情境的回音而已。在罕见的条件下,生命坚守在特定的生活领域、职业、任务世界里,始终如一,最后达到圆满。更常见的是,生命为了适应而发生必要改变。为了适应始终易变、不稳定的环境,或不得不熬过一系列交替变换的环境,"生命历程"被塑造为了特定形态。根据不同的世界、风俗传统、教育、体验、重大事件和任务,从相同的遗传禀性中可以产生完全不同的人格。人们曾观察到,由于生活情境的急剧变化,当事人的性格也随之改变;职业上的独立自主常常会改变一个人的笔迹,因为笔迹是性格的表达。

dd）初体验。生命的历史性意味着,曾经体验过、做过、经历过的事情是不可更改的。已经发生的事情不可逆转。通过走过的道路,尤其是通过重复（无论是单纯的习惯，还是通过获得而达到的意义提升，在不断重复中将其刻在内心深处、对其忠诚），生命成为了现实。从历史的角度看，所有经历都曾是初次。初体验作为第一次体验是不可重复的，并具有独一无二的启示性光芒——具有特殊的庄严：伴随着每次初体验，一种可能性完结了，因为从现在开始特定的现实已然存在，并且排除了其他可能性。虽然人们说，"只发生一次的事情相当于没有发生过"，由此而合理地强调第二次的特殊意义——第二次才证实这件事确实发生了，具有真正的最终决定性。但从字面上说，"只发生一次的事情相当于没有发生过"这句话是错误的。所有的初体验都具有决定性的重要意义。"第一次让人经历某种特定情感的体验，仿佛创造出持续一生的相应情绪能力。"（布洛伊勒）这个自动序列是实存的重要意义的基础，并通过对体验内容的选择、接纳而逐渐形成。

初体验本身不是孤立的，而只能在生命史中得到理解。它的后效更多地取决于其重要意义，而不是仅仅取决于瞬间的情感强度。此外，初体验的结果受以下因素决定：人以什么方式经历初体验，初体验发生在哪个发展时期和成长时相，是否涉及异常的内源性时相或意识变异。唯有对实存具有决定意义的初体验，才会改变一个人和他的世界。整个体验方式焕然一新，过去蒙上一层新的光晕，未来沉浸在一种新的氛围里。纯粹来源于外界、在心灵中的影响像闯入的异物那样的刻骨铭心的体验，叫做"心理创伤"。

ee）危机。在发展历程中，危机是指这样的时刻：整体遭遇冲击，此人由此改头换面，不管是作出一个决断、从新起点开启新的人生，还是就此沉沦。生命史的时间历程并非均匀如一，而是按照不同的质性划分其时间，并使体验的发展达到巅峰——在巅峰处，人必须作出决断。只有反抗这样的发展，人才会徒劳无功地尝试：在决断的巅峰处克制自己、不作任何决定。然后，生命的事实进展会替他作出决断。危机有其时。人们无法事先预测危机,也无法直接跃过危机。像生命中的所有事情一样,危机也要逐渐成熟。危机不需要表现得像灾难那样来势汹汹,也可以平静地进展、表面上毫不起眼,对未来却具有至关重要的决定性。

ff) **精神发展**。通过发展将内在生命塑形,就是一种精神事件。人在精神事件中对他经历过、做过的事情进行加工。人的每个当下都以过去为根基,过去的影响无意识地或作为引导性记忆塑造着以后的生活。每个当下都是过去无数积淀的结果(不管这些积淀是停滞不动的压舱物,还是继续上升的阶梯),而且过去的积淀是推动当下前进的弹簧。此外,内心的塑形也是持续不断地整理先前那些起初不受抑制的现实,通过把生活驱动力、记忆、知识和象征构造为不同等级,而使内心处于条理分明状态。

精神发展的一个基本形式是对立中的运动,通过对立走向综合或走向选择,简而言之,辩证地展开。辩证发展提升了人的本质;只要他困在有限的结果中,便会限制住自己。不可逆转的僵化乃是死胡同,与此相反,还有一条通向自由之路:通过在对立面之间持守自身、完全忍受对立,在张力中把对立面结合在一起,兼容并包地实现生命的辩证运动。

精神可以包容所有对立面,然而,当人意识到那些他无法包容、只能二中择一的对立面时,当限制没有把生命困在狭窄逼仄之处,而是沉淀在实存的历史深处时,当可能性的丧失成为上升到本真现实的条件时,这些关键时刻对实存至关重要。

b) 几个特殊问题。关于生命史的问题不计其数,下面我们选择少数几个问题加以探讨。

1. **婴儿期与童年早期的重要意义**。精神分析家研究人的"前史",即有意识记忆出现之前的生活,并认为这段时期奠定了后来全部生命的基础,决定了后来的全部生命。

　　精神分析家关于胚胎期的思考毫无根据,因此纯属幻想。我们既不知道胚胎心灵生命的客观标志,也不知道关于胚胎期的任何记忆。出生是一场身体的灾难。新生儿突然必须通过呼吸维持其生命,重建其血液循环,必须忍受新环境施加的令人痛苦的影响。出生应该也是一次影响深远的心灵体验。新生儿用哭喊表达这样的心灵体验,用哭喊回应自己降生到这个世界。在这场灾难中,躯体方面发生了很多事情,而出生创伤可能会造成持久性的缺陷。没有人知道,也没有人回想得起胚胎期的那些可以决定以后的生命心境和对世界的态度的体验。

　　婴儿期则是另外一番景象,尽管没有任何记忆能追溯到婴儿期;人们可以观察到婴儿的面部表情、行为、心境。爱的氛围的重要性无论怎么高估都不为过。即使是最好的医疗机构里的护士照料下的孩子,从4个月开始,其精神状况已经比在自己母亲的不合理照料下的孩子更糟糕。[1] 在卫生保健机构那样无爱的环境下抚养大的孩子(比如弃婴),面部表情透露出一种难以言表的痛苦、空虚。婴儿满月前的抚养环境对其后来整个生活的后效虽然是假设性的,却有可能确实存在。

　　不可避免的决定性影响很可能来自生命的最初岁月,具体是怎么影响的,视不同的社会条件和明显会主导生命发展的因素而定。如果从小开始就被有目的地压榨,接受的更多是驯化而非教育,没机会接触内容丰富的风俗传统,视野很狭隘,在这样的环境里长大的孩子以后绝不可能有那种动人心弦、知敬存戒(bewegend und bindend)的历史记忆,而这样的历史记忆通常承载着一个人的生命。儿童和少年期预先对未来生活的整个无意识筹划,只能在相对安全、自由的关系中(同时也置身于严肃性当中:博大的风俗传统在周围世界中预先提供了榜样示范)发生。

　　进一步的问题是个别的最早期体验和行为方式的重要意义。弗洛

---

① *Hetzer*, *H.*: Mütterlichkeit. Leipzig: Hirzel 1937.

伊德极其重视童年最早期印象的影响(从"前史"周期一直到 4 岁)。早期的错误道路会导致此人背离、耽误、无法踏上正常的生命历程。弗洛伊德的观点在多大程度上是正确的呢? 心灵的习得倾向多大程度上应该归因于人生最早期获得的经验,而不是归因于不可更改的禀性和遗传呢? 这些疑问绝对没有得到澄清。弗洛伊德提出的幼年记忆的问题开启了广阔前景,然而,迄今为止他在所有个案中对该问题的解答,实在太缺乏批判性,太难让人信服。过往体验的重要意义,尤其是童年体验(记忆可以用某种方式通达它们)的重要意义,很容易被人以回溯的方式过度高估。由于当下的冲突和困难,长期被遗忘、先前无关紧要的经历被重新激活并发挥作用,承载起强烈的情感价值。当事人体验到,这些过往经历明显是当下困难的象征;他意识到当下的困难受过去经历决定,并且一切已无可挽回;当事人的内心痛苦甚至也许会得到缓和。对早已被遗忘的经历的"重新占有",伴随着情绪以及对这些经历的错误高估,弗洛伊德学派将其视为因果要素,并称之为"退行"("退行"是一种比喻性的想法:心理能量受到阻碍而回流到心灵生命的早期内容)。至于医生和患者为什么会在理论上高估过去的心灵创伤,荣格①给出了可理解的解释。

2. 心灵与年龄时相的生命史关系。动物无意识地度过了各个生物年龄时相,而人知道他的年龄,并以一种与动物迥然不同的方式看待年龄。一种典型的价值评判是,偏爱作为本真生命的青年,摒弃衰退的老年,然而,对年龄的价值评判绝非始终如此。对罗马人而言,人的完全成熟、效用和尊严从 40 岁开始。在现代工业中,超过 40 岁的人常常已经被视为低价值人群。时髦的鼓吹特定年龄的运动,比如像"青年的革命"、"儿童的世纪",影响了对年龄的价值评判。人们用下面这句话表

---

① *Jung:* Jb. psychoanal. u. psychother. Forsch. **5**, 378 (1913).

达了一般的看法:"人人都想长大,但没有人愿意老去。"与此相反,另一句话是:"每个年龄都有只适宜于其自身的本己价值。"人都有一种关于其年龄的良知,知道什么属于这个年龄段,什么不属于这个年龄段(若是违背这种良知,就会变得不幸或患病)。谁若没能实现其年龄的特有意义,就只好品尝相应年龄的痛苦。人仅仅是忍受、希望、经历时运给予他的东西,还是接受、实现、塑造时运给予他的东西呢? 这两者之间存在根本差异。实存中这种最终决断的起源,无法从心理层面通达。但我们理解人做出决断之后的那些显现。

随着逐渐老去,人会陷入这样的基本心境:此生不再可能出现本质上全新的事情了。他的人生被自己已获得的现实所充满。对他来说,此生已有的现实就类似于完整的人之存在,他不得不满足于此。如果没有明确实现人生价值,他就会不安,并竭力寻找截然不同的、本真的东西,或不愿老去,或失望,不再期待未来,只是单纯地对一切都不满意,眼中所见皆是失败、过错、罪责,对世界和人类感到厌倦,变得忧愤烦闷、愁眉苦脸。随着逐渐老去,人对死亡越来越恐惧,对机能减退和因此可以预料到的受人轻视越来越恐惧,嫉妒那些超过自己的人,还会出现性嫉妒、疑病症,等等。

然而,对整个人生的当下回忆的范围有多大,一个人达到的现实的限度便有多大。人的层次所达到的高度,取决于回忆的深度。与此相反,如果只有瞬时记忆,如果生命视域仅仅狭隘地限制在星期和月份这样短的时长、看不到过去和将来,生命便会化为乌有。但如果现实化获得成功,年龄危机就会转变为人升华的起源。与由盛而衰的生物学进程相反,心灵可以持续成长。[1] 女人"随着年龄增长越来越美",因为她

---

[1] *Kierkegaard*: Die Krisis und eine Krisis im Leben einer Schauspielerin. 1847. (Deutsch von Haecker, Innsbruck. 1922.)

的心灵由内而外散发出美,而青春的魅力(尽管光辉灿烂,却只是生命机能鼎盛期的昙花一现)却转瞬即逝。人变得越来越"有智慧";在极高的年龄,人获得了新的、最终的圆满。

历经各年龄时相的生命史在每个案例中都是独一无二的,不能按照计划和程序被事先引导,而要从可能的实存中获得。没有任何心理学、知识、通观总览,能够把握实存的根基。但实存根基上的失败会表现在无数的心理显现中,而当它们显现为障碍时,就叫做神经症。[①]

3. 发展的体验。生命史体验的一个基本要素是,一个人是勇敢地参与进生命史,还是抗拒生命史。一切生命体,也包括人,都受各年龄时相的生物必然性限制,而不得不被时间裹挟着不断前进。但在此过程中,人的生命发展乃是心灵的精神发展。我们用多重方式一般性地表述如下:

aa) 人必须进入对立,必须吃知识树之果,区分善与恶、真与假,从而失去纯真。生物上迫使人成长、性成熟的力量,也引导人们通往这些精神空间。

bb) 发展之路从年轻时的无限可能性逐渐收缩变窄,通向有限的、排除了诸多可能性的现实化的生命。如果不想悬而未决地停留在充满无限可能性的虚无中、不想让生命事实上悬搁,人就必须在生命中作出决断。

cc) 在生命史的发展中,精神逐渐脱离仅仅是无意识的领域,脱离这个包罗万象、主导性的本己存在根基,亦即通过澄明、通过加工和克服困难、通过排斥拒绝和强力压制而向前发展。

生命史的发展建立在生物基础上,源自实存的决断,并通过精神的媒介而发生;人以迥然不同的方式对抗这样的发展。将生命现实化的

---

① 关于对老年的态度,参阅柏拉图《理想国》第一卷中克法洛斯的谈话,西塞罗《论老年》,雅科布・格雷米《关于老年的谈话》。vgl. im ersten Buch von Platos Staat die Rede des Kephalos; *Cicero*: Cato major de senectute; *Grimm*, J.: Rede über das Alter (in den kleinen Schriften).

重大决断,可以显现为生命发展和扩张时的从容、平静,或显现为危机中的迅疾而动;一切的不满都是刺激生命前进的驱动力,而在此情境下,重大决断会带来内心深处的安宁与满足,但也会造成对那些错过的可能性的痛苦。纯粹生命力的体验带来了不断进步成功的激昂动力、机能表现的强盛、爱欲的称心如意、社会中的功成名就、演说时的雄辩不绝,以及作品的创作;但生命力也会带来生命力减退、损失、消逝的体验,而且除非发生了本质的蜕变,源于实存动机、并非只源于生命力根基的新的创造,就由此变得可能。

人类之中的某些因素抗拒这样的整体发展。如果这些因素占据主导,便会对生命造成灾难性的影响。人抗拒成长、抗拒长大、抗拒老去,因为人渴求持守如一的东西,渴求保持不变,渴求滞留,渴求永恒——永恒乃是"停驻的当下"的绵延。人不愿失去无限的可能性,并且抗拒生命的现实化,因为现实化会带来限制和约束。他不敢走进对立,只想维持平静的、毫无问题的统一。他不想失去蕴藏在深处的无意识,因此不愿意澄明。但由于生命史的发展在事实上终究会发生,于是他在情感、神情举动、思想内容(退行到婴儿期)方面努力回撤,强行退行到儿童期,强行退行到已经丧失了的无意识。人想要远离个体化,远离任务与成就,远离决定与决断,想要像植物、动物,甚至像无机物那样,想要任由摆布,在有序和顺应中寂然于某处。

c) 心理病理学的基本问题:是人格发展,还是进程? 对生物学基本事件与可理解的生命史发展的研究,在两种"生命历程"类型的区分中达到了巅峰:一种类型是人格的统一发展(基于年龄与各个可能时相的正常生物学演进);另一种相反类型是由于某次断裂而分裂为两段的生命的不统一性,因为在生物学事件中的某个特定时间点开始了一个进程,伴随着生物性生命历程的中断,心灵生命变得不可逆转、不可治愈(关于进程,请参阅本书 641 页、1020 页以降;关于人格变化,请参阅本书 941 页以降)。

界定进程的传记学标准是，在能够确定具体时间的一小段时期内出现了新的精神异常，在此期间伴发了多种多样的已知症状，没有任何触发它的原因，也没有任何足以解释它的体验。与此相反，如果能够在生命史的范畴整体中理解正常的生物学基本事件的前提下一个人会变成什么样子，我们谈论的便是"人格发展"。界定"人格发展"的关键因素有两点：一是足以让人理解的体验、动机、重大事件，二是未出现任何属于一个进程的、能够确定具体时间的已知综合征。

我们称之为"人格发展"(与"进程"相对立)的整体，其原因仅仅在于某个特定禀性。该禀性历经一系列前后相续的年龄段、贯穿人的生命历程，既没有引人注目的内源性时相，也没有会导致新的精神异常的、不可理解的骤变。我们再次把人格发展的各要素概括如下：1. 禀性不断成长、发展，吸收了一系列连续的年龄段的各种改变。人的此在轨迹是铭刻在整个有机体当中的某些必然之事，不能像疾病进程那样被归入若干特定的、可明确界定的形式之下，而是在无数的变形中不断变化。2. 这样的禀性每时每刻都处在与环境的交互作用中，通过人的命运获得其特殊形态，如果我们准确了解了细节详情，便能理解其中的意义关联。3. 尤为特别的是，禀性按照其稳定的自然禀性对体验作出反应。禀性以其相应的方式对体验进行加工。我们能够理解如此形成的直观、意见、情感样态，比如痛苦、骄傲、易怒、嫉妒。

人们把上述要素的产物称为"人格发展"。于是我们了解了易怒者和嫉妒者如何发展为偏执样。以前有人将它们与非常类似的疾病进程混为一谈，其实两者本质上截然不同。赖斯的研究[①]曾显示，一位轻躁

---

① *Reiß*, *E.*: Über formale Persönlichkeitswandlung als Folge veränderter Milieubedingungen. Z. Neur. **70**，55.

狂人格者的此在发展是可理解的：起先是成功商人，后来成为无欲无求、精神病式的巡回传道者，仿佛由于环境条件的改变和性功能的过早减退，此在只发生了单纯的表面变化，性格却始终不变。

"生命历程"呈现出巨大的多样性：早期发展和晚期发展；消极的婴儿型，即停滞在早期发展阶段，一直无法成熟，抗拒现实化，错过发展时机，以及积极的婴儿型，即保持在开端状态、永远充满可能性，拥有持久的生产创造力，心灵保持开放、具有可塑性——神童，后来却令人迷惑不解地泯然众人；在生存斗争中倦怠落后的人，为适应环境而磨平自己的人，背离其起源的人（人们要问，生命力的丧失是什么，实存的决断失败会导致什么，或者换一种问法：内源性的生命曲线是什么，历史性的自由决定会导致什么）；信念的转变（为开启全新人生奠定了基础）；随着社会情境与一般状态的改变而发生的性格变化；人们曾观察到由于受命运支配而产生的人的灾难性变化，以及从微小的开端扩大为总体性后果的、几乎难以察觉的发展。谈论人格变化时（人格变化有别于进程），我们必须全面地思考人格，把人格看作是由可理解的关联与健康的、普通生物学上不可理解的因素所构成的统一整体。

最后，我们发现所有这些概念都是模式化概括，更多是眼下有用的预设，而非研究的结果。在个案中我们经常遇到巨大的困难。比如，我们发现有些个体，其整个生命历程提供了一个人格发展的图景，但在个别特征中却指向一个轻微的进程，而这个进程使人格变化看起来很异常。这一类个案并不少见，至于它们单纯是某个禀性的发展，抑或也是一个进程，这样的讨论永远也得不出结果。

讨论这些问题时，人们采取的典型立场错失了关键点，没有把主要精力花在区分进程与人格发展上。这些立场的共同之处在于：把"人格发展"的意义过分扩大化，超越了"人格发展"的界限，并且尽可能多地把"进程"掺入了"人格发展"的意义中。

1. 错误倾向之一：试图"理解"进程。要理解真性妄想的起源是不可能的。从禀性、环境和个人经历入手，有可能理解妄想内容，但体验的妄想特征始终是特有的新东西，必定会在生命的某个时间点额外出现。偏执狂的机制是不可理解的。确定偏执狂开始发病的时间点并不总是件容易的事情。人们猜测，也许有一种偏执狂禀性天生就存在于原初性格中，以往一向表现为偏执狂的习性，如今由于个人经历而生长得枝繁叶茂，在生命中取得主导权。尽管在个案中存在种种困难，我们还是要坚持拒绝把理解的运用范围扩展到真正可理解内容的领域之外。这里显示出精神病学的一个基本信念，因而也显示出论战中的狂热。一些人有意模糊进程事实的特殊性，而这种倾向与试图理解精神分裂症的所有尝试有关。

2. 错误倾向之二：试图把进程看作神经症。如果思考强迫神经症——或类似地去思考性神经症(Sexualneurose)，人们有时会发现传记上的进行性恶化，起初个别的症状逐渐变成整个生命的主宰，并给人格戴上了枷锁。本来对人格而言陌生异己的现象制服了人格本身。事实上，这里涉及进行性恶化的事件(我们看不透它的本质)，也许涉及基于生物学因素的疾病。但在这类神经症之中并不存在我们称为"进程"(与"人格变化"相对立)的东西。假如其中存在"进程"，那么这种疾病必定不是从起初的个别症状开始、逐渐生长得枝繁叶茂，而是在此在的核心中发生。进程不是神经症。有人却因此而认为，神经症是人格本身的疾病，随着人格冲突而产生、发展，不断加剧，这类神经症在很大程度上是可理解的，但整体上却只是禀性中既定的、不可理解的事件；为了与边缘神经症区别开，舒尔茨把这类神经症称为"核心神经症"。人们怎么解释核心神经症，也应该用类似的方式来解释过程。但此处还是有一个根本区别(尽管这个根本区别在整体直觉上是直接明证的，人们却很难在清晰定义的概念和单项标准中把握它)：与进程相比，神经症是在迥然不同的意义上才可理解的。

3. 错误倾向之三：试图把进程解释为实存变化。进程的不可理解之处是理解的极限，但这是就最终要从生物学方面思考的基本事件而言的，而不是就实现生命和承载生命的实存而言的。实存的哲学概念不能被应用到对象性的心理病理学研究当中。假如人们这样胡乱应用的话，实存的哲学概念便会立刻失去其本真和深刻的意义。此在变化不是实存变化。前一类变化是通过生物学事件、在生命历程转折处发生的整个人和他的世界的变化，后一类变化是通过实存的无条件决断发生的变化，而这两类变化是异质的。两类变化不在同一个层面上。对于心理病理学的认识来说，实存变化根本就不存在。进程对人格的侵袭破坏会导致疯癫，但实存的无条件性并不会导致疯癫。

以上三种倾向的共同之处是，在一系列病例中否认生物学基本事件是真正应该关注的问题，不承认疯癫的基本印象。进程问题脱离了正轨，滑入了可理解的关联的空间，或神经症的不可理解因素的空间，或哲学上的实存空间。上述倾向的拥护者每次都忽视事实，以便把人看作可理解的神经症和实存，但每次都没有认识到进程的特殊性。确保经验知识之清晰性的关键在于，不要把人格变化的概念扩大到可理解的范围之外，承认不可理解的因素是多样化的、异质的，并相应地根据一定方法去把握各种不同的不可理解因素的本质。这些不可理解因素的其中之一便是进程。

对病例的生物学直观引起了人们很大的关注，至少目前为止，这样的生物学直观不允许人们清晰确定一个病例究竟是人格发展还是进程。下列疾病便是这样的例子：罕见的所谓"真性偏执狂"、进行性恶化的强迫症、没有任何基本症状的"疯癫"（感官错觉、思维障碍、原发性妄想体验、"外力制造"的现象、思维被夺等），但也许伴有思维阻滞、违拗症（由于复合效应，人们总是无法明确地将其与神经症现象区分开）。

如果人们在这些病例中没有发现生命史的转折,也没有发现某个已知综合症的开端,那么即使经验丰富的专科医生作出的诊断往往也彼此相反。这一位医生认为是神经症,或强迫型人格的发展,或精神衰弱;另一位医生却认为是精神分裂症,精神变态或进程,奇怪的异常人格或先前原本不一样的本性向精神分裂症的变形。这是截然相反的诊断,但实际上,不是只有困难病例才会让医生作出相反的诊断,而是因为有了这类病例,基本概念本身就变得可疑了,至少人们明显感觉到了基本概念的局限。

贝岑达尔(Betzendahl)[①]描述了一位女患者令人印象深刻的疾病征象。这名患者把她的周围环境吸纳进入了自己的强迫和妄想世界。因为缺乏基本症状,医生任何时候都无法从她的状态征象中做出诊断。在儿童时期,她坚持抗拒一切新事物,表现形式是虔敬的思想和迷信的举措。在律师和医生的帮助下(她最初向律师和医生学习),儿童时期经历的此在方式导致她不遗余力地为自己的权利和健康而斗争。她容易屈从他人,而别人和她自己都没注意到这一点:"她丈夫自己的推理论证被她反射性地学以致用,丈夫因此而受到她的迷惑、戏弄;她接受能力强,很快就学会了形式上的那一套法律程序和说辞,给律师们留下了深刻印象;妇科医生和内科医生在做医疗咨询时,只看到他们的专业眼光所能看到的东西。"唯有精神科医生的传记学直观才能获得整体的征象,但也还是无法确定她到底患了什么病。外行人士认为她一直是健康的,站在她的一边帮她说话或对她感到气愤。贝岑达尔被诊断为

---

① Betzendahl, W.: Übermaskierte Verrücktheit und ihre sozialen Folgen. Allg. Z. Psychiatr. **100**, 141.

精神分裂症(因此,她的疾病是进程)。

比尔格-普林茨在他关于朗本的病迹学研究中,认为该病例是人格发展,而若干年之前在布姆克主编的《精神疾病手册》第九卷中,他把朗本的病例描述为经典的精神分裂症。

第五部分

社会与历史中的异常心灵

——精神病与精神变态的社会学和历史

a) 遗传与传统。躯体医学只关注作为自然存在的人。躯体医学探索和研究人的躯体，就如同探索和研究动物的躯体那样。心理病理学始终要面对以下事实：除了是自然存在，人也是文化存在。通过遗传，人拥有了他的躯体禀性和心灵禀性；通过传统（传统通过人类社会的周围世界对人产生影响），人获得了他事实上的心灵生命。假如我们在没有传统的情况下长大，那将会完全无知、无言、无助。聋哑人缺失了能够接受心灵影响的感觉器官，只要他们没有接受盲文或手语等适合他们的语言课程教育，便会停留在痴呆般的心灵生命阶段，但接受完语言教育之后，便能成为心灵完整的人。我们的学习、接受、模仿，以及教育与环境，共同铸造了我们的心灵，并使我们成为人。

但要确定遗传与传统在心灵生命中的分界线绝非易事。人们说，只有心灵的功能和能力是遗传而来的，心灵生命的充实和内容来源于周围世界。传统赖以发挥作用的媒介是全面而广泛的；传统不只通过语言的途径发挥作用，仿佛一切都有一种语言——每种工具、房屋和工作方式，人造的地方风景，伦常习俗，表情手势，姿态，古老的事物和风俗习惯。荣格的"集体无意识"有助于我们认清界定遗传与传统之间边界关系的困难。荣格说，神话与象征（作为某种普遍人性的东西）的世界来源于集体无意识，也就是说，在任何时候，集体无意识都表现在梦和精神病中，并在外显的意识和信仰中不断发生历史性的变化。这样的集体无意识是一种历史现象还是生物学现象呢？集体无意识似乎是历史性的，因为它承载着特殊的、人性的东西，其内容具有历史性的意义。但布姆克强有力地反对所有这类说法①，他的反驳合理且有效：后天获得的心灵特质不能遗传，因此，如果有人断言，人类可以前历史和历史地获得可以不经传统便从无意识中再次浮现的象征，那么这种观点是站不住脚的。但如果集体无意识无非是人的历史性发展可能性的生物学基础，那么人们在比较所有民族的象征与神话时，若想要找到普遍人性的东西，就必须撇开历史性的东西，而这是不可能做到的。人们只能从形式上，而不能从内容上把握非历史的、过早的普遍人性。假如人们越过界限、偏要从内容上去把握，便会陷入含糊不清的理念，比如，主张类似下面这样的论断：地方风景和气候会影响心灵特征，从深底处决定了生活在当地的人们的心性内容，比如，使每个美国人都拥有印第安人的心灵。但如果集体无意识只是用来称呼事实上的精神必然性的一个名称——精神必然性也许使地球表面多个地方的人们都发现了火，都制作了类似的工具，事实上都思考出了相近的想法，那么我们便陷入了民族学家们的古老讨论：哪些文化财富奠基于普遍人性的基本思维之上，哪些文化财富奠基于由一个区域到另一个区域的历史迁移？

尽管在实践层面不能像在理论层面界定概念那样，清晰划定遗传与传统的边界，但遗传的持续作用与历史的持续作用终归是两码事。在人这里跟在动物那里一样，遗传的持续作用无意识地、因果必然地一代代传下去；如果缺乏周围世界的相应刺激，遗传的持续作用可以保持休眠状态，但过了很多代以后，当周围世界激发其功能时，遗传的持续作用又重新显现出来；在遗传关联中，没有

---

① *Bumke:* Die Psychoanalyse and ihre Kinder. 2. Aufl., S.136ff. 1938.

任何东西被"遗忘"。与此相反,奠基于历史的东西需要传统的流传,需要新觉醒的意识各自吸收掌握;我们作为人会成为什么样子,由现实的历史根基决定,现实的历史根基一经形成就只能如此,而非另外的样子。现实的历史根基不是某种普遍人性的东西,但这些历史性的内容可以遗失、消亡;如果传统的流传中断,即使后代人也无法再接触到历史的残余、文献、作品,那么历史性的内容便会被遗忘。如果长久不被使用,心灵功能便处于休眠状态,也许在精神病和梦中会活跃起来。与之相反,历史性的内容可以被遗忘,此后,人们只能通过重新与事实的传统接触而获得这些历史性的内容。无论何时,人之存在的某些可能性肯定会被埋没,但可遗传的因素和可由传统流传下来的因素两者重新被唤醒的方式有着根本区别。毫无疑问,可由传统流传下来的因素会被绝对地遗忘,而历史关联中会发生无法挽回的损失。

b) 共同体。传统的传承延续以及人的整个生命都发生在共同体中。个人在他生命的共同体中充实他的人生,找到他的立足点、意义和使命。个人与共同体的紧张关系是心灵障碍的可理解根源之一。共同体每时每刻都对人产生影响。如果共同体被人意识到,被理性化、组织化、成形化,人们便说它是"社会"。

人的心灵生命,就其受共同体和社会决定、就其在与社会的交互作用中创造出特殊的构成物而言,是社会心理学的研究对象。社会心理学要么描述人的心灵生命从自然状态到文化的各个发展阶段①,要

---

① *Vierkandt*: Naturvölker und Kulturvölker. Leipzig;*Tönnies*: Gemeinschaft und Gesellschaft.1888,2. Aufl. 1912.

么通过阐述对我们的发生学理解必不可少的、在每个社会中反复发生的关系(支配与从属,社会分化等)来进行理想类型的建构①,要么具体描述个别的民族②。因此,社会心理学的讨论范围始终只限于单个个体的体验——个体对他人施加影响或受他人影响。人们希望把这样的心理学考察与社会学严格区分开(社会学研究构成物,构成物虽然在社会中形成,却不是社会成员的体验内容),但在事实的科学研究中,人们无法泾渭分明地区分心理学与社会学。社会学与心理学处于相同的层面,并在实践中彼此交织融合。

c) 心理病理学的关注范围从社会既往史扩大到了对历史资料的探究。 各人生活于其中的社会环境千差万别,即使各人有相同的禀性,但他们在不同环境下发展的心灵生命,必然会有多种多样的变化。同样地,异常者的禀性和精神病的显现方式,按照其得以产生的不同社会和文化圈,必定也各有其变化。因此,精神科医生肯定不同于躯体医生。精神科医生治疗患者时,总是要获得患者全面的社会既往史。只有当精神科医生知道患者从哪儿来、遭遇了什么样的命运、置身于什么样的处境、受到哪些影响时,他才能获得关于该特殊病例的洞见。该特殊病例也许与另一个表面上看起来完全不同的病例在禀性上是相同的。为了能在个案中彻底看清这些关联,精神科医生需要了解他的患者所处的不同环境条件,需要洞察到患者所有可能的生活阶层和圈子。如果精神科医生自己缺乏观察,那么众多公开出版的自传将有所助益,

---

① *Simmel*: Über soziale Differenzierung. Leipzig 1890;*Simmel*: Soziologie. Leipzig 1908.

② *Fouillée*: Esquisse psychologique des peuples européens. -Psychologie du peuple francais;*Schmoller*: Grundrißder allgemeinen Volkswirtschaftslehre, Bd. 1, S. 148ff. Leipzig 1900.

尤其是那些来自工人阶层的自传。① 现今,这些数量如此庞大的阶层是人们关注的焦点。但不言而喻的是,根据患者的不同类型,精神科医生同样也必须关注其他圈层。

为了理解在医院里遇见的患者,精神科医生始终需要了解社会圈层。除此之外,心理病理学越来越关注异常心灵显现,但异常心灵显现很少或压根没能在医院里得到研究。异常心灵显现扩大了心理病理学的经验基础。心理病理学寻求获得关于异常心灵事件的知识。这些异常心灵事件发生在医院以外的自由生活中,发生在人类社会的不同圈层中,并向精神科医生显示了人的历史。这是心理病理学研究领域的最后扩张。一百年前,心理病理学几乎只致力于研究狭义上的疯癫者和痴呆者。如今,精神病院里满满当当的不仅仅是这些患者,而且挤满了情感疾病患者、精神变态者、各种异常者。在异常人格的心理病理学与性格特征学之间不再有泾渭分明的界限。然而,心理病理学作为科学已经不再局限于精神病院的经验资料,而是在过去流传下来的资料和精神病院高墙之外的、当今社会提供的心灵显现当中,寻找那些在精神病院高墙内无法获取的经验。心理病理学想要——与心理学携手一道,将其知识版图扩展到随个体而变化的心灵现实的整个领域。

在当下的社会显现中,心理病理学主要关注对罪犯、妓女、流浪汉、堕落青年的研究。

历史资料很少受到关注。由于对历史资料的研究具有原则性的重要意义,也由于历史学家与精神病学家之间的冲突,我们试图

---

① 参阅 Lebenaschicksale. München 1910ff (*Popp*, *Forel*, *Winter*, *Viersbeck-Bleuler*);*Levenstein*: Proletariers Jugendjahre; aus der Tiefe: Arbeiterbriefe; Die Lebenstragödie eines Tagelöhners; Arbeiter, Philosophen und Dichter; Sämtlich Berlin: Morgenverlag 1909; Die Arbeiterfrage. München 1912。

清晰地挑明心理病理学的处境:所有的心理学和心理病理学研究都倾向于割裂为两个不同的方向。起初,理解研究和因果说明研究含混不清地混杂在一起。后来,许多研究人员——首先是精神病学家,追求排他性地运用因果说明式的(生物学)研究,认为只有这样的方法才有价值。对他们来说,只有脑部进程、体质、生理学,完全生理学的、尽可能排除了心灵生命的客观心理学实验,以及把精神现象纳入生物学范畴的讨论方式,才是有效的。还有一些研究人员——首先是精神科学家,蔑视这类无心灵的"物质主义"心理学,专门地致力于理解丰富的现实体验。尽管双方彼此误解了对方,但斗争却导致对两类任务之间差异的澄清,而这种差异已经在原则上凸显出来。尽管两个研究方向在原则和方法上有着截然区别,但两者在科学中相互促进并被科学兼容(像在心理病理学中那样)正在变得可能,且这样的时机已经到来。理解式的研究总是在因果说明式的确证中找到其边界和补充;如果被理解的统一体最先为提出因果关系的问题提供了要素(比如特定人格类型、特定精神病与创造力的特定精神类型之间的关联问题),那么因果说明研究便能扩大其疆域。如果局限于两个方向的其中之一,那么所有的心理病理学都会陷入危险,要么变成不现实的诗意虚构,要么变成无心的生理学。

理解的心理病理学的经验来源首先在于,亲自与活生生的人进行私人接触。精神病院为理解心理病理学研究提供了无以伦比的基础,相形之下,一切正常心理学研究的基础是贫乏的。但理解心理学和心理病理学不会停留在这样的个人经验中。一切理解心理学的特征是:专心致力于研究人类历史的资料,以便直观到现实的人类生命的整个范围。理解研究存在很大困难,人们很难熟练内行地处理历史资料,很难找到合适的资料。因此,心理病理学家在这一研究方向上所做的尝试有时无疑是失败的。尽管如此，这里仍有一项无比重要的任务。虽然心理病理学还没有以任何方式从历史资料中获得过本质的积极认知，但至少我们产生了问题意识，认识到了我们理解的边界，而这对于精神病学家的整体领会来说是有益的。当我们在古老的神话面前感到惊异，确信这里有某种符合体验的、可理解的、但却离我们无限遥远的东西，就像我们在某个精神变态事件或异常性格面前感到惊讶一样，至少我们被给予了这样的可能性：将来有一天能看得更深，也许能栩栩如生地对其加以描述；对遇见的患者，我们能避免错误和简单的理解和归类，避免给他们打上单调乏味并且企图对整个时代的心灵状态给出糟糕理解的印记。

d) 社会学-历史学认识的意义。 关于社会和历史中心理病理显现的研究，对整体人类现实的实在直观来说具有重要意义：人们看到了异常心灵生命对于社会的重要意义、对于历史上群体性显现的重要意义、对于精神史的重要意义、对于个别历史名人的重要意义等。但首先是对心理病理学本身具有重要意义：人们看到了社会状态、文化圈、处境对异常心灵生命的种类与发生具有重要意义；人们从个人传记中获取经验（这些经验几乎无法在医疗实践中被接触到），从我们的时代不再出现的现实中获取经验；如果我们观察人的历史变化，观察人如何被历史决定，就能训练把人当成人来看的领会能力。在实践中，社会学-历史学视域反作用于对个案的领会，并有利于我们更好地领会个案。

e) 方法。 社会学和历史学研究使用的方法与整个心理病理学中使用的方法是相同的。但在心理病理学中，跟历史资料打交道时特别地预设了批判方法。然后是重要的比较法，即比较不同民族、文化形态、人口群体等。在这里，尤为特别的是统计学领域。

统计学有两项任务。第一项任务是通过统计已知显现的数量来简单确定其频率。确定已知显现的发生频率具有描述意义和实践价值，但除此之外，其本身无足轻重。第二项任务是力图通过比较几个显现的不同数列来确定不同显现彼此间的相关关系，比如，偷窃频次与粮食价格高低之间的关系，特定犯罪类型的案犯中出现特定性格类型的频率等。统计学寻求用这样的方式获得洞见，看清决定某个显现的那些因素，并探究这些显现背后的原因。统计数据及数据之间的关系，首先给出了表面上的规律性，而这些规律暗暗指向根底潜在的因果关联。但这些因果关联还没有被统计规律所证实。

在我们所处的时代，统计方法备受青睐。然而，统计方法很难操作。若要达到可靠结果，人们在运用统计方法时只能万分谨慎，保持强烈的批判性。进行统计学研究时，我们需要提出以下四个问题：1. 被统计的对象是什么？2. 统计的样本来源于哪儿？3. 得出的数据跟什么进行比较？4. 如何去解释可能发现的数量关系规律？举一个案例：（1）人们统计特定地区的总体自杀人数；（2）统计数据来源于巴伐利亚、萨克森等地；（3）比较不同月份的自杀人数，发现初夏时节的自杀人数最多，比较不同地区的自杀人数，发现萨克森人的自杀率比巴伐利亚人的自杀率要高；（4）最后，人们试图解释这些规律：据推测，由于多种多样的因素，初夏时节对心灵生命施加了有效刺激，以至于原本就有这方面禀性的心灵在此方向上尽情发展，倾向性更强烈、更繁盛、更活跃；人们发现，在初夏时节，性行为以及性猥亵、性骚扰等妨碍风化犯罪更加频发，而这被认为是对上述推测的一个证明。人们用种族禀性的差异来解释巴伐利亚人与萨克森人的自杀率差异。下面我们还要对统计研究的四个问题详细加以评注：

1. 被统计的对象是什么？自然，为了得到精确结果，只有概念上可以明确界定的对象才能被统计，以便后来的每个重复核查者都能准确知道被统计的对象是什么；只有人们能在个案中足够可靠地认识或分辨的对象，才能被统计。最合适的统计样本是客观显现：行为（自杀、犯罪），社会事件（结婚、职业等），环境情况（出生地、父母收入情况、非婚生子女等），此外还有年龄、性别等。这类统计学坚持面向纯粹客观的数据，坚持面向外部事件，从不考虑个体。与之相反，另一类统计学力图收集整个个体及其心灵特质的数据并进行比较（与群体统计学对立的个体统计学）。在个体统计学中，要界定和确定应该对什么对象进行统计计数，难度非常大。为了从总体上澄清那些可以统计的对象，研究人员需要详细深入地做好心理病理学的准备工作，无论是现象学的界定，还是对智力和人格类型的分析，抑或是对个别的发生学上可理解的关联的分析；比如，当人们想要从统计数值上了解特定性格类型与特定犯罪类别之间的关系时，就需要做好这些准备工作。

2. 统计的样本来源于哪儿？仅在少数情况下，统计对象是总人口，而得到的统计结果是极其粗略的客观数据（自杀）。在多数情况下，人们必须做出选择，常常要选择出一个非常小的群体，比如，把医院的患者、精神病院的住院患者、接受法庭审判的被告等选作统计样本。如果这些样本被拿来与相应的其他样本进行比较，那么它们可能具有抽样价值，就像在大范围内的总人口里的患病群体、犯罪群体中显示出来的关系那样，在小范围内显示出相同的关系，但在多数情况下，它们是按照特定倾向选择出来的样本，而人们不能从这些样本中推导出普遍结论。因此，对样本的批判是评价统计学研究优劣的最重要基础之一。

3. 得出的数据与什么进行比较？人们可以比较巴伐利亚人和萨克森人的自杀人数，但当然不是比较两者的绝对自杀人数，而只是比较两者的总人口中自杀人数所占的百分比。在这样简单的案例中，人们几乎不会犯错，但在更复杂的案例中，研究人员非常有必要认真透彻地思考要进行比较的东西到底是什么。

4. 如何解释数量关系的规律？对数据进行解释时，我们的科学认知兴趣才真正开始。数据越是令人信服地支持特定的解释，就越有价值。然而，在一定程度上，解释始终只是推论。解释可以沿着两条路径进行。第一条路径是因果解释：酗酒者子女在犯罪青年中的比率比普通青年更高，有些人这样解释，父亲酗酒通过胚胎损伤、遗传或精神变态禀性，使孩子变得低劣，而孩子变得低劣会导致父亲酗酒。第二条路径是发生学上的理解解释：另一些人把上述数量差异的事实"理解"为身处酗酒环境的孩子受酒鬼父亲耳濡目染的结果。由于看到不良场景，缺乏教养、无人管教，孩子逐渐陷入堕落的心灵状态；人们可以理解，这样的心灵状态是滋生犯罪的温床。

因果解释与理解解释需要经受完全不同的批判。我们举一个案例来阐明这一点。有人认为，多雨的秋季造成的阴郁心境是自杀的原因，而且这其中的意义关联是可理解的，由此推测，多数自杀发生在秋季。然而统计数据表明，初夏时节的自杀人数比秋季的自杀人数多得多。但这并不意味着，秋季的阴郁心境与自杀之间的可理解的意义关联是错误的。在个案中理解整体人格时，人们会明白，阴郁的秋季是压死骆驼的最后一根稻草。但人们对秋季与自杀之间统计相关性的推测是错误的。一般而言，可理解的关联（比如，大多数是环境造成的影响）不能通过数字、而要通过能被理解的个案得到证明,数字只表明两者共同发生的频率。与之相反,在这类社会病理研究中,因果关联的存在绝不能通过个案,而只能通过大量统计数据、通过能经得起批判的数量关系得到证明。遗传而来的退化究竟是否由父亲酗酒所致胚胎损伤而造成,一直以来都是争论不休、没有答案的问题,因为两者之间存在因果关系的可能性没有得到大量令人信服的数量关系的证实。个别案例不能决定因果关系的普遍存在。但如果假定(事实上这类研究并不存在)统计对象是 500 个酗酒家庭,一半的孩子出生在父亲酗酒之前,另一半的孩子出生在父亲酗酒之后。结果表明,前者跟普通人家的孩子类似,而后者,也就是父亲酗酒之后出生的孩子,相比前者而言,其性格特质与生活方式极度异常、低劣,违法犯罪倾向也要严重得多,等等。在这个不太可能发生的假设案例中,酗酒所致胚胎损伤与后代犯罪倾向之间的因果关系得到了证明。

对这一篇文章后面援引的统计学例子,我们不再像上面那样作详尽批判。假如对每个案例都详细批判的话,话题就扯得太远了。例子仅仅是例子而已。在这里跟在别处一样,倘若读者想要对它们进行更详尽的研究,建议自行参阅专业研究文献。①

与历史学相比,心理病理学肩负双重任务。1. 面对心灵异常状态或心灵异常事件的个案,精神科医生必须给出专业鉴定结果。2. 面对历史样本的整体,精神科医生必须看清,他是否能从中获得用其他途径

---

① 这里,"道德统计学"(Moralstatistik)的数据值得关注。这方面的引论性文献,可参阅施那佩尔－阿恩特的《社会统计学》(Schnapper-Arndt: Sozialstatistik (Volksausgabe). Leipzig 1912)。若要进行更详尽的研究,可参阅冯・迈尔的《社会统计学》第三卷第一部分的"道德统计学"(v. Mayr: Sozialstatistik, Bd. 3 von Statistik und Gesellschsehre, davon erster Teil: Moralstatistik. Tübingen 1909 - 1912)。

无法获得的普遍性认知。因此,关于这方面主题的现有研究著作,在部分程度上具有历史鉴定的特征:只运用现有的知识加以考察,以便更好地把握出于其他原因的有趣现象。① 但在一定程度上,这些研究著作捕捉到了新的心理病理学问题(比如,退化问题、精神疾病患者极富创造力的问题)。

§1. 社会情境对于疾病存在的意义

a) 文明环境的因果效应。 文明创造出了物质条件,正如其他自然条件那样,会通过躯体的中介引起异常的心灵状态。

首先,文明社会提供了享乐品和成瘾迷醉品。酗酒和酒精性精神病是否越来越多,曾引起人们的热议。但在我们所处的时代,据确认,酗酒反而似乎越来越少了。耶斯克(Jeske)②发现,德国布雷斯劳市的震颤性谵妄患者数量显著减少,而这与 1909 年政府对烈性酒征税以及社会民主党发起的"抵制烈酒"行动有关。显然,按照全国盛行的享乐品种类,不同民族会表现出不同的疾病,因此,欧洲人染上了与酒有关的疾病,东方人染上了与大麻和鸦片有关的疾病。

在更长的时间段内——文化环境在什么程度上发挥了作用,暂且先放在一边——特定的可界定疾病形式,是否改变了其显现方式? 这个问题自然只能在那些能用普遍有效的统一方式、根据清晰的特征标志予以诊断的疾病中得到研究。作为一种器质性脑疾病和一般的躯体疾病,麻痹性痴呆的情况便是这样。约阿希姆(Joachim)曾对先前几十

---

① 对欧洲王室精神分裂症遗传倾向的研究范例,参阅 *Luxenburger, H.*: Erbbiologische Geschichtsbetrachtung, psychiatrische Eugenik und Kultur. Z. Neur. **118**, 685 (1925).

② *Jeske*: Allg. Z. Psychiatr. **68**, 353 (1911).

年阿尔萨斯-洛林地区的麻痹性痴呆的发病情况与病程进展的变化,进行统计学研究。[1] 他发现,男性麻痹性痴呆患者在阿尔萨斯-洛林地区个别区域的分布发生了偏移,低等社会阶层中的麻痹性痴呆患者数量有些许增加,疾病持续时间有些许延长,而相对于激惹与抑郁而言,痴呆形式有所增加,病情缓解更为常见。人们推测,麻痹性痴呆患者的增多与梅毒患者的增多有关,或与文明的增长有关,但这些推测所依赖的事实相当不可靠。尽管门克默勒(Mönkemöller)对此进行了专门研究[2],但麻痹性痴呆与梅毒或文明之间的因果关系还是完全不清楚。单单靠梅毒一个原因不能引发麻痹性痴呆,单单靠文明一个原因也不能引发麻痹性痴呆。古代是否有麻痹性痴呆呢?此问题与下述问题有关:梅毒是否在古代就已经存在,还是从美洲传入欧洲后才大规模肆虐?根据一些原始资料,基希霍夫[3]认为,古代很有可能已经出现了麻痹性痴呆。

当然,每种社会境况都会创造出独特的物质条件,物质条件又反过来——正如自然环境那样——影响人的健康。[4] 显然,由于有中毒的危险(铅、一氧化碳、二硫化碳等),从事某些特定职业者的健康所受到的危害,要远远高于其他人。

由于近半个世纪以来生活的全面技术化(至少在大城市里是这样),人类与自然的周围世界发生了根本性的疏离,人类生活在彻头彻尾人造的周围世界里,身体心灵的生存条件已经发生了很大变化(至于会造成什么影响目前还不明了),以至于约雷斯(Jores)可以就人的内

---

① *Joachim*: Allg. Z. Psychiatr. **69**, 500 (1912).

② *Mönkemöller*: Zur Geschichte der progressiven Paralyse. Z. Neur. **5**, 500.

③ Kirchhoff: Allg. Z. Psychiatr. **68**, 125 (1911).

④ 下面这部综述性著作的主要内容便是讨论社会境况与疾病之间的关系: Krankheiten und soziale Lage, herausgeg. von Mosse u. Tugendreich. München 1912。此外还可以参阅 *Grotjahn*: Soziale Pathologie. Berlin 1912。

分泌疾病说道:"人的生存条件变得面目全非,植物神经系统与周围世界的亲密联结已不复存在。结果是,当今时代神经崩紧的人类特别倾向于患神经-内分泌失调。这一类由神经-内分泌失调引起的疾病(即使不说全部都是)绝大多数都是文明病。"

在历经许多代人一直一成不变的生活环境下——通过自然选择以及通过早已存在的物质生活方式——表现为体格类型的体质是否发生了变化? 这是个悬而未决的问题。在古埃及、日本和西方的贵族阶层中,瘦长体格类型似乎占据主流,且被视为高贵雅致的象征(魏登瑞)。

b) 个体的典型处境。个体的典型处境数不胜数,这里仅列举几例常见处境:绝望的社会境遇带来的沉重压力,慢性的躯体病痛,由于无法克服日常生计的操劳与困窘,心灵长期背负重担——没有奋争、没有热情、没有目标、没有想法——常常导致情感淡漠,对一切漠不关心,心灵极度贫困。一个特殊案例是屡犯不改的反复犯罪者类型,对命运漠不关心——只会闷声闷气地嘟囔抱怨、极不乐意地拒绝别人向他提出的一切要求——心中毫无希望。

"无根化"(Entwurzelung)是现代世界中越来越常见的命运。[1]

精神分析家已经认识到了家庭关系对个体的塑造作用。比如,榜样与教诲对个体有塑造作用,但除此之外,"集体心灵"、群体心灵也有其强大的力量。在自己不知道的情况下,父母的无意识对孩子产生了影响。"家庭-心灵-身体中发生了某种同类事件,就好像处在互相连通的管道里。"比如,"本该实现的理想生活因父母太胆小、太柔弱没能如愿,结果他们把自己的生活目标作为任务托付给了孩子"。[2]

---

① *Kraepelin*: Über Entwurze1ung. Z. Neur. 63.
② *Heyer*: Der Organismus der Seele, S. 88ff.

冲动的力量根据处境而变化：在百姓衣食无忧、社会安定有序的环境下，性冲动会随着主流的性道德疯狂增长；在饥荒时期，饥饿会疯狂增长；当人们长期处于生命危险时，性冲动和饥饿会变得很微弱，直至消失。

c）安全的时代，革命的时代，战争的时代。1914 年以前的时代，生活的基本特征能够解释一些异常现象的肇因：相比于几乎所有更早的时代，一战前的生活具有更大的生存安全保障。夸张一点的描述：过去，人们遇事听天由命，生活充满艰险，个人只能依靠自己；现在，在生活本身有安全保障的情况下，人们诚惶诚恐、自私自利、迫不及待地追求提升经济生活水平，信任官方公共机构的保护。过去，人们把整个人格全心全意投入到自然的工作生涯中，且这样的风气广为盛行；现在，一方面，很多人心怀怨怒地有意识承受着枯燥单调的体力劳动的重压，另一方面，不少人生活富裕、没有工作、自由自在，没有任务与目标，对生活处处不满。生活的空虚导致人们假装在生活，导致哗众取宠的虚幻体验，最终引发癔症性格类型。人们心存戒惧地依赖道德与传统规范，不再通过现实命运自身来获取价值评价，导致压抑自己的冲动与自然情感，由此更进一步发展，怀有这种禀性的人便会出现癔症症状。

与这幅景象截然相反的是前人向我们报道的如下显现：14 世纪的鼠疫过后、法国大革命时期以及俄国革命之后，这些激动人心时代的心灵生命。自 1918 年以来，这些现象中的一部分如今也被我们亲眼见到。这些普遍蔓延的、深深的情绪震撼，似乎除了造成个人的情绪震撼之外还产生了完全不同的影响。极度漠视生命（决斗数量增多，对危险情境毫不在意，即使没有理想使命也愿意抛弃生命），一心追求享受，无拘无束地纵情欲乐，这样的风气广泛盛行。

如前文所述，在战争时期，患精神病和自杀的人数有所减少。刚开始时，人们很少谈论神经质。"性命攸关之际，神经质便停止了"（希斯）（His）。据邦赫费尔的观察，在战争年代，柏林夏洛特医院的接诊患者当中,酒精性精神病患者人数大为减少,而男性精神变态患者人数大幅增加。① 如邦赫费尔所言,男性精神变态患者的人数增加表明:鉴于有数百万人受到相同影响,夏洛特医院里精神变态反应的增多只不过是微不足道的例外而已。绝大多数人没有患此病。这其中,禀性必然起了关键作用。关于抑郁,克雷尔(Kehrer)发现,"担忧、匮乏、悲痛、恐惧,以闻所未闻的规模猛然增多,对战争期间留在家乡的人们产生了很大影响,却没有导致抑郁状态明显增加"。

1914—1918 年世界大战期间,人们对军队进行了大量观察。重新确认了不言自明的事情:不存在特殊的战争精神病与战争神经症。军队里只出现了急性意识混浊和神经症,且这两类病症呈现出巨大的多样性,这激发了热烈的讨论。人们过去从未看见过心灵损耗、恐惧以及精神衰竭的影响程度如此剧烈、波及人数如此众多。虽然这几类疾病的患者数占总人口的百分比不大,但其绝对数量却很大。讨论的焦点首先在于心因性疾病与纯粹躯体疾病的区分,这背后隐含着世界观倾向——倾向于找到罪责与恶的意志,或倾向于处处假定清白无辜的疾病。人们可以看到,一派人如何像瞎子一样看不见一切外意识的因素、因果必然因素;另一派人如何受多愁善感的人道精神驱使,几乎看不见半意识和无意识的力量潜逃进了疾病;还有另一些人站在所有的视角上,冷静、客观地分析其中的关联。② 心理因素在神经症中的重要意义源自以下

---

① *Bonhoeffer*: Arch. Psychiatr. (D.) **60**, 721.

② 参阅高普的专题报告以及农内与奥本海姆的论文:Referate von *Gaupp*: Z. Neur. **34** (1916);*Nonne u. Oppenheim*: Dtsch. Z. Nervenhk. **56**(1917)。读者可以从这些文献中客观了解两种对立的观点。此外还可参阅《世界大战中的医疗经验手册》第 4 卷(Handbuch der ärztlichen Erfahrungen im Weltkrieg, Bd. 4.)。

事实：如果不把那些被典型地描述为"灰鸟"、"铁丝网病"的心境恶劣算进来的话，战俘中没有人或只有极少人罹患神经症。[①] 关于战争对社会边缘青年的影响，维蒂希（K. Wittig）的自述是一个很好的例子。[②]

d) 事故神经症。 事故神经症被视为一个范例：人们在一定程度上能够带着实验般的确定性看到，特定的社会环境是怎样造成特定的疾病现象的。在 19 世纪 80 年代立法机关对安全事故立法之后，事故神经症才开始出现。假如没有立法的话，这种疾病压根儿就不存在。具有神经症禀性的人遭遇任意轻微的损伤或严重事故之后，在癔症机制的助力下，要求获得赔偿的愿望会转化为各种各样的不适症状，但个体并未意识到这些不适症状的目的只是为了获得赔偿（赔偿型癔症）。一旦赔偿问题最终获得妥善解决，这些不适症状就会消失。然而，事情绝非如此简单。"事故神经症"的名称下汇集了完全不同类型的不适症状，唯一的共同之处是，它们都在事故发生后（特别是头部损伤后）出现。有一部分事故神经症的患者恰好根本不用考虑赔偿问题（没买保险的患者、富人圈里的患者），因此人们无法确证，要求获得赔偿的愿望是否是引起这些神经症的因果性要素。在其余的事故神经症病例中，要求获得赔偿的愿望对疾病的发生无疑起到了一定作用，但也只是引发疾病的众多因素中的一个因素。假如立法机关没有制定安全事故法律，事故神经症也会存在，但数量会少得多。人们对它的讨论也会少很多，疾病征象也不会沾染上过分渴望赔偿的因素的色彩，一些病例的患者根本就不会得病，另一些得了病的患者会更快恢复健康。如今的执

---

① 参阅本书第 555 页所引用的文献。

② *Wittig*，*K.*：Die ethisch minderwertigen Jugendlichen und der Krieg. Langensalza 1918.

业医生特别关注对事故神经症的研究。广泛而庞杂的大量文献彼此意见不一,表明在医疗科学中,纯粹躯体式的考察方式与心理学的理解如何互相斗争,"企图用一种视角过分简单地说明一切现象"的先入为主的偏见与分析式的层层剖析如何互相斗争。①

在近几十年里,事故神经症的问题变得越来越紧迫(当年我写下前面几行文字时,事故神经症的问题还只是附带性的)。冯·魏茨泽克说:"赔偿神经症或法律神经症是一种非常重要的社会现象,源于一个新社会的诞生,并且是比任何其他疾病都更具有公共性的疾病。"②

e) 工作。工作能力与工作意愿会受到心灵疾病的严重影响。工作曲线是测量个人机能的一种量度。工作疗法是尽量朝有利方向塑造和扭转病态心灵显现的一种途径。如今,工作资质已成为日益重要的实践问题(特定职业的资质考试)。③ 已经有不少研究在关注以下问题:特定的不正常人群是否具备资质、是否适合从事特定的职业任务。就像心理学可以作为应用心理学而为技术性的生活目的(如何界定特殊的职业资质的问题,如何提升机能的问题)服务那样,心理病理学也可以作为"应用心理病理学"回答下述问题:(比如)特定人群——例如福利救济院的寄宿生④,是否适合服兵役? 特定疾病类型患者的工作

① 关于原则性问题,请参阅 *Wetzel*: Arch. Sozialwiss. **37**,535 (1913),这篇论文里列出了最重要的文献。*Horn*,*P.*: Über nervöse Erkrankungen nach Eisenbahnunfällen, 2. Aufl Bonn 1918.

② *Weizsäcker*,*V. v.*: Soziale Krankheit und soziale Gesundung. Berlin 1930. 若想了解新近的讨论,可参阅 *Jossmann*: Nervenarzt **2**,385 (1929);**3**,68 (1930);*v. Weizsäcker*: Nervenarzt **2**,569 (1929);*Wetzel*: Nervenarzt **2**,461;*Lottig*: Nervenarzt **3**,321 (1930);*Zutt*: Nervenarzt **4**。

③ Arbeits- und Berufspsychologie, herausgeg. von *F. Giese*. Halle 1928;*Eliasberg*: Über sozialen Zwang und abhängige Arbeit. Z. Völkerpsychol. u. Soziol. **4**,182 (1928);*Eliasberg u. Jankaus*: Beiträge zur Arbeitspathologie. Mschr. Psychiatr. **74**,1(1930);*Eliasberg*: Z. Neur. **102**.

④ Weyert:Untersuchung von ehemaligen Fürsorgezöglingen im Festungsgefängnis. Allg. Z. Psychiatr. **69**,180 (1912).

能力和谋生能力处于什么水平？

f) 教育。处境与社会状态对心灵生命显然具有非常重要的意义，而人们可以利用其可能性来治疗精神疾病，如此一来，便使教育的重要性与界限这一老问题长盛不衰。毫无疑问，一个时代和一地居民的心灵意象很大程度上由彼时彼地的教育水平决定。面对这个仅仅泛泛而论的事实，自古以来，两种极端的、错误的立场彼此针锋相对："一切皆由教育造就"和"一切都是天生的"，或者："人们可以通过教育把人塑造成任何样子"和"人们只能通过操控数代人的遗传把人改造成其他样子"。莱辛说："赐予我们教育吧，百年之内，我们定叫欧洲焕然一新。"相反的观点则认为，天生的东西是不可改变的，教育只能文饰而已。但显然，两种立场不全对，也不全错。教育当然只能发展禀性中包含的可能性，不能改变天生的本质。但没人知道禀性中沉睡着什么样的人之可能性。因此，教育能够挖掘、汲取出事先无人预料到的可能性。因此，任何一种新教育所产生的影响都是不可预见的。教育总是会产生意料之外的影响。下列基本事实表明教育至关重要：由于传统的传承，人各自成为其所是的样子，由于意识的样态，相同的禀性（据推测，禀性应该相同）在短短数百年间能发生改头换面的变化，由此，似乎整个民族都改变了其性格特征。教育的边界无法从整体上被事先划定，而只能在不同的具体情境中加以观察。

§2. 关于人口、职业、阶层、城市、国家与其他群体的研究

总人口。人口统计学可以调查确定总人口中的患者有多少，各疾病群的患者分别有多少。伦茨（Lenz，1936）发现，德国新生儿中有 2％—3％是轻度智力低下者（Debile），有 0.5％是中度智力低下者（Imbezille），

有0.25％是重度智力低下者（Idioten），总括起来，大约 3％—4％的新生儿有智力缺陷，其中大约 20％—30％是由外伤所致。卢森布格尔发现，总人口中有 0.9％是精神分裂症患者（其中一半在精神病院），0.4％—0.5％是躁狂-抑郁症患者。因此，作为群体现象，智力缺陷最严重，而精神分裂症次之。

疾病组在不同社会阶层中的分布。按百分比来统计，躁狂-抑郁症患者的家庭更多属于上等阶层，智力缺陷患者和癫痫患者的家庭更多属于下等阶层，精神分裂症患者的家庭居于两者之间，但属于上等阶层的比例略多一些。① 健壮体格类型在下等阶层中更常见。

关于天赋才能分布情况的统计学研究主要依据学校成绩单和智力测验结果。社会阶层越低下，平均学业表现就越差（布雷姆）（Brem）；平均而言，高校学者与公立学校教师的子女学习成绩最好。

对这些调查结果的解释首先遵循遗传特征的选择。康拉德认为，疾病在不同社会阶层的分布不同，这其中发生了一种"松散化进程"（Auflockerungsprozeß）：癫痫患者下坠到社会最低层，在社会最底层中积聚其遗传特征。癫痫患者有阶层下降的趋势，多数癫痫患者不得不选择某方面有缺陷的异性为配偶，因此，不良遗传倾向进一步积聚，构成了一个由社会学因素而非生物学因素决定的圈子（相比于更高社会阶层的癫痫患者，低阶层的癫痫患者的后代缺陷类型明显要多得多——智力缺陷、精神病、神经管闭合不全状态等），这个圈子不是"体质圈"，而是"婚姻关系圈"。

天赋才能高于平均水平的那些人不断向上跨越社会阶层，于是天

---

① *Luxenburger*，*B.*: Berufsgliederung und soziale Schichtung in den Familien der erblich Geisteskranken. Eugenik，S. 34. 1933；*Luxenburger*，*B*: Psychiatrische Erblehre，S. 135. 1939；*Conrad*: Psychiatrisch-soziologische Probleme im Erbkreis der Epilepsie. Arch. Rassenbiol. **31**，316（1937）.

赋高这一遗传特征在低阶层中变得越来越少。上等阶层的人生育少，下等阶层的人生育多。于是，在其他因素相同的情况下，总人口中的优秀遗传特征变得越来越少，人口的整体水准下降。

职业。人们从未精确研究过，由职业和工作活动导致的异常心灵现象有哪些特征。就像人们了解正常人的职业类型那样，就像人们能立刻辨认出一位医生、商人、军官、教师那样，就像人们甚至无需精确描述和研究所有这些职业，就能从笔迹中推想这些职业的特征那样。同样的道理，牧师、教师、军官等职业中的精神病现象也具有一种独特的色彩。此外，人们不费吹灰之力就能想到，银行和证券交易所大型业务的兴奋刺激（工作氛围极度紧张，必须在面临重大风险时迅速决策）、女家庭教师低人一等的地位、无产者的生存困境等，会造成怎样的心灵变化。已经有学者研究了陆军部队中的心灵疾病[1]、海军部队中的心灵疾病和工人阶级中的心灵疾病。[2] 勒默尔（Römer）的统计表明，农业从业者中的心灵疾病最少，而自由职业的自主谋生者中的心灵疾病最多。[3]

婚姻状况。婚姻状况与患病数量有关（根据住院率的统计数据）。未婚者比已婚者的患病率要高出很多，离婚和丧偶者合计的患病率略

[1] *Stier*: Fahnenflucht und unerlaubte Entfernung. Halle 1905；*Rohde*，*Max*：Allg.Z. Psychiatr. **68**，337（1911）；*Beck*，*Ed.*：Über Kriegsvergehen. Z. Neur. **26**（1921）（Literatur-verzeichnis）；*Hoßlin*，*C. v.*：Über Fahnenflucht. Z. Neur. **47**，344（1919）.

[2] *Laehr*: Die Nervosität der heutigen Arbeiterschaft. Allg. Z. Psychiatr. **66**，1；*Heilig*：Fabrikarbeit und Nervenleiden. Wschr. soz. Med. Nr. **31** ff.（1918）；*Hellpach*：Berufs-psychosen. Psychiatr.-neur. Wschr. 1906；*Hellpach*：Technischer Fortschritt und seelische Gesundheit. Halle 1907.

[3] 也可参阅 *Stern*，*L.*：Kulturkreis und Form der geistigen Erkrankung. Halle 1913；*Pilcz*：Über Nerven- und Geisteskrankheiten bei katholischen Geistlichen und Nonnen. Jb. Psychiatr. **34**，367。

微超过平均值,但按百分比计算,离婚者中明显有更多的人患病。[1]

城市与农村[2]。对各种疾病形式在大城市和农村的相对发病率进行比较(比较大城市和农村住院率的统计数据),结果表明大城市和农村存在两个巨大差异:大城市的物质所致损伤使得酒精性精神病和麻痹性痴呆(梅毒所致疾病)异常增多,更困难的生存环境以及与之相伴的心灵损伤导致城里人罹患心理病态(癔症等)的频率明显要高得多。与城市相反,乡村精神病院里挤满了本质上的内源性疾病患者,如早发性痴呆和躁狂-抑郁症。此外,引人注目的是,大城市医院收治的癫痫患者相对而言要多得多,痴呆状态者(老年痴呆、动脉硬化症、重度智力低下)相对而言也更多。

部族与民族(Stämme und Völker)。疾病在不同地理区域的分布显示出巨大差异,而且躁狂-抑郁症比精神分裂症的地理分布差异要大得多。根据卢森布格尔的观察,躁狂-抑郁症在瑞士、德国北部地区、斯堪的纳维亚地区较少见,相反,在巴伐利亚弗兰肯地区、莱茵河沿岸地区、意大利、美国部分地区较常见。克雷奇默发现,与施瓦本人正好相反,黑森人当中几乎没有躁狂症。

宗教团体。对宗教团体的统计结果表明,邪教教徒中的精神疾病患者数量最多。[3]

§3. 逃避社会的行为与反社会行为

我们有理由把个人对社会的态度看作人之本质的一个基本特征,把个

---

[1] *Römer*: Allg. Z. Psychiatr. **70**, 888.

[2] *Gaupp*: Münch. med. Wschr. 1906 II, 1250.

[3] *Römer*: Allg. Z. Psychiatr. **70**, 888.

人对社会的态度的所属类型看作个体最本质的性格特征。一个人是外向、爱交际、开朗,还是内向、孤僻(自闭)、封闭,被视为主要的对立两极。

> 荣格把人的性格分为外向型和内向型,而克雷奇默把环性气质型性格与分裂气质型性格两相对立。在环性气质型性格的一面,克雷奇默再次看出了两极对立:一极是幼稚的自我意识,想要轰轰烈烈大干一场,而另一极是谦逊知足、优柔寡断。在分裂气质型性格的一面,克雷奇默也看出了两极对立:一极是满怀理想主义的想法,企图进行改革、实施系统化-组织化行为、固执、刺头儿、多疑,而另一极是敌视人类和粗暴的反社会行为。

因此,精神疾病患者和心灵异常者的社会行为完全不是统一的,完全不能整齐划一地套用一个模式。就算患有相同的疾病形式,不同个体的表现也截然不同。一名被疾病进程侵袭的严重疯癫者仍然可能维持活跃的社会关系,而一名精神变态者可能会完全切断与人类社会的一切来往,孤立隔绝地封闭在他那植物般呆板单调的生活里。但大多数心灵异常的个体,其社会行为通常也不正常;人们甚至想把社会行为异常用作疾病概念的判定标准。绝大多数心灵异常者是逃避社会的人,相对而言,少数心灵异常者是反社会的人。

a) 逃避社会的行为。逃避社会的行为有多种多样的类型,我们从中选取两种类型加以阐述:

1. 如今,人们把狭义上的疯癫大类一并归入精神分裂症名下。在一定程度上,以某种形式与人类社会隔绝算是这类疾病患者的典型特征。他们在个人自身中建立了一个新世界,全副身心生活于其中,甚至当流于表面的观察者认为他们在现实世界里似乎举动如常、交流无碍时,他们其实正沉浸在自己的世界里。他们不需要跟别人分享唯独他们自己才有的丰富情感、体验、妄想观念。他们是自足的,与其他人越来越疏远,与那些患有相同疾病形式的患者关系同样也很生疏。人们有理由宣称,在我们眼里,这类患者比遥远陌生的原始人更显生疏。这些患者通常压根儿意识不到自己在逃避社会,明明生活在个人世界,却自以为生活在现实世界。这些在典型病例中的人与社会隔绝,却觉察不到自己的封闭,也没有因此受苦受难,他们早已是社会性死亡的群体。在障碍程度比较轻微的情况下,出身于贫困阶层的患者会变成流浪汉,过着艰苦而单调的生活,而生活富裕的患者会变成别人眼中的怪人。

2. 逃避社会还有另外一种截然不同的类型,在过程的开端结合上文提到的内向、孤僻、封闭等特征,发展为主观上非常痛苦地感受到自己没有能力与别人打交道,没有能力适应社会,即使强迫自己也难以做出与处境相适宜的得体举动。每一次跟人交流都是一种折磨,以至于宁愿退缩回来,宁愿独自一个人呆着。这给他带来了巨大痛苦,因为他保留了融入社会的本能欲望,渴望与人交流、渴望共同体、渴望爱。然而,他的社交无能很惹人注目。他一会儿笨拙,一会儿羞怯,一会儿夸张,一会儿粗鲁,总是不讲礼貌、言行无度。由于为人处事的方式不当,他冒犯了所有人,以至于他觉察到别人对自己的厌恶,只能更加封闭。[①] 逃避社会的第二种形式具有多种多样的可理解的关联,取决于各式各样的"情结",在有利环境下可能会消失,也可能导致完全的孤立化,当事人从此绝不踏出房间半步,类似于痴呆进程那样。第二种形式的逃避社会可以出现在一切性格类型的人那里,既可以出现在真正本性粗野、未开化的人那里,也可以出现在精致文雅、细腻深情的人那里,通常伴有很多其他的心灵生命虚弱,可以作为一过性时相,也可以作为长期持续的体质而发生,可以是自发的发展,也可以是对不利生活环境

---

① 参见让内的描述 *Janet: Les Obsessions et la psychasthénie*。

的清晰反应。一言以蔽之,第二种形式的逃避社会,就作为不同的疾病形式表达而出现。

b) 反社会行为。我们在罪犯当中会遇见反社会的患者。反社会的患者当中,大多数属于异常体质,少数属于疾病进程。精神分裂症患者当中——尤其是在开始发病的初期,会出现反社会的元素,麻痹性痴呆患者中也同样如此。在躁狂-抑郁症患者当中,反社会元素非常罕见。

对犯罪的研究经历了三个时期的发展,这三个时期解释了为什么现在有很多合理并存的研究方向。首先,人们调查研究了个别的罪犯,他们是表现异常、偏离平均状态的少见个案。[①] 从前,人们了解到罪犯的经典表现中的各种心灵过程的相互关联,而这些心灵过程以更加模糊不清、发展更不充分的方式到处一再发生;然后,人们也把握到了心理上可理解的各种关联——它们很少出现而且通常是被误解的(过于理智主义的理解)(女毒剂师、思乡型女罪犯等的心理学);最后,人们在个案中研究疾病进程如何有效地摧残心灵。在很多关于罪犯心理的描述中,作者对罪犯的心理理解呈现出特有的简单和幼稚,让读者很不满意。尤其是他们把犯罪归因于一种冲动和狂热,对犯罪作出老生常谈

---

① 对个别罪犯的描述,可参阅皮塔瓦尔编撰的 20 卷本巨著(*Pitaval:* Causes célèbres. Paris 1734ff., in 20 Bänden.)。1919 年,恩斯特(Paul Ernst)在岛屿出版社出版了一个选集。对于期刊杂志类,可参阅《希齐希年鉴》(Hitzigs Annalen 1828ff.)、《新皮塔瓦尔》(Der neue Pitaval 1842ff.)、格罗斯的《犯罪人类学档案》(Gross' Archiv für Krimialanthropologie 1899ff.)、《当代皮塔瓦尔》(Der Pitaval der Gegenwart 1906ff.),这些期刊杂志里包含了很多个案。此外还有:Friedreichs Blätter f. gerichtl. Medizin 1850ff., Monatsschr. f. Kriminalpsychol. u. Strafrechtsref. 1905ff; *Feuerbach:* Aktenmäßige Darstellung merkwürdigerVerbrechen. 2 Bde. Gießen 1828 – 1829; *Hagen:* Chorinski. Erlangen 1872; Lebensgeschichte der Giftmörderin Gesche Margarethe Gottfried, herausgeg. von *L.Voget.* Bremen 1831; *Scholz:* Die Gesche Gottfried. Berlin 1913; Verbrechertypen. herausgeg. von *Gruhle u. Wetzel.* Berlin 1913ff; *Wetzel:* Über Massenmörder. Berlin 1920; *Bjerre, Andreas:* Zur Psychologie des Mordes. Heidelberg 1925。(Acta et Commentationes Universitatis Dorpatensis Bd.VI/2.)

的理智主义解释，过分从心灵生命出发、从各种冲动之间未被觉察的交织关联出发，把象征化和情结引入有意识的思维。这些做法常常会把人引入歧途。[①] 但在这些对罪犯个人的描述当中，有很多作品记录了富有价值、不可多得的资料。关于罪犯的理解心理学在个别描述中不断得到操练、不断得到充实，人们也试图普遍地、有计划地系统建构这样的理解心理学。克劳斯的《犯罪心理学》便是一个案例，而该书遭受了过分的冷落。[②]

第二个时期拐了一个弯，离开了理解个体的时期。该时期的特征是统计学方法，力图通过大量数列的合规律关系来考察犯罪的原因与相关的关系。这是道德统计学的一种特殊应用形式，通常基于大量的官方统计数据资料，研究犯罪和特定犯罪类型跟季节、年龄、粮食价格等的关系。[③] 比如，研究证实，偷窃与诈骗在冬季更频发，与心灵激动、激惹有关的一切犯罪（性犯罪、人身伤害、诽谤）在夏季更频发；粮价高低与偷窃频次高低之间存在某种程度的平行对应关系，等等。评判和解释这类数量关系通常很困难。一些人倾向于过分简单地说明这些数量关系，这种倾向会遭到批判。批判者指出，共同起作用的诸因素呈现出巨大的多样性，绝对不允许直接拍拍脑袋就在因果相关性中改用平行对应关系来解释。同样好的一种解释是：合规律的数量关系是由于一系列未知因素的双向相关性而产生的。

---

① 参见 *Radbruch*: Feuerbach als Kriminalpsychologe. Mschr. Kriminalpsychol. **4**（1910）; *Wetzel*: Die allgemeine Bedeutung des Einzelfalls für die Kriminalpsychologie. Arch. Kriminalanthrop. **55**, 101 (1913)。

② *Krauß*: Die Psychologie des Verbrechens. Tübingen 1884.

③ *Aschaffenburg*: DasVerbrechen und seine Bekämpfung, 2. Aufl.虽然隆布罗索的著作在历史上有很大影响，他自认为正确的方法却毫无特色。隆布罗索的基本思想（天生犯罪人，退化）是错误的。*Lombroso*: Die Ursache und Bekämpfung des Verbrechens (deutsch). Berlin 1902.当今的犯罪学文献，可参阅 *Exner，Franz*: Kriminalbiologie in ihren Grundzügen. Hamburg 1939。

解释的困难在于，人们只统计行为，却对实施行为的人一无所知。为了接近现实的、更深层的关联，人们在第三时期又重新试图转向行为者本身，去研究个人整体。但人们不再像第一时期那样搜寻个别的、罕见的、经典的个案，而是把一所精神病院的全部患者和其他资料当作一个整体来研究，以便了解一般的罪犯、常规的罪犯，这些普通罪犯对于刑事政策来说最为重要。① 迫不得已，这类研究只得与规模小得多的数据打交道，这反倒带来了优势：与大规模统计相比，这类研究能够远为精确地知道统计对象是什么，能够研究多得多的各种关系，因为对个人整体的研究是统计的基础（与第二时相群体统计学相反的个体统计学）。格鲁勒曾做过这方面的尝试，他不仅研究和统计迄今为止通行的、具体的、客观的特征，而且把性格类型、人格禀性、心理学理解（试图理解环境或禀赋是不是反社会行为的基础）引入统计学领域（人格统计学②）。

　　精神科医生一直在公开发言，以便告知公众关于精神病的事实，由

---

① 邦赫费尔、威尔曼斯和其他学者个别零星地发表研究著作之后，《海德堡学报》（die Heidelberger Abhandlungen）希望出版这类研究的一个连续系列，涵盖犯罪心理学整个领域（由威尔曼斯编辑出版）。

② 关于流浪者的研究文献，参见 *Bonhoeffer*: Ein Beitrag zur Kenntnis des großstätischen Bettel- und Vagabundentums. Z. ges. Strafrechtswiss. **21**; *Wilmanns*: Zur Psychopathologie des Landstreichers. Leipzig 1906; *Tramer*: Z. Neur. **35**, 1; *Wilmanns*: Das Vagabundentum in Deutschland. Z. Neur. **168**, 65（1940）。关于妓女的研究文献，参见 *Bonhoeffer*: Z. ges. Strafrechtswiss. **23**; *Sichel*: Z. Neur. **14**, 445; *Schneider*, *K.*: Studien über Persönlichkeit und Schicksal eingeschriebener Prostituierter. Berlin: Julius Springer 1921. 关于无人管教的青少年的研究文献，参见 *Stelzner*: Die psychopathischen Konstitutionen und ihre soziologische Bedeutung. Berlin 1911; *Gruhle*: Die Ursachen der jugendlichen Verwahrlosung und Kriminalität. Berlin 1912; *Stelzner*: Die Frühsymptome der Schizophrenie in ihren Beziehungen zur Kriminalität und Prostitution der Jugendlichen. Allg. Z. Psychiatr. **71**, 60（1914）; *Isserlin*: Z. Neur. **12**, 465（1913）; *Barth*, *Elfriede*: Z. Neur. **30**, 145（1915）. Gregor, A. u. Else Voigtländer: Die Verwahrlosung. Berlin 1918. - Geschlecht und Verwahrlosung Z. Neur. **66**, 97。

此对刑事政策问题发表意见①,对惩罚系统(监狱)、劳教所的设立发表意见②。社会和主流理念设定所要达成的目标,应用心理学不得不对能否达成这些目标,以及用什么途径达成作出明确回应。

当现实生活中不期而遇的困难似乎不可能有"解决之道"时,作为学者,精神科医生也会毫不顾忌地告知事实。于是,悲剧便是最终结局,不可能出现经过和谐处理后的有序景象。在我看来,韦策尔以一种非常清晰的方式指明了这样的事情如何发生在异常人格者与"争讼狂"那儿③:一件长达几十年的诉讼争议令官方不堪其扰,而他们对争讼者的处理有时是违法的,这个不正常的人压根儿没有犯罪意愿;最后,此人以自杀告终。他还在报纸上刊登了自己的讣告:"冯·豪森本希望穷尽一生为国效力。由于难以言表的艰难命运,他的人生一事无成。"

§4. 精神的心理病理学

精神不可能生病,就此而言,本节标题是不合理的。但精神被此在所承载。此在的疾病会对精神的现实化造成各种后果,精神的现实化可能会被抑制、被推迟、被搅乱,也可能会被促进,并以独特的方式成为可能。

此外,异常的心灵显现可借由精神得到解释。由于精神的不同理解方式,心灵显现会发生不同变化。我自知我的激情顺服于自然的心

---

① 关于限制刑事责任能力问题的例子,参见 *Wilmanns:* Mschr. Kriminalpsychol. **8**,136;*Wetzel:* Mschr. Kriminalpsychol. **10**,689。

② *Wilmanns:* Zur Reform des Arbeitshauses. Mschr. Kriminalpsychol. **10**,346(1913).

③ 这项研究包含了出色的心理分析,作者具有对各种处境和力量的深刻直觉:Das Interesse des Staates im Kampf mit dem Recht des Einzelnen. Mschr. Krimmalpsychol. **12**,346(1922)。

灵激情（passiones animae），或者我把过错归咎于我自己，或者我把我的行为和感受解释为恶、解释为罪，或者我相信自己受到鬼神的影响、被鬼神附体，或者我相信别人用魔法搅扰我、给我施巫术，以上种种不同的理解方式存在巨大差别。同样地，人们掌控自己心灵障碍的各种行为也大相径庭，因为人会对自己行为的意义作出不同的解释——解释为忏悔、哲学的自我教育、宗教礼拜行为、祈祷、参加密仪。

精神世界的关联与统一不在心理学的研究范围内。心理病理学只能在多种多样的视角下、从个别侧面来研究精神现实化的种种现象。我们将这些研究分为三组：第一，我们要特别谈到关于具体资料的经验研究（病迹学以及对宗教禅定训练作用的探究）；第二，我们要探讨由此浮现的若干普遍性问题；第三，我们要一窥精神变态与宗教的关系，该领域一直是人们关注的焦点。

a) 经验研究。

1. **病迹学**。人们把致力于如下目标的传记称为"病迹学"：描述心理病理学家感兴趣的心灵生命的某些方面，澄清这些显现的重要意义以及这些人创造力的起源和形成过程。在众多病迹学作品中，莫比乌斯和朗格-艾希鲍姆（Wilhelm Lange-Eichbaum）的著作表现出众。[①] 然而，即便是这些优秀学者也越过了应有的界限，他们在没有充分的方法依据的前提下就胆敢解释艺术成果的价值，通常是贬低艺术作品的价值。即使有人也许在一首诗歌中发现了紧张症的特征，也绝不意味着这首诗很糟糕或不可理解。如果心理病理学家非要对此下判断，他只是作为半吊子的业余文学爱好者给出主观判断，非但引不起任何人的兴趣，反而会激怒一些人。撰写病迹学是一件棘手的事情。透彻的心

---

① 莫比乌斯论卢梭、歌德与尼采；Über Rousseau, Goethe, Nietzsche；*Wilhelm Lange-Eichbaum*: Hölderlin. Stuttgart 1909。

理病理学洞见和进行历史批判的能力是获取可靠认知的前提条件，却根本无需隐瞒任何东西，这是病志描述的要求，人们不应把这些肺腑之言当成耳边风。在缺乏资料的情况下贸然开展病迹学研究（例如，对耶稣、穆罕默德进行病迹学描述），只会徒然贻笑大方。[1]

已经众所周知的关于著名人物的病迹学信息（尤其是通过仅在上一段里援引过的大量具体传记资料而为人熟知的名人病迹学），反过来又会对心理病理学本身产生重要影响。人们可以在这些名人病迹学中看到在一般的患者和精神病院的住院患者那里观察不到的东西，对患病的著名人物的观察又会促进和加深我们对一般患者的了解。我建议每位心理病理学家都应该认真阅读优秀的病迹学，以便直观了解名人的生平经历。

2. 禅定训练。在中国、印度和西方等所有伟大文化中，神秘主义者、哲学家、圣徒都发展出了一套丰富多彩的心灵实践，尽管各自的内容迥然相异，但心理机制的某些基本特征却是共同的。这是一项对意识状态进行内在劳作的技艺、一项意识转换与改变的训练。舒尔茨曾用现代经验标准对其进行了研究。[2] 我们必须把这种经验上的普遍基础与信仰区分开。信仰推动着这些机制的运作——通过信仰，这些机

---

[1] *Wilhelm Lange-Eichbaum*: Genie, Irresein und Ruhm. München 1928；2. Aufl. 1935. 该书提供了完整的文献，以清晰的形式凝缩了大量资料，使其可供人们使用，作者在精神病学和经验研究所有方面的判断都可靠可信。该书的缺点是，一般的基本观点很怪异，对妄想者的创造性成就所作的解释很成问题。参阅 Kloos, *Gerhard*: Z. Neur. 137，362（1931）。此后的文献可参阅 *Hans bürger-Prinz*: Julius Langbehn，der Rembrandtdeutsche. Leipzig 1940；*Heidenhain*，A.：Über den Menschenhaß(Jon. Swift). Stuttgart 1934；*Luniatschek*: Verlaine Arch. Psychiatr. (D.) **108**，301。我还要推荐拙著《斯特林堡与凡·高—史威登堡与荷尔德林的比较视域下的病迹学分析尝试》（Strindberg und van Gogh，Versuch einer pathographischen Analyse unter vergleichender Heranziehung von Swedenborg und Hölderlin. Bern 1922；2. Aufl. Berlin 1926.）。另外还可参阅拙著《尼采》中对尼采的病迹学研究（„Nietzsche". Berlin 1936.）。

[2] 参见本书第 540 页、第 1209 页。

制才获得其个人和历史的有效意义。最后,我们还必须把这种经验上的普遍基础与通过某种形而上学对现实的自我领会区分开——后者会反过来决定体验的内容。[①] 现代神经医疗程序在一定程度上使用了与禅定训练相同的方法,但在一个无信仰的世界里,人们出于对科学的"信仰"直接把它们当作科学方法,然后基于心理学理论来解释这些神经医疗程序。

b) 普遍性问题。

1. 关于疾病的创造性意义的问题。人们应该从经验上研究,哪些疾病形式不仅具有破坏性的意义,而且具有正面积极的意义。阅读杰出人物的病迹学时,人们始终心存疑问:是他们尽管患病却仍有创造力,还是由于疾病才迸发出创造力呢(例如,轻躁狂时相中的创作成就、源于抑郁状态的艺术内容、精神分裂症体验中的形而上学经验等)? 回顾历史重大事件时,人们也心存疑问:疾病事件是只有破坏作用,还是协助推动了正面积极的创造呢?[②]

2. 疾病形式与精神内容的关联。也许有一些特殊的精神疾病与其他因素一起发挥作用,共同影响了历史上典型的精神理念世界的此在及其具体形成。精神疾病与典型的精神理念世界二者之间的亲缘性,即使在当今也依然能被观察到。在没有疾病的情况下,那些精神世界也完全可能存在。虽说如此,但患者的精神产品也许协助推动了精神世界的实际形成。由于缺乏资料,这一点在任何案例中都无法得到证实。但人们有这样一种印象,灵知派(诺斯替派)的世界与强迫症患者

---

① *Rösel*,R.: Die psychologischen Grundlagen der Yogapraxia (Beiträge zur Philosophie und Psychologie, herausgeg. von Österreich, H. 2). Stuttgart 1928; *Rösel*,R.: Die Eranos Jahrbücher. Zürich 1933ff; *Jung*,C.G. u. R. Wilhelm: Das Geheimnis der goldenen Blüte; *Heiler*,Fr.: Die buddhistische Versenkung. München 1918; *Heiler*,Fr.: Die Exercitia spritualia des Loyola.

② 这是促使我研究并撰写上文提到的《斯特林堡与凡・高》的本质动因。

的体验有关。世界各地比比皆是的关于心灵在天堂和地狱世界的旅程的描述，让人想起了精神分裂症患者的经验。如今，精神分裂症的这些状态毫无意义。我们周围那些被精神分裂症侵袭的人，被当成遭人蔑视的傻瓜、惹人讨厌的麻烦、需要在精神病院接受治疗的患者。没有一位精神分裂症患者会由于他的患病体验而产生任何影响。也许在过去的时代，情况有时会有所不同。神话和迷信观念偶尔让人感觉，若是先民们不了解早发性痴呆的这些特有体验形式，神话和迷信观念似乎根本不可能产生。那些围绕巫术妄想的一整套成形的观念，也在一定程度上让人推想它们可能与早发性痴呆的特有体验形式有关。然而，对这些问题的调查研究仍然是缺乏的。

3. 对精神史进程中的患者的评判。毫无疑问，精神疾病患者曾在历史上扮演过重要角色，他们作为萨满（Schamanen）而受人尊敬，并发挥与其身份相称的功能；作为圣徒被人崇拜，人们心怀敬畏地视其为神灵附体；他们是指引方向的超凡之人，在人们心中地位极高。由于其精神病体验，早发性痴呆症患者作为宗教派别的创立者能够发挥重要作用，最近人们还在乡村观察到这样的事情（俄罗斯的马廖万尼）（Maljovanni）。信徒们绝不会视他们的宗教领袖为"患者"，相反，他们纯粹从精神方面解释我们称之为"疾病"的现象。同样地，精神疾病患者也可能在任何时候都被当成蠢货遭人蔑视，被视为危险的着魔者排除在社会之外，被消灭或悄无声息地脱离大众的视线。

在文学与艺术中又是另外一番情景。患者通常被描述为病态的，同时又因此而发展为深刻的人性秘密象征。菲罗克忒忒斯、大埃阿斯、赫拉克勒斯的悲剧以疯癫告终*，李尔王、奥菲莉亚陷入疯癫，哈姆雷

---

* 菲罗克忒忒斯（Philoktet）、大埃阿斯（Ajax，或译为阿贾克斯）、赫拉克勒斯（Herakles）的故事，参见索福克勒斯的悲剧《菲罗克忒忒斯》《埃阿斯》以及荷马史诗《伊利亚特》。——译者

特假扮疯癫。堂吉诃德几乎是一名典型的精神分裂症患者。尤其是"双影人"＊体验，在文学作品中被反复描述（霍夫曼、爱伦·坡、陀斯妥耶夫斯基）。相反，比如在歌德的作品中，疯癫几乎不怎么重要。作品里偶尔出现的关于疯癫的情节也只是非现实的描述（监狱里的甘泪卿）。相形之下，莎士比亚与塞万提斯对疯癫的描述近乎现实。

委拉斯开兹擅长画白痴。宫廷豢养的"弄臣"享有"小丑的特许言行自由"。丢勒用铜版蚀刻技法描画忧郁，格里恩喜欢画作为忧郁痛苦之典型的阴沉之人（Saturnmensch）。＊＊

诸如此类的例子还能列举很多，而这些例子并不遵从一种唯一的、共同的、详尽彻底的解释。但可以肯定的一点是，在疾病存在与人的最深层的可能性之间，在蠢笨与聪明之间，背后常有某种隐而

＊ "双影人"（Doppelgänger）是德国小说中的一个重要主题，指的是身材、相貌几乎一模一样的两个人，一个人仿佛是另一个人的影子。"双影人"可以是孪生兄弟，比如陀思妥耶夫斯基笔下的卡拉马佐夫兄弟；也可以是一个人心灵剧变前后仿佛判若两人，比如霍夫曼小说《魔鬼的迷魂汤》中的修士梅达杜斯，本来有道德、有信仰，过着朴素禁欲的生活，喝下迷魂汤后堕落为荒淫无度、作奸犯科的恶棍（小说中还引入了另一位双影人——梅达杜斯的同父异母兄弟）；也可以是相貌相同、生活中没有交集的两个人，比如爱伦·坡小说《凹凸山的传说》主人公贝德罗被催眠后拥有了已故的奥尔德布的记忆，出现了身份认同障碍；也可以是一个人人格分裂后，两个性格迥异的个体集于一身，比如爱伦·坡小说《黑猫》《威廉·威尔逊》《泄密的人》中的主人公。——译者

＊＊ 委拉斯开兹（Diego Velazquez，1599—1660），腓力四世的宫廷画师，常应皇室之邀画宫廷小丑、侏儒，文中雅斯贝尔斯提到的画作应该是《侏儒塞巴斯蒂安》和《宫娥》，前一幅画描绘了外形丑陋的小丑塞巴斯蒂安，其眼神中透露出天真、善良、哀怨和痛苦，后一幅画描绘了供公主取乐的白痴侏儒。丢勒（Albrecht Dürer，1471—1528），出生于纽伦堡的德国著名画家。文中雅斯贝尔斯提到的画作无疑是丢勒的铜版画杰作《忧郁》。格里恩（Hans Baldung Grien，1484—1545），丢勒最优秀的学生，文中雅斯贝尔斯提到的"阴沉之人"（Saturnmensch）可能指《人的年龄与死亡》里表情阴郁的婴儿、少女、老妇与死神，可能指《女巫安息日》里身体裸露、面目狰狞、表情痛苦的女巫，也可能指《着魔的马夫》里阴郁乖戾、手持火炬的凶恶女巫。——译者

不显的相关关系。①

c) 精神变态与宗教。人们可以逐一审视各种疾病类型，看看各类疾病患者的哪些宗教体验曾被人观察到。结果表明，当代的一些宗教体验现象与精神疾病有关。② 或者，人们可以看看历史上有哪些宗教名人显示出精神异常的特征，精神疾病和癔症在其中起到什么样的作用③，特别要研究如何从心理学上把握个别的宗教现象④，或者，人们可以追问神父和牧师的实践行为，追问他们如何对待世人（他们的宗教行为也扎根于疾病存在，而且沾染上了疾病存在的色彩），追问宗教对患者有何助益⑤。最后，人们也可以越过经验的界限，追问宗教与疯癫为何恰巧同时发生，其中隐含了什么样的内在意义。下面这类解释可能有一定道理：人之存在的极限深处出问题时，他生命的此在状态的极限深处能够为有意义的经验提供基础。人们可以指出，从经验-社会学上来看，一切有效的信仰运动和教会的特征正是信仰内容的荒谬性——置身其中的信徒们通常是无意识地、很少是有意识地拥护荒谬（德尔图良和克尔凯郭尔强调"因为荒谬，我才信仰"；路德宗拒斥理性，倾向于凸显荒谬；天主教从托马斯·阿奎那之后就拒斥荒谬，并否认其

---

① 魏甘特的论文对此作了成果有限、流于表面的阐述：*Weygandt*，*W.*: Don Quixote des Cervantee. Z. Neur. **154**，159（1936）；*Weygandt*，*W.*: Die Darstellung abnormer Seelenzustände in der japanischen Kunst. Z. Neur. **150**，500（1934）。

② *Schneider*，*Kurt*: Zur Einführung in die Religionspsychopathologie. Tübingen 1928.

③ *Ideler*，*K.W.*: Versuch einer Theorie des religiösen Wahnsinns，2 Bde. Halle 1848/1850. 伊德勒在另一本著作里分享了他在医院的观察所得：Der religiöse Wahnsinn，erläutert durch Krankengeschichten(Halle 1847)。另外还可参阅 *Leuba*，*James H.*: Die Psychologie der religiösen Mystik. München 1927.

④ *Mosiman*: Das Zungenreden. Tübingen 1911；*Jacobi*，*W.*: Die Stigmatisierten.

⑤ 例如：Religion und Seelenleiden，Vorträge des katholischen Akademiker-verbandes，1926 - 1932，herausgeg. von *Wilhelm Bergmann*，Düsseldorf u. Augsburg 1926 bis 1932；*Jahn*，*Ernst*: Tiefenseelsorg (protestantisch). Göttingen 1940；*Bovet*，*Th.*: Die Ganzheit der Person in der ärztlichen Praxis (von einem christlich gläubigen Nervenarzt). Zürich u. Leipzig 1940.

信仰内容是荒谬的,更确切地说,明确区分了超理性的启示内容和反理性的荒谬内容)。

§5. 历史层面

19世纪,全球范围的关联和交流日益紧密,人们对各国各族人民的了解愈发深入,怀着浓厚的历史兴趣,人们力图把握脱胎于过去的当下状态,把握过去本身,把握有据可考的最久远的传统风俗,与此同时,人们也勾画出一幅关于疾病的历史-地理学景象。[①] 这样的整体景象把气候、种族、地方和地区神灵、历史命运尽数囊括其中,并融合为一个整体。后来,从中分离出地理心理学和种族心理学研究、历史研究(例如,梅毒是以前从未有过、15世纪才新出现的疾病,还是从美洲引入欧陆的疾病呢?),进一步地,出现了各个历史层面的研究和关于人的生物学命运的普遍历史考察。

对人生活的社会和历史环境的分析表明:心灵显现随社会和历史情境而变迁。疾病的历史应被看作社会史和精神史框架内的历史。懂得这一点,我们便会明白,即便是自然科学认定的同一种疾病,其疾病意象也会发生变化,尤其是神经症,在不同时代有不同的时代风格,在特定处境中活跃多发,在其他处境中则几乎销声匿迹。对个别病例的具体描述以及先前时代的传记已经有意观察疾病在不同历史环境中原则上的可能变化。就算没有按照系统方法进行比较,精神病学家也会热衷于这些具体的疾病征象,不过如此一来,他们与其说是知道了,不如说是感受到了不同时代的差异。这里,人们非常直观地看到,一

---

① *Mühry, A.*: Die geographischen Verhältnisse der Krankheiten oder Grundzüge der Nosographie. Leipzig und Heidelberg 1856; *Hirsch*: Handbuch der historisch-geographischen Pathologie. 1883ff.

种疾病形式在心灵高度分化的高天资人士那里如何表现出来,在处于未知、陌生环境中的人那里又如何表现出来。可惜这方面的资料寥寥无几。[①]

在心理病理学研究中,研究者的历史兴趣总是伴随着对人类事件普遍规律的兴趣。人们比较不同的时代,比较文化发达的民族与未开化民族,以便达到三重目的:第一,认识随境而迁的疾病现象在变化过程中有何共同之处,以及连贯之处(比如癔症);第二,把握某些状态(比如远古时期的状态)有何特殊之处;最后,探索普遍历史进程的基本趋向(比如退化问题)。

a) 文化和历史处境决定心灵疾病的内容。 显然,精神病的内容来源于患者所属人群的精神资源库。在古代,妄想的表现形式常常是化兽妄想(变狼术)*、附魔躁狂(附体妄想)等,现在则更多与电话、无线电报、催眠术和心灵感应有关。在古代,妄想内容是魔鬼戳自己的肋骨;现在,患者妄想自己受到电气设备的虐待。一位训练有素的哲学家,其妄想体验由于内容丰富、意义深刻而格外显眼,相形之下,头脑简单的人,其妄想体验的范围仅限于对迷信虚构进行幻想式的改动和捏造。

有些想象和信仰内容在现代技术文明的世界里必定被人视为某种

---

① 以往时代的文献:*Spieß, Christian Heinrich:* Biographien der Wahnsinnigen. Leipzig 1795; Magazin zur Erfahrungsseelenkunde, herausgeg. von *K. Ph. Moritz.* Berlin 1789-1793。此外还有埃斯基罗尔、伊德勒、雅可比等人的疾病史著作。还有一部年代久远的自述作品:*Bernds, M.:* Eigene Lebensbeschreibung samt seiner aufrichtigen Entdeckung der größten, obwohl größtenteils noch unbekannten Leibes- und Gemütsplage. Leipzig 1738。此外还可参阅 *Mönkemölle:* Das Zucht- und Tollhaus zu Celle. Allg. Z. Psychiatr. **68**, 155 (1911); *Morgenthaler:* Benisches Irrenwesen von den Anfängen bis zur Eröffnung des Tollhauses 1749. Bern 1915。

* "变狼术"(Lykanthropie)源自古希腊神话中国王吕卡翁因惹恼宙斯而被变成一只狼的故事,原义指把人变成狼或半人半狼的法术,后引申为"化兽妄想"。——译者

精神疾病的可能症状,但浸淫在乡村环境的古老传统风俗中的人们绝对不会这么看,他们只把这些想象和信仰内容看作民俗的对象。[①]

精神环境、主流直观和价值评价可以培育某些心灵异常、阻遏其他心灵异常的发展,因而具有重要意义。特定的人格类型"适合"某个时代,这些人格类型也彼此适合。据观察,神经质或癔症性格从不单独出现,而总是成群出现。一些圈子简直就由心理异常者和精神疾病患者同类聚集而成:外籍军团、自然狂迷者和素食主义者聚居群落、健康狂热者协会、通灵论协会、神秘主义协会、通神论协会。古希腊崇信酒神狄奥尼索斯的信徒圈子里大概招纳了不少癔症天赋者,而当更多人认为纵欲狂欢非常重要时,这些癔症天赋者便总被延请到酒神节上扮演重要角色。据观察,德国的精神疾病患者中有很多人常常毫无理由地责备自己。克雷佩林发现爪哇人当中几乎根本没有患者会自责,而他把自责现象归因于更看重责任感的欧洲文化。

某些时代、某些处境要求男性共同体担当社会重任,世界观上崇尚、抬高男性共同体,在这样的时代和处境中,同性恋成为社会风尚、在社会生活中发挥着重要作用,而在其他时代和处境中,同性恋完全无足轻重,遭人鄙视或被视为犯罪。[②]

癔症显现在中世纪曾具有非常重要的历史意义,而在现代世界中,却日渐式微。相反,就目前为止我们了解的情况来看,精神分裂症在中世纪一直无关紧要,而在近几个世纪里,却发挥了重要作用(史威登堡、荷尔德林、斯特林堡、凡·高[③])。

---

① *Beringer*: Über Formen des Aberglaubens im Schwarzwald. Arch. Psychiatr.(D.) **108**, 228.

② *Blüher*, Hans: Die Rolle der Erotik in der männlichen Gesellschaft, 2 Bde. Jena. 1917.

③ 拙著《斯特林堡与凡·高》第二版,柏林,1926 年。

1918 年前后的那几年,让我们看清了精神变态者在变革时代的重要性。革命年代里大量出现的异常人格者,在当时短暂地发挥了有效作用。虽然他们既没有干革命,也没有做出建设性的创造行为,但当时的处境为这些病态禀性提供了大展拳脚的时机。[①] 克雷奇默说:"在和平时期是我们治疗他们,在动荡时期则是他们统领我们。"[②]

b) 癔症的历史。癔症有自己的历史。癔症的显著表现,如痉挛、意识变异(梦游)、戏剧化的做作等,在历史中达到顶峰。癔症的表现形态随不同的处境和不同的普遍理念而变化。上个世纪,在沙可和沙可学派的领导下,一批学者详细深入地观察和描述了(但也无意识地培育了)这些与众不同的、如今很少见的癔症显现。当时,这批学者也回顾并明确承认了癔症在历史中所起的作用。[③] 这段历史表现为以下基本现象:用一种本身恒定不变的机制(这种机制在少数人那里表现为疾病或癔症天赋)服务于完全不同类型的精神运动、显现、目标。因此,在这些历史现象各自的整体中,人们需要观察的远远不只是单纯的癔症,而是广阔的、丰富得多的内容。在历史上起过重要作用的那些疾病显现中,癔症只是主角之一。除癔症外,精神分裂症和其他疾病显现有时也扮演了重要角色。需要加以考察的历史事实构成涉及下列所有显现,根据迷信和巫术、奇迹或魔法等不同视角,人们对其有不同的称呼:

---

① *Kahn:* Psychopathen als revolutionäre Führer. Z. Neur. **52**, 90 (1919).

② *Kretschmer*, E.: Geniale Menschen. Berlin 1929.

③ 首推沙可学派的著作 *Paul Richer:* Etudes cliniques sur la grande hystérie ou hystéro-epilepsie. 2. éd. Paris1885(书中附有关于当代历史现象的精美插图和两篇附录《历史中的癔症》与《艺术中的癔症》)。*Charcot u. Richer:* Les Démoniaques dans l'art. Paris 1887. 此外还可参阅 Der Wahnsinn in den letzten vier Jahr-hunderten. Halle 1848.(übersetzung des Calmeil)。*Soeur Jeanne:* Memoiren einer Besessenen (deutsch). Stuttgart 1911;*Andree:* Ethnographische Parallelen und Vergleiche, S. 1,"Besessene und Geisteskranke" N. F. 1889;*Stoll, Otto:* Suggestion und Hypnotismus in der Völkerpsychologie, 2. Aufl. 1904.

附体(Besessenheit)、心理传染、巫术妄想、纵欲狂欢状态的聚众崇拜、通灵论(Spiritismus)。

1. **附体**。幽灵(恶魔与天使、魔鬼与神灵)进入人体并控制人,是所有民族和时代都有的一种理念。人们用恶魔来解释躯体疾病的起因,进一步地,又用恶魔来解释精神疾病的起因,尤其是下面这样的情况:一个人突然间似乎变成另外一个人,嗓音与姿态、面部表情和言谈内容都表明这是另一个人,后来这种改变又突然消失了。但如果患者本人体验到自己同时具有两种本性、两个自我分别对应两种完全异质的感受方式,那么在最狭义和最本真的意义上,人们就说这是"附体"(参见本书 181 页)。进一步地,幻觉中有陌生人发出声音、做出动作向患者说话,这类体验也被视为"附体"。最后,强迫现象和患者感觉陌生的所有体验也被视为"附体"。显然,附体只是一种原始粗糙的理论,潜藏在这种理论表象背后的现实极其丰富多样。特别要指出的是,伴有意识变化的附体状态(梦游型附体)跟意识清醒的附体状态(清醒型附体)截然不同,前者大多是癔症,后者通常是精神分裂症[1]。

2. **心理传染**。人们早已了解中世纪的心理传染现象,且对之感到惊异[2],而我们所处的时代似乎找不到任何与之完全对应的现象。只有地球上一切原始民族(由于他们具有非常强烈的暗示感受性,很容易接受心理传染)中的那些现象,才能拿来与中世纪的心理传染现象相比较。数千名儿童聚集在牧羊儿童的麾下,组成儿童十字军(有人说人数达到了 30 000),徒步行军,企图抵达圣城,在什么也无法阻止的满腔狂

① *Oesterreich*,*Tr. Konstantin*: Die Besessenheit. Langensalza 1921.

② *Hecker*,*J. F. C.*: Die großen Volkskrankheiten des Mittelalters,S. 57ff.,124ff. Berlin 1865; *Hirsch*,*Aug.*: Handbuch der historisch-geographischen Pathologie,Bd. Ⅲ. Artikel Hysterie und Chorea. Stuttgart 1886; *Schumacher*,*J.*: Die seelischen Volkskrankheiten im deutschen Mittelalter und ihre Darstellungen in der bildenden Kunst. (Neue deutsche Forschungen.) Berlin 1937.

热的驱使下，离家出走、远离父母，没过多久便在途中悲惨殒命。尤其是在 14 世纪鼠疫大流行之后的时代（其他时代也出现过），欧洲不同地区爆发了舞蹈躁狂（Tanzwut），不计其数的人迅速相继传染。得了舞蹈躁狂的人会陷入兴奋状态、伴有痉挛，纵情恣意地不停舞蹈、伴有情境式的幻觉体验，发作过后出现部分性或完全性遗忘症。舞蹈躁狂发作时，患者肚子鼓气肿胀，有时旁人强行用长布把患者捆起来加以克制，这一现象颇引人注目。* 后来是 16 和 17 世纪修道院心理传染的大流行，修女们成群地被魔鬼附体，神父为她们驱魔，然后她们又被魔鬼附体，来回反反复复，事件经过极富戏剧性。当教皇下令把修女们软禁起来、隔离开，传染立刻消失，而当神父们公开驱魔、与之斗争时，传染却迅速蔓延。[1] 根据上面描述的各种症状，所有这些传染本质上与癔症显现是一致的，癔症的内容随不同环境和不同理念而变化。为什么这类传染发生在个别的、而非所有的过往时代？为什么如今不再发生？回答是：尽管规模极小，这类心理传染如今依然存在[2]，但这样的心理传染如今不会广泛蔓延扩散，更确切地说，还在萌芽期就被扼杀了，因为它不符合大众的理念和预期，人们的心态不再是全心全意的虔信不疑或迷信的畏惧。如今，也许在通灵论者的小圈子里癔症显现还广为流行，但广大民众只会付之一笑，并用理性的态度居高临下地审视这类"迷信"。我们应该假设，由于特殊时代的独特体验、信仰理念以及由此点燃的冲动和目标，特殊时代启动了其他时候处于休眠的机制，这些机制成为被某些文化圈加以利用的工具，而在其他时候，它们只被时人评

---

* "舞蹈瘟疫" 1374 年在德国亚琛、1518 年在法国斯特拉斯堡曾大规模爆发过，后来蔓延到意大利、卢森堡等国，感染人数众多，17 世纪才完全消失。尽管有人认为病因是麦角中毒，但更为人接受的解释是，处于歉收、贫困、政治动荡之中的人们因绝望和痛苦而产生的群体性癔症发作。——译者

[1] 参阅上文援引的洛伊布舍尔（Leubuscher）、伊德勒等人的著作。

[2] 参见本书 585 页中列出的参考文献。

价为疾病,始终是零星孤立的现象。

3. **巫术**①。从中世纪结束开始算起,欧洲人活在女巫审判的梦魇下长达三个世纪之久。在教会迫害异教徒政策的影响下(天主教和新教在这方面如出一辙),在施虐欲的驱使下,源于古代的女巫理念在一个充满恐惧的世界里获得了一种我们如今几乎无法理解的力量。只有通过癔症与暗示的现实,当时的人们才有可能大规模实施纯粹基于非现实的女巫审判程序。任何时候都有人看穿妄想(时代精神的洪流不会席卷每一位个体)。然而,当它变成了群体现象时,即使是神思清明、有独立想法的个体也无能为力。暗示、癔症以及因为其自身缘故渴求折磨与被折磨、痛苦与毁灭的冲动,这些基本机制每时每刻都蓄势待发;在难以通观尽览的特定精神处境与权力处境中,这些基本机制将冲跨和淹没一切抵抗。

4. **纵欲狂欢状态的聚众崇拜**。据观察,有意造成的纵欲狂欢状态在世上比比皆是,而在有些时代特别流行;毫无疑问,由于背后的心理机制相同,这些纵欲狂欢状态彼此之间存在亲缘关系。巫医、萨满的迷狂出窍状态②,托钵僧的狂怒,蛮族的放纵狂欢,古希腊的狄奥尼索斯酒神节③以及类似现象,都是心理上以某种方式共属一体的事件。这些纵欲狂欢状态大概分为不同类型。但我们几乎无法再进一步细说。目前我们必须满足于获得关于具体的个别事件的直观。

---

① *Soldau*, *W.G.*: Geschichte der Hexenprozesse. Stuttgart u. Tübingen 1843; *Snell*: Hexenprozesse und Geistesstörung. München 1891. -Der Hexenhammer von Sprenger und Institoris, deutsch von J.W.R. Schmidt. Wien u. Leipzig 1938.; *Spee Friedrich v.*: Cautio criminalis oder rechtliches Bedenken wegen der Hexenprozesae (1632) (deutsch von J.F.Ritter). Weimar 1939.

② *Zucker*, *K.*: Psychologie des Schamanisierens. Z. Neur. **150**, 693 (1934); *Nioradze*: Der Schamanismus. Stuttgart 1925.

③ *Rohde*, *Erwin*: Psyche, Bd.2, S.4 - 27, 41 - 43, 47 usw; *Oesterreich*, *K.*: Die Besessenheit, S. 231 - 374. 1921.

纵欲狂欢状态的例子清晰彰显了以下普遍性命题：对一种现象单纯进行心理学研究，既不能决定相同现象的历史效应，也不能决定我们赋予它的价值。对心理学上相同或类似的出窍事件，从一种视角来看，我们可以认为它是人类宗教信仰的最深刻启示，从另一种视角来看，又可以表现为无关紧要的、阻抑性的"单纯"疾病进程，就像在其他领域里那样，相同的心理事件这一回被视为富有价值的精神创造的基础，下一回又被视为"超价观念"的基础，例如对发明永动机抱有坚定信念。人们可以比较尼采在《悲剧的诞生》里关于狄奥尼索斯迷狂的令人惊叹的描述。

5. 通灵论①。在无信仰的现代世界，迷信不再被教会和宗教人士所接受，附体和巫术不再是驱魔术和宗教法庭需要大力铲除的事情，但旧习俗中的心灵事实却以另外的形态继续保留了下来。它们披上科学的外衣，符合当今时代的科学特征；它们成为了医学的内容，有时被培育成一个癔症的世界，同时也成为了伪科学的内容——神秘学（Okkultismus）、超心理学（Parapsychologie）、通灵论*——这些伪科学意图把超自然的现实当作自然现象加以探索研究。于是，这些古老的现象同时发生了双重变化：一方面，人们将其当作心理学事实进行科学研究，且自始至终混淆了自发的生理学-心理学事件和由于处境与观察者而造成的人为假象；另一方面，这些古老的现象成为研究符合时代

---

① *Lehmann*, *Alfred*: Aberglaube und Zauberei, 2. Aufl. Stuttgart 1908；*Flournoy*, *Theodor*: Die Seherin von Genf（deutsch）. Leipzig 1914.（Des Indes à la planète Mars.）；*Hellwig*, A.: Okkultismus und Verbrechen. Berlin 1929.

* 为了与"Mystizismus"（神秘主义）区分开，我们勉强把"Okkultismus"译为"神秘学"，前者一般指宗教领域中的神秘主义，后者一般指对超自然力的研究，比如炼金术、占星术、特异功能、超自然魔法等。超心理学指对催眠、心灵感应、心灵控制等超常心理显现的科学研究。通灵论认为人死后灵魂继续存在，死人的灵魂能够与活人沟通。——译者

精神的超自然世界的媒介,这样的超自然世界包含幽灵、恶魔、隐秘的远距作用、遥视(Hellsehen)和诸如此类的东西。

c) 群体心理学。心理传染以及相应的身体现象特别强烈地表明,由于人们无意识中受到感染,某种心态得以大面积扩散;心态的传播扩散总是发生在信仰、态度、行为等群体现象中,发生在"公众意见"中。这里牵涉到具有极重要历史作用的一个事实领域,勒庞(Gustave Le Bon)的杰作从原理和例证方面呈现了群体心理的这个事实域。[①] 这是接近疾病存在边缘的一类事件,由于去除了抑制、消灭了批判,众人的心灵变得整齐划一,置身其中的人们沦为去个性化的力量的一种材料,能够做出极端的犯罪行为或英勇行为,产生共同的错觉和幻觉,表现出不可理解的盲信盲从。乌合之众无思亦无欲,生活在想象意象和狂热中。群体的这种负面力量乃是共同体的对立面。在群体中,人全心沉醉其中,事后连自己也不理解,他怎么可能会参与到这转瞬即逝的事件中。在共同体中,一个民族逐渐塑造成形,意识到自己,并在历史连续性中不断建设、发展。当群体的力量被人当成手段加以利用时,可能会失控,反过来制服和支配那个唤起群体力量的始作俑者,如果他不像催眠师那样机智、沉着、果断地完全掌控暗示手段的话。

群体是一个"集体心灵"——陷入其中的个人泯灭了个性,拥有共同的情感和驱动力。群体中的每个人体验到的都是"我们大家",而体验不到"我"。在共同行动中,群体具有不可抗拒的瞬时力量,轻信、毫无批判意识、缺乏责任感、易受影响、转眼就忘。群体容易得"群体性精神病",容易过度兴奋,实施暴力行为(恐慌、抢劫、杀戮)。

[①] *Le Bon*, *Gustave*: Psychologie des foules;deutsch:Psychologie der Massen, 2. Aufl. Leipzig 1911.

作为群体成员，个人的感受、举动、行为与平时大相径庭——假如按照其本人的个性轨迹，他绝不会如此行事。他变成了一台具有强大力量意识的、无意志的自动机，怀疑论者变成了忠实的信徒，正直可敬的人变成了罪犯，而懦夫变成了英雄。

d) 远古时期的心灵状态。 在几千年的人类历史中，信仰内容、伦理习俗、知识和能力的一般状况发生了翻天覆地的变化。虽然如此，但这么多年来，人的基本禀性似乎依然如故。当代人的基本禀性与中国、印度、西方三大文化圈之外的原始民族的基本禀性之间存在更深刻的差异，民族学家如今仍在研究这些原始民族最终消亡期间残留下来的遗迹。这些民族学家们意图一窥人之此在，人的此在必定与先于我们历史的那段史前史有亲缘关系。因为我们整个历史都建立在史前史奠定的基础上，我们的历史是在史前史取得的成就上发展而来的，直到今天仍然受到史前史的成就的很大影响，这一点几乎毋庸置疑。但人们难以把握这其中的曲折原委。

> 举个案例：乱伦禁忌（拒斥父母与子女之间或兄弟姐妹之间发生性关系）在动物界并不存在，只发生在人类中，且在人类世界普遍存在（也有少数例外，有些统治家族恰恰是有意识地打破本身普遍的禁令）。乱伦禁忌的起源是什么？显然，乱伦禁忌与人之存在的基础密切相关，就像共同体、语言与思想、伦常与习俗中的合法性那样。没有任何经验观察能够洞悉人之存在的这些起源。

人类的史前史已经以这些基础为前提。但很久以前必定还有一种心灵状态早已盛行，与我们盛行了数千年历史的心灵状态相距非常远，有人相信能在未开化民族中找到类似的心灵状态。民族学家与社会学家已经关注并研究了这些原始思维①。列维-布留尔等学者提出了两种思维和意识类型,试图形象直观地表明原始人的心灵世界与我们的心灵世界有何不同。我们意识清醒、界定清晰,能够辨明一切事物彼此之间的区别——客体与主体、现实与幻想、此物与彼物等,思考时始终关联经验现实,还有另外一种非逻辑、原逻辑的"思维",这种原始思维是图像化、直观、意义互渗(bedeutsam)、象征化的思维,认为一切事物之间存在隐秘关联、可以互相代替,各种图像之间彼此交融流变,以至于全然异质来源的不同现象在无限流变中融合成一幅图像,然后又把经验上的个别事物瓦解为异质的各种关系与意义,认为这种普罗透斯*般变化多端的形态转变是真正的现实,作为现实的空间和时间同样也消失了,更准确地说,原始人的思维里还没有空间和时间,也没有现实性和逻辑思维的范畴。

现在,如果人们比较和观察精神病体验的直观内容、思维方式、各种奇特的对象类型,所有这些乍看上去杂乱无章的幻觉,所有这些象征、魔力、生动形象的意象表明它们跟原始民族的神话、表象与思维方式存在令人惊讶的平行对应关系。梦又与这两者都存在亲缘关系。尼采写道:"基于流变不定、粗略大致的相似性,梦持续不断地用任意和混乱的方式改变事物:然而,原始民族用同样任意和混乱的方式创作了其神话……但我们所有人在梦中与这些原始人是一样的……在睡与梦中,我们再一次踏上了先人的心灵足迹。"

当时,埃明豪斯简略论述了"心理障碍在民族心理学中的等价现

---

① *Levy-Brühl*: Les fonctions mentales dans les sociétés inférieures, 1910 (deutsch von *Jerusalem*: Das Denken der Naturvölker). Wien 1921. 也可参阅普罗伊斯的大作 *K. Th. Preuss*: Die geistige Kultur der Naturvölker, in der Sammlung Aus Natur- und Geisteswelt. Leipzig: Teubner 1914.

* 普罗透斯效应是一种心理学现象,指现实世界中人会受到在虚拟世界中建构的自我形象的影响。这个名称来源于古希腊神话中善变的海神普罗透斯。——译者

象",并援引了来自民族学、考古学和心理病理学的全面广泛的文献资料。① 弗洛伊德学派,特别是荣格②,比较了神话与精神病的异同。后来,赖斯和斯托奇再次进行了这样的比较——关键始终在于精神分裂症③。就内容方面而言,精神病的内容与神话意象的意义关联无疑具有惊人的相似性。有人想要从原始人的心灵生命入手来理解心灵疾病,又想从如今观察到的精神疾病患者入手来理解原始人的心灵生命。据说以下理论能帮助他们达到目的:疾病(以及梦)解除了抑制,因此原始思维从无意识深处浮了上来。然而,人们在这样的考察方式中燃起的巨大希望并未得到实现。原始意识状态的史前思维本质上不同于精神疾病患者的思维。原始思维是集体发展的结果,服务于真实的共同体,而精神分裂症患者的思维却把患者孤立起来,使其脱离共同体。原始民族的图像化思维发生在一个精神的共同体中,这种精神作为理性思维仍有少许发展;而精神分裂症患者的思维却是孤立零散发生的,尽管患者在其所属的文明中同时具有理性思维的可能性。假如人们恰好能由此看出和指明两类心灵状态分别有什么独特之处,并看出和指明图像思维的每个思维行为与图像内容有什么独特的特征,只有做到这两点,对原始人与精神分裂症患者进行比较(发现两者之间的类似之处)才可能富有成果。假如做到了这两点,人们将不仅能认识精神分裂症患者、原始人、做梦的人的意识状态的异质性(就算做不到以上两点,三类意识状态的异质性也是清楚明白的),而且能认识心灵生命的内容与思维行为的区别。然而人们在这方面一无所获。单纯罗列类似之

---

① *Emminghaus:* Allgemeine Psychopathologie,S. 43 - 60. 1878.

② 参阅 1912 年创刊的杂志:*Jung:* die Zeitschrift "mago". 1912ff;*Jung:* Wandlungen und Symbole der Libido. Jb. f. psychoanal. u. psychother. Forsch. **4**, 162(1912); *Freud:* Totem und Tabu.1913。

③ *Reiß:* Z. Neur. **25**,432;*Storch.:* Zbl. Neur. **25**,273;*Storch.:* Z. Neur. **78**,500.

处,人们起初会感到惊讶,很快就会感到无聊,主要是因为,在每个细节中发现类似之处的同时,人们也察觉到了不同之处。

因此,问题是:1. 精神分裂症体验曾经是原始理念与表象的一个来源吗? 这个问题压根儿没法回答。2. 与精神分裂症患者的思维相比,原始人的思维是什么样的? 显然是"健康的",因为原始人的思维不具有精神分裂症患者的原发体验或心灵进程的特征。3. 所谓被掩埋的、失落在文明中的原型、神话、象征、可能性与力量"再次浮现",指的是什么? 这是一种非常含糊不定、不可证实的理论,一种至今也无法进一步加以探索研究的关联,一种虽然精彩但却毫无根据的断言,只能一直借助其他资料不断重复老一套说辞,而不能推动认识的进步。

如果人们用民族学家的理解和陈述方式去把握原始人的思维,便拥有了一种可以用来描述精神分裂症患者思维的理念图式。如果人们因此而发现,脑损伤所致后天智力低下患者的机能表现、对处境的体验跟原始人的思维之间存在惹人注目的平行对应关系[1],那么,除了使用描述原始思维时使用的类似范畴来描述精神疾病患者,这样的发现几乎没有任何意义,根本不能证明原始未开化状态与疾病之间存在实际关联。

e) 不同文化圈中的心理病理现象。就目前已知的而言,心理病理现象在东亚、印度、西方三大文化圈中是相同的。精神疾病的心理内容随各自主流理念而变化。但心理病理现象都是相同的,甚至连个别的神经症异常也是相同的[2]。

f) 现代世界与退化问题。一个多世纪前已有人提出了没落观,预

---

[1] *Eliasberg u. Feuchtwanger:* Z. Neur. **75**, 586.

[2] *Otto*, J. H.: Über Neurosen bei Chinesen. Zbl. Psychother. **3**, 5 (1930).

言西方文化的终结、欧洲和欧洲人的衰落或人类整体的没落。① 就没落问题的提法而言,心理病理学必须要搞清楚两件事：1. 关于精神疾病现象在现代世界的具体表现所发生的变化,我们能确定什么？2. 是否存在像"退化"之类的事情？"退化"在现代世界的不断增强是否能得到确认？

人们已经获得了关于接受隔离治疗的精神疾病患者人数、自杀数量和犯罪率增长的数据统计结果。

1. 欧洲文明国家的统计数据表明,自 1850 年起至今,精神病院的住院人数（按其占总人口的百分比计算）大约增长了两到三倍。② 我们不能由此推断,精神疾病患者的相对人数也增长了。所有精神疾病患者都被精神病院收容治疗,这是不可能的,过去从来没有,如今也绝对不会发生。也许如今住院患者人数增多的原因仅仅在于更多的精神疾病患者得到了精神病院的收治,而精神疾病患者占总人口的百分比其实一直保持不变。不可能对此给出一锤定音的回答,但大多数精神病学家认为,后一种解释大概更靠谱一些。勒默尔经调查发现,1904—1910 年期间,巴登地区的精神病院入院总人数出现了急剧增长,与之相对,没有证据表明初次入院人数发生了更强烈的相对增长③。造成入院隔离治疗频次增

① 参见拙著《时代的精神处境》第 11—14 页中援引的个别表述（Geistige Situation der Zeit，Berlin 1931.）。参考戈比诺（Gobineau）、斯宾格勒、克拉格斯的没落观。这方面的美国著作,参阅斯托达德的《文化变革——劣等人的威胁》（*Stoddard*: Kulturumsturz，Die Drohung des Untermenschen.1925.）。

② *Vocke*: Psvchiatr. neur. Wschr. 1907 Ⅱ；*Hacke*: Das Anwachsen der Geisteskranken in Deutschland. München 1904；*Grunau*: Über Frequenz usw. Halle 1905（转引自布姆克的著作）.

③ *Römer*: Allg. Z. Psychiatr. **70**，809.

多的原因如下：有精神问题的人和人格异常的人，在先进技术文明环境中的生存面临更大的困难，相比之下，他们在低等技术文明环境中的生存相对会更容易。相应的事实是，与农村相比，如今大城市里有更多精神疾病患者被送入精神病院接受治疗，人们彻底证实了住院人数随人口密度而增长。在城市里，生活更艰难，对个人能力和精力等各方面要求更高，亲属会更快摆脱家里的精神疾病患者，而在农村里，一名痴呆患者相对更容易得到喂养和照料，有时还能从事一些有用的工作。如今，低能和低天资儿童引起了广泛讨论，反衬出人们以前似乎根本没有注意到低能的频发，这应该归因于相同环境下，生活对人提出了更高的要求，以及国民学校教育的普及化。除了这个主要原因，也许以下因素也起到了一定作用：精神病院的医疗和服务水平日益改进，人们更加信任精神病院，越来越多的人接受了心灵疾病的概念，不再像以前那样畏惧神经科医生与精神科医生，现代人，尤其是城里人，更愿意尽早咨询神经科与精神科医生，相形之下，对于过去时代的人来说，这个过程等于是宣判自己的死刑。

2. 虽然自杀本身不是心灵异常的信号，但多数自杀者属于心理病理学家研究的那些人格类型，或罹患了具体的心理疾病。因此，自杀统计数据在一定程度上是衡量异常心灵状态发生率的尺度。从1820年起，自杀人数占总人口的百分比增长了50%多。此外，自杀率还表现出上下波动，随食物价格上涨而上升，在经济危机期间上升，在战争年代下降等。以下猜测大概可以解释自杀率的变化：禀性没有发生任何变化的人在改变了的文化条件中体验到了更多的悲惨命运，他们陷入了绝望和没有安全感的情绪状态，罹患反应性精神病、抑郁性精神病以及其他精神病；他们更加频繁地陷入消极处境，未来的生活必然显得黯淡无光、毫无希望、无法忍受。文化的改变使基于个体禀赋的反应形式更频繁地表现出来。

就自杀率依赖于文化条件而言,对比不同生存条件下的犹太人和周围的天主教与新教居民的自杀统计数据很有意思。[①]

每100万人中的平均自杀人数如下表所示:

	年　份	天主教徒	新教徒	犹太教徒
普鲁士	1849—1855	49.6	159.9	56.4
	1869—1872	69	187	96
	1907	104	254	356
巴伐利亚	1844—1856	49.1	135.4	105.9
	1870—1879	73.5	194.6	115.3
	1880—1889	95.3	221.7	185.8
	1890—1899	92.7	210.2	212.4

在留在家乡的东欧犹太人和犹太解放运动前的西欧犹太人当中,自杀是非常罕见的。这些数据表明,自杀率受到环境的强烈影响(部分程度上可用宗教禁止自杀来解释)。

3. 文化和社会环境的变化同样可以用来合理解释犯罪率曲线的上升。社会紧急危机状态的增多使特定的犯罪禀赋由内隐转向外显,法律得到更严格的实施以及类似的原因似乎足以解释犯罪率的上升。

统计学只能把握心灵生命的变化所表现出来的极其粗略的信号。现在,要转而致力于比较心灵生命在不同时代的变化,我们的比较不再关注量的方面,而将更侧重于心灵生命的质性方面,或者,以对心灵异常发生率的变化的单纯印象为基础。这里,我们只能通过个别

---

① *Fishberg:* Die Rassenmerkmale der Juden, S.165. München 1913.

的例子来表明这样的考察有什么任务,而非阐述结论(结论几乎还不存在)。

19世纪技术文明的发展改变了整个生活方式,对此有很多讨论:时时、处处都节奏加快,匆匆忙忙、熙熙攘攘,总是责任沉重(却完全没有形而上学的根基)、焦虑不安,缺乏平静、专注的沉思,取代沉思的是追求享乐过后的疲惫,享乐带来了强烈刺激,却没有带来内在的心灵后效,享乐过后即空虚,对机能能力和耐力的要求大幅提高,等等。卷入这种生活方式的人要比过去的人更容易遭受慢性疲劳以及与此相伴的神经衰弱症状的侵袭。尽管人的原初禀性没有改变,现在却外显为神经衰弱,而在过去更加平静的生活环境下,它们一直保持着潜伏状态。

因此,大约在世纪之交时,人们总是一再反复说,神经质(Nervosität)是我们时代典型的疾病形式,其发病率远远高于以往的时代。[1] 美国人比尔德第一个站出来,概括性地把神经质描述为神经衰弱。关于神经衰弱显现在以往时代和当代的发病率数据,人们什么也没有说。古代医学作家的作品表明,过去人们就已经知道神经衰弱的个别症状了,不过他们使用了其他名称。

如今,人们关于神经症的一般印象如下:癔症已经急剧减少,许多癔症显现(发作与挛缩)几乎绝迹;相反,强迫神经症却大幅激增。

退化思维:我们已经尝试着在预设禀性恒定不变的情况下,简要叙述了变化的社会环境对于心灵异常在不同时代和不同文化圈的差别这一事实有何重要意义。但如今问题仍然存在,不管有没有受到文化的影响,同一种族的心灵禀性在世代更替进程中难道没有发生任何变化吗? 对于心理病理学家来说,下面这个特定问题尤为重要:在世代

---

[1] *Beard*: Die Nervenschwäche (deutsch). 1883; *Erb*: Die wachsende Nervosität unserer Zeit; *His*: Medizin und Überkultur.

更替进程中,心灵异常和心灵疾病的遗传禀赋是减弱还是增强了呢?一个种族会在文化发展的影响下"退化"吗?[1] 如果在特定环境的影响下,人们身上一直存在的神经症禀性获得完全发展,那么这不叫退化。只有当疾病禀性的这种完全发展在独立于环境的情况下被遗传给下一代子女时,退化才真正发生。相反,如果下一代子女移居到其他生活条件下以后又变得像以前世代的先人那样,这便是反驳退化说的一个证据。布姆克已经证实了,我们没有任何有说服力的理由去假定退化会在特殊文化环境的影响下不断增强。所谓的"退化",始终只是特殊文化环境对活生生的个体造成的不良影响,只伤害这一个人,而不会遗传给后代。

文化家族的命运是最惹人注目的例子,它一再让人想到,在文化的影响下退化可能确实存在。[2] 关于这个问题,有两种截然对立的观点。一方面,人们认为遗传性的退化没有发生,涉及的只是环境的影响,而且从童年开始,环境就已经在影响后来的每一代人;娇弱化、回避费力的重活、懒散、生活不规律、有意限制生育数量、偶然事件等环境因素能够解释上述结论,佐证环境影响说、反驳遗传所致说。另一方面,人们认为涉及的是可遗传的变化;有一些被人囚禁的动物不产后代,文化家庭的情况与此类似;据一些小说描述,天生的神经症体质一代接着一代日益增强,这样的描述依托于真实情景。目前,人们不可能一锤定音地回答这个问题。

文化导致人退化的另一个案例可能是罕见情形,人们在其中观察到一个种族在完全不同的社会条件中短时间内的转换。黑奴解放后的美国黑人的情况便是一个这样的案例。据考证,黑奴解放前,100万人

---

[1] *Bumke:* Über nervöse Entartung, Kap.6. Berlin 1912.

[2] *Schott*, *S.*: Alte Mannheimer Familien. Leipzig 1910.

当中有 169—175 名精神疾病患者;黑奴解放后的几年里,100 万人当中有 367 名精神疾病患者;20 年之后,100 万人当中有 886 名精神疾病患者。[1] 由于已知资料的不足,仅有的资料无法得到批判性的验证,给出一种可信的解释似乎是不可能的。

退化问题作为病理现象的遗传性增多,与未开化民族接触发达文化后发生改变的原因问题有亲缘关系。人们听说了酒精、娇弱化、厌世、自杀、堕胎等对未开化民族的影响。不同种族似乎会作出完全不同的反应。灭绝与退化不是一回事。

只要退化思维有一个现实内核,这个内核必定要由遗传研究来发现并给出回答。假如把一个不可避免的总体过程称为"退化",人们便无法科学地认识它。退化思维是一种在没有获得科学认识之前预设的、极富想象力的想法。

---

[1]　*Bumke*: l.c. S.84ff. Leipzig 1910.

第六部分

人之存在的整体

为了对前五部分进行经验的阐释，我们增加了第六与最后部分。这没有增加我们的知识，但提供了对哲学基本问题的反思。这些反思具有难以忽略的重要性。尽管这些反思本身不是心理病理学认识的领域，但它们与心理病理学是相关的。

§1. 心理病理学回顾

a) 对我的心理病理学设计的异议。 有的异议在实际上意味着承认，而且它们在否定形式中说出了对我们具有正面意义的东西。

1. "这种心理病理学没有提供对象上自成一体的整体意象；一切都是分离的或非常平行的；材料的多重性与视角是混乱的；它没有提供患病的人之存在意象。"但这些基本结构形式源于：我们没有沉溺于任何通用的视角，也没有沉溺于作为独特现实性的事实分组。针对表现在整体建筑中的存在教义学倾向，我们贯彻了方法论体系。对我们来说，这种方法论系统划分是否清晰以及它如何变得更好，都是无意义的问题。

2. "总是会有重复的理论讨论，替代了事实本身的呈现。本应保持经验性的研究，充满了多余与无效的东西。"但这些讨论恰恰服务于经验的明晰性。这些讨论教导我们如何去进行区分，从而使被区分的东西能够在相互关系中得到清晰的认识。只有当我用逻辑与方法论去解释经验的东西时，它们才能被领会。

3. "其中说到了如此多的可理解的东西；这种心理学理解不是科学，不能得到证明，因为它涉及的是心理学可能性的非经验讨论。这种心理学总是会说到不可理解以及最终难以认识的东西，尽管如此，那好像就是本质的东西。"但是，恰恰是我们的方法论意识，使我们能够意识到每种方法，确定每种方法本身的认识意义，通过阐述而在研究中实现它们，最终描绘哲学的方法（它们本身不是主题，因为没有经验成果是直接源于哲学方法的）。对我们来说，富有意义的问题是：我们是否完全避免了混淆与混乱，并保留了对于科学努力的多维度性以及作为整体的人的关注。最终处在极限上的是只对哲学解释开放的一种存在意识，而这不是纯粹教条的总体知识加冕，而是系统方法论的基本态度的无言根基。这种根基间接地显露于全面的研究中。在认识中，我们要维护在认识极限上的东西，本身不可认识的东西，以及只有通过认识才能达到的东西。

上述可能的异议源于本书所反对的标准。

b) 对我们的人类知识综合与心理病理学意象的要求。科学追求的是系统与整体性。科学要把破碎的东西整合在一起。在心理病理学论断的无限性中、在研究者所说（直至对立的不可理解性）语言的术语多样性中的要求，是即刻揭示我们在整体上所确实知道的东西。

人们不能通过特殊认识的报告汇总去满足这种要求。因此，这种要求不在共同的意义层面上，而且不以共同的基本知识框架为前提。

这种要求也不能这样得到满足，即通过人之存在架构的设计，去揭示所有的认识是如何作为这种架构的部分或枝节而获得它们的位置的。因为这样的一种人之存在架构是不存在的。人在其本质上是未完成的，而且人本身是无法认识的。

只有通过作为直观、思考及其范畴的基本方式而展开的人类知识的结构化（即我们的方法），综合才在实际上是可能的。在这种方法论设计中,科学达到了对象所能达到的如此广阔的范围。但在去往这种极限时,我们必须远离这种极限而安居若素。因为我们只有通过我们本身才能经验到人是什么(尽管是在我们与人以及世界、与哲学以及科学、与历史的交流中),或者说,因为当我们去探索人时,在我们本身当中的一种根基(我们靠它活着)是必须的,因此我们必须总是把这种根基作为认识的工具。这种根基不同于接纳我们知识的空间、丰度与深度。让人步入歧途的是以技术的方式去组织整体的人类知识,就好像每个知识都没有进一步的东西了,并且这些知识都可以拉平到一个层次上。其实我们应该去组织认识,以便在人的所有维度中、在认识的所有可能性层面把握人。这种结构化当然会尝试凭借简单巨大的基本特征力量去查明主导的基本理念,通过特殊的知识去进行有意义的划分,并施展直观力。

接下来,我们必须描绘科学心理病理学的意象。当我们的认识止步于枚举与离散的并列时,它们就是零碎的,而且在整体的多样性上,它们也是零碎的。但我们不能忍受星星点点的杂多性。我们寻找的是不可忽视的秩序,由纯粹的分组到因果认识(它们首先使我们能够作出有效改变、创造、阻止和预测),再到理解洞见。我们在现实的人之存在的无限空间的不同道路上,发现了作为人类现实性之对象化的特定事实构成;我们把已发现的事实构成互相关联起来,并发现在所有事实意义的根本分离中,这些事实必须在基础上是相互关联的,因为它们可以相互关联。我们看到了事实的无限交织与关联。从一种视角看来是单一元素的东西,从另一种视角看来就是组合的东西。单一的整体以及绝对的元素,都是如此之少。简单的东西,发源于复杂的条件,而复杂展开的东西,可以通过研究视角最终在其简单性中得到解释。

所有这些知识如何架构、组织与划分的问题,需要总体认识的综合。我们要重申:这只有在方法论上是可能的,而不能作为人之存在的理论成为可能。综合不是像大陆蓝图,而是像在其中旅行的可能性蓝图那样。但在地理大陆的区分中,我们的认识中没有作为整体的人。因为作为整体的人不同于如此巨大的对象此在,所以人作为自由的存在,具有在所有本质中的例外。因此,最终的东西是系统的方法秩序,而不是总体设计。所有章节的解释方式都没有包括这样的综合——它在其总体性中把握了整体上的人。最终,并没有经验认识的人之基本存在。其实最终保留的是人之存在的本身以及对于人之存在的知识。

因此,我们认为以下做法是错误的:人们尝试在心理病理学中设立一种整体原则,作为科学认识与实践的方向,而不是由信念的基本直观出发去认识无限的可知空间。例如,当宾斯旺格想要从确定理念视角出发去研究人时,当他摒弃作为身心统一体的人类"组合领会"(Konglomeratauffasung)(它是多种方法(自然科学、心理学与精神科学)的综合并且要求"前组织的理念")时,他就犯了一种哲学与科学的错误。这样的任务设定,首先把哲学的实存阐释方法颠倒为了一种知识,并剥夺了这种方法中崇高的、令人振奋的、恳求的本质;其次,给心理病理学设立了一个完全不牢固的基础。普林茨霍恩也犯了同样的错误:"医生必须熟悉的不是方法,而是生命、体格、遗传以及人格学说的基本特征,因此医生要受制于他与人们的交流。"普林茨霍恩由此把被他绝对化为哲学的特殊认识的方法,当作了总体认识与实践原则;但这个基础太薄弱了,而且其哲学也是有问题的。

c) 对整体性的回顾与整体问题。在所有的部分与章节中,研究对象总是处于特定事实构成与其所属整体的两极。不被其他个体以及整体改变的个体,以及不由个体组成的整体,都是不存在的。整体是背景；在这个背景中，现实性引导与划分了所有特殊东西的尺度，以及我们对于特殊东西的现实性领会条件的尺度。这些整体性不是单一类型的，而是在每种研究领域中都是特殊的。我们概述如下：

Ⅰ.瞬间整体（体验现象就出现在其中），是意识状态。机能整体以机体的整合统一为基础，在作为思考时就是"根本意识"，而基本功能、心灵生命的当下演进形式，在作为所有机能能力的总体时就是智力。躯体分析以心身统一整体（在神经生理的、荷尔蒙的、形态学的统一建构中）为前提。对表达心理学来说，整体就是以形式层面为特征的本质语言；世界与精神就作为一个整体存在，而其中包含着个人的活动、行为和工作。

Ⅱ.可理解关联的整体就是性格（人格）。

Ⅲ.因果关联的整体蕴含在理论之中。

Ⅳ.临床解释的整体性就是这个理念：疾病单元、型相（体质等）、生命历程（作为生命的时间完形的整体）的理念。

Ⅴ.人类共同体与历史的整体就是社会状态、文化的客观完形、时代、民族共同体的精神、国家、大众。

当概览这个整体的基本设计序列时，首先，我们会注意到它的多样性；没有一个整体本身就是整体，每个整体都是其他整体之下的相对整体。其次，我们到处都能看到把各种整体绝对化的倾向——在各种整体中关涉心灵的真正存在，或者至少关涉每种整体的核心（支配一切的东西）。每种绝对化中都有一种只是由于绝对化而被破坏的真理。各种整体都有直接成为整体的倾向：心灵就是意识而不是别的什么东西——机能整体是唯一的客观性、唯一的科学对象，心身统一体就是实在本身，世界和精神是心灵现实性参与其中的绝对者，性格是心灵的本质，性格的可理解性就是它的存在，理论把握了真正的现实，心灵只是脑部进程的副现象，人只是遗传关联的中转站——临床实在就是疾病单元、体质、作为统一体的时间生命整体，人是社会与历史的功能。

所有这些绝对化都是错误的。当我们现实与直观地去重现纯粹多样性时，它鲜活地表明：心灵生命的整体不是整体本身。对人的认识，就像航行在无边的海洋上去寻找大陆一样每次停靠于陆地或岛屿都能提供某些事实，但如果这时人们认为自己就在事物的中心，那么进一步的认识就会停滞，而且理论根本就不像我们所站立的、没有真正根基的许多沙丘那样。因此，在我们的阐述中，我们总是在方法论上揭示各种整体性的局限；整体总是人之存在的特殊角度，是人之存在显现的个体方面。但是，人之存在的整体是什么（这个整体吗）？很多整体组合在一起就构成了整体吗？或者说，人类的整体只是一个没有对象的词语吗？

在这里要回答的是：一个人之存在的整体，实际上不能成为我们的对象，哲学沉思解释了为什么。我马上会在有关人类本质的章节中，做少许简述。整体上的人之存在设计是无法获得的，而总是立即呈现出设计的特殊性（就其是真理而言），并且似乎是一体的人类分裂性就以其他形式呈现了出来。所有的整体，都是分裂中的整体类型。迄今为止，所有被把握为元素和部分的整体性，似乎具有了理论的清晰性，但人们仍然无法领会整体的人。在对整体的每一次把握中，整体本身都退却了，并且我们掌握的是特殊的整体图式，一种不在乎的整体性。因此，不仅整体的绝对化是错误的，而且把真正的人之存在的整体与所有被领会的整体合在一起的绝对化也是错误的。

因此，我们认为这是一种错误的要求，即从人之存在的整体出发去制造特殊的研究与理论领域。可认识性仅限于个别性与特殊的整体性。人类学不能提供新的认识。人类学不能提供特殊的"为医生所需的人类理论"、医学人类学。这种理论就是哲学人类学；它不是认清对象，而是我们自己的无限解释过程（我们在本书中已经在使用的、关于人类的具体可研究性,就是这种解释的一个工具)。

对认识来说,整体人类的统一,就在于这个任务:在所有关于人类已知的一切事物之间的关系中去进行探寻,即在可认识关系的全体理念中去进行探寻。

d)对具体谜团的回顾。我们几乎在每个章节中都会碰到谜团,即不是要解答的暂时问题,而是对于认识方法来说的基本秘密。什么是谜团,取决于可理解性。超出可理解性范围的就是难以说明的事实构成。这种事实构成可能属于另一个可理解性的领域(那里有其他的谜团)。因此,每个谜团都要求去认识理解方式的失灵,同时去寻找其他方式(在这种方式中,每个现实都不是谜团,而是洞察的基础)。谜团总在认识方式的极限上。

这些谜团就是所有认识的特征。每个知识都不是临时的揭示,而是对特定未知的揭示。因此,在无机自然的科学中,例如,一般的化学规律与证明,不能说明物质在空间中的实际分布(如西西里岛的硫磺)。因此,在生物科学中,例如,物理化学生命关联(生理学)不能说明整体完形(形态学)、体验的内存在、目的性,反之亦然。整体是存在的,但不能通过对特殊的认识得到说明。另外,在把握所有此在之生物功能的有目的关联与种属的繁殖中,有这样一个谜团:形式建构的无目的性——在植物那里,多样性大大高过对环境的适应(戈贝尔)(Göbel)。生物学(生理学与形态学)关联,不能说明动物表达的基本现象(一种内在的东西成为了一种可理解的外在东西),而生物学目的性不能说明多种表达现象的无目的性。

我们感兴趣的是认识人类时的具体谜团。在这里首先回归的是生

命的谜团,但只是作为人之存在基础的生命谜团。以下是一些例子:

1. 库尔提乌斯和西贝克说到了体质的谜团:"体质是一个综合概念——它既包含医生的判断,又包含了对人格及其禀性总体的判断。人们不能用源自患者与其环境关系的碎片,拼凑出体质。因此,对体质的考量,不能融入到我们通常的分析与因果发生研究中。这里存在着一种难以消解的紧张⋯⋯体质考量不能削减我们对于个别可把握原因与关联的研究,但应该教导我们把所有已查明的个别关联放到正确的位置上去。因此,体质考量向我们揭示了细菌学诊断的有限性(尽管体质考量不能否认细菌学诊断的意义)。"当体质应该包含总体人格而不只是躯体事件时,体质的谜团只会越来越大。

2. 遗传研究的有限性揭示了新的谜团。对于人类的总体心灵生命来说,除环境以外,就不同因果因素的遗传禀性而言,一切都是遗传的。然而在具体情况下,这种说明是有限的:(1)尽管认识到一些荷尔蒙的作用,但人们不知道在个体发展中基因是如何导致现象的(基因是这些现象的遗传基础)。即使发现了基因与发育史、基因与组织体之间的关联,但人们总是把握了生命前提中的关联(它们具有机械的、本身非生命的特征),而没有把握生命本身。人们甚至无法猜测基因是怎么引生在其总体性中与传统及教育、与精神生命及历史生命相关联的心灵显现的。尽管没有人怀疑精神现实直至它们最终的分叉都有生物学基础,但即使人们由生物学基础出发说明了它们与心灵及精神的关联,也不能把精神说明为生物学基础。(2)基因设备的整体统一是个体统一的前提,但基因设备的整体不能被理解为一种基因。在遗传关联中,生物学事件的材料似乎得到了理解,但不是每个统一都得到了把握。

（3）有的禀性是非遗传与不可遗传的，尽管它们与生俱来。某些个别事件不在遗传关联中。（4）当查看人的个体性格、自由与精神时，我们感受到的是不可替代的自我存在、唯一的个性。每个人在不同点上似乎都有独特的源头（从神学上来说是"被创造的"），而不只是修改的遗传物质过程。即使作为客观现实的精神仍在与自然状态（高智商家庭）的关联中得到把握，但仍然不能被当作这种本质的结果。尤其是根据自库萨的尼古拉（Nikolaus Cusanus）以来的德国哲学理论，作为个体的人是一种整体的镜像，是在细微处的世界在场，是不可替代与唯一的。个体不是遗传因素的总和（它们在材料上确实是个体的前提与条件），而是直接由上帝所造。

3. 我们在心灵生命的机能中去把握心灵生命、把人作为其机能的总体，因此碰到了这样的局限——在机能关系中起作用的是干扰机能有序性与可统计性的东西。除少数机能具有纯粹生理学意义的机能测验（包括知觉心理学、疲劳心理学、记忆心理学）以外，几乎所有机能都发生在精神性实施的完形中。但当我们反过来把机能理解为精神机能时，就总是会碰到生物学条件的局限；生物学条件承载、局限与扰乱了纯粹的精神表象实现。当我们从事心理学与自然事件时，就是通过精神与心灵现实遭遇这些自然事件。精神与心灵现实指的不是它们本身，而是其他事件的标志。在心理学所包括的所有现实性中，已经有精神了。因此，具体的谜团就是：精神是什么、精神是如何运作的。对这些谜团的回答只是强调了它们，而没有解决它们。因此，精神（某种超越自然的东西）以身体为条件，通过身体去实现，通过身体在世界中说话并展开。精神不同于（亚里士多德的）心灵整体，但精神不是脱离心身整体的，而是首先通过身体来表现自身的。精神似乎把神经系统作为它的工具。或者说，（在克拉格斯看来）精神是破坏生命的魔鬼。

4. 我们通过生物学事件与实存,讨论了理解的有限性。在所有的理解中,人的现实都是具体的谜团,而可理解的东西本身是无限呈现与自成一体的,反过来又恰好总是依赖于其他要么是作为它的本原的东西,要么是作为它的限制的东西。

5. 生命历程的统一体与时间进展中的无数偶然相关。我们理解人类的出发点是他的预备状态,以及他把握机遇、利用机会的方式。但是,局限仍然在于这样的偶然——完全不同的解释在无法确证的情况下得到普遍运用:作为命运与预测、作为多义的神性语言(在克尔凯郭尔的自我理解中)。生命历程的统一体是以整体(它包括了作为部分的偶然)为基础的。

6. 当身体与心灵被分开考虑时,具体的谜团就一直会存在。当我想握住自来水笔时,我是怎么让手臂与手指进行相应运动的呢? 一种纯粹心灵的东西在能动中表达出来,而这是世界上唯一真正"魔幻"的地方:精神在感性空间中的直接转化。表达的谜团(内在的外化),以及在可理解的完形中,当人们越是清楚地重现这些显现时,语言的谜团就只会越大。在这些自在地、反复可理解的事实边界上,存在着难以表达但可以交流的内在东西,以及这样的内在东西(它是无法交流但在独特的非客观性与不可重复性中的、无法认识但又实际存在的现实)。

当我们查看具体谜团的总体时,它们可以抽象为少数原则,即它们在边界上如何成为其他东西的方式。我们所谓的其他东西就是:无限、个体与统摄。

1. 谜团源于由研究本身造成的研究局限,即在研究对象变得无法估计,组合无穷无尽的时候。

2. 谜团是把个体呈现为以下东西时的局限。个体不能由他者得到说明，而应该由自身得到说明。个体本身在整体上是难以把握的：个体是不可言诠的（individuum est ineffabile）。尽管被分割为遗传关联中的生物学本质，以及共同体与精神传承中的、因此似乎是在第二线交叉点上的、遗传物质与环境的本质，个体仍然不只是这些东西的转变，也不是可消解的东西，而总是他本身唯一的、为己的、在历史具体中作为当下的充实，作为相当于整体镜像的、浪潮无限性中的、唯一不可比较的波浪。

3. 谜团就是没有对象可作为统摄的局限性（作为对象的东西就在统摄中，并源于统摄）。

当我们解释具体的谜团时，这三种我们在研究中遇到的不同局限性下的谜团，不只在认识人之存在时才会出现。但在人这里，这些局限性是共同出现的，并且是以独特的方式，得到了我们所说的自由的填补。我们在我们本身当中认识到了我们还不知道的东西，以及在世界上只有通过与他人的交流才能经验到的东西。对认识来说不存在的东西，仍然可以在人之存在的认识中（当认识想要纯粹对象地充分把握人类时），通过与认识相关的不可预计性、无序性、障碍，间接地被感觉到。但自我所经验到的自由，要求哲学的解释。我们要说的只是以下内容：

1. 就经验事件必须被认识为有规律的而言，就事实构成可以在经验上得到揭示而言，自由是不存在的。对自由的否认，在经验上是富有意义的，但也局限于经验上可认识的对象性领域。通过有说服力的经验去揭示自由的尝试是徒劳无功的，并且让自由本身变得可疑了。自由不是研究认识的对象。备选项不是我能否在经验上呈现自由，而是我能否接受"没有自由"这个命题，并承担它带给我的后果。

2. 人不只是活着与经验着，而且知道自己活着与经验着。在对于自己的态度中，他不管用什么方法都能超越自身。在我知道了自身时，我不再只是我所知的东西,而是通过我已经知道的东西,变成了不一样的我。所有我之所是的经验此在,都是依据我的自由得到澄明的:自由如何处于经验此在中,学习如何改变了经验此在,经验此在如何服务于自由或作为对自由的限制而起作用。

3. 在形式上,自由存在于所有的可理解性中。就我的理解而言,我默会地认识到了自由。对自由的根本否定,必然会否定理解。

4. 对自由的局限与认可的经验经常会发生,但经常也是新的错误的出发点:自由被转换成了进一步的认识对象、事件因素。伊德勒中肯地说道:"道德自由是一个源于理性的、先于所有经验的、源于内在必要性的、处于经验研究领域之外的概念。"但是,伊德勒误用了这个哲学命题,因为他想从自由的自我规定与痛苦之间的冲突出发,去把握精神疾病的产生与发展。他把自由客观化为自然事件中的一个因素。因此,他违背了曾经视为正确的原则,根据在人类解释中误入歧途的精神病学家的所有成果,不仅窄化了自由,而且颠倒了自由。把自然与自由(生命与精神)作为同一层次上的因素,就好像二者是相互作用的,这是错误的做法。其实,一种领会形式(有时是自然认识,有时是理解以及与理解相伴的澄明)总是会有局限,但不是为了吸收说明因素,而是为了认识到它自身在面对整体存在时的局限。因果性是反自由的,反之亦然,因此理解与不可理解是相悖的,不论是生物学因果,还是实存。

§2. 对人类本质的追问

对心理病理学的回顾,把我们引到了人类本质的问题上。对于这个问题,生物学、人类学、神学和哲学都给出了答案。这是一个非同寻常的主题。在这里,我们要聚焦于少数评论。这些评论来自我的其他著作。这些著作为以下概述提供了解释与基础。①

a）哲学的基本立场。可以用以下简短的命题，来作为对人类本质进行有意义重现的前提。

1. 我们可以说，人总是作为整体而存在的。作为个体的人鲜活地穿梭在世界中；人是一种事物；人的躯体是在空间中的。但这是最浅的理解方式。如果我把人作为这样的身体整体，那么就消除了人本身：作为身体的人变成了一块占据空间的材料、某种有用的东西（可能是工作中的机械部分），等等。但如果我把人看作这样的身体，那么就已经在生物学的身体整体理解中，步入了非整体的把握。这样的人与其他生物、植物以及整体的世界，没有什么不同。在以认识为目的去进行理解时，所有这些对象立刻就撕裂了。整体只是理念，而且有很多理念存在着。

2. 如果可以为统一体注入意义，那么我们就能拥有整体。但统一体有多重意义，例如：对象就是每当我思考时所见到的东西（所有可思者的形式统一）。个体就是无限的统一体；当个体应该被认识时，它就分裂为了许多的个体存在方式；在被认识的过程中，个体就为了它所是的许多单位，而丧失了它的统一体。实存是一种在超越思想中把一者（Eine）应用于实存绝对性之澄明的哲学思想。我们尝试在认识中把握统一体，但全然没有把握统一体——不论是个体，还是实存。

3. 在认识中，我们仅在主客分离中拥有一切存在，即在主客分离中拥有作为我们的意识对象的存在，正如在根本意识中，对象是在分离中显现的，而不是显现出它本身。因此，我们在经验现实中只是这样来拥有存在，即如同我们在意识范畴中面对存在那样，把存在作为经验、可

---

① 对于人类本质的思考来说，具有首要重要性的是：柏拉图、奥古斯丁、帕斯卡尔、康德、克尔凯郭尔和尼采。

说明性与可理解性的多重基本方式中的显现。

4. 因为我们所认识的显现不是存在本身，所以在认识中遇到了我们通过极限概念而触及的极限。极限概念（如"自在的存在"）不是空虚的，而是通过在场可感觉到的；极限概念不仅涉及对象，而且承载与包含了我以及所有对象。

5. 尽管统摄的方式是难以认识的，但它是可以澄明的。统摄是自在的存在（世界和超越）或我们所是的统摄。把统摄作为对象并再次作为可认识的东西，是思考的一种基本颠倒。当可以把统摄作为认识客体时，我们的思考就能更多的触及与重现统摄。这种重现没有增加我们的对象知识，而是教导我们，要在它的局限性中去看这种知识的意义与可应用性。所有的对象都源于统摄，由统摄出发与我们相遇，并在更必要与更通用（因此更可认识）的角度中展现存在。但是，统摄总是会在进一步的认识显现中更为丰富与多维地呈现出来，总是在作为其本身时保持非对象化，并隐居幕后。

6. 要澄明的统摄是多种多样的（自在的存在与我们所是的存在）。要重现的、我们所是的统摄（此在、根本意识、精神——理性与实存），就是人之存在哲学的一种基础。

7. 统摄意识把对现象的认识推到了深处。总在现象中运动的、可认识的东西，要么是在前景中，要么是在背景中。对于哲学意识来说，所有可认识的东西似乎都具有作为形而上学密码的语言。这些语言的听众会产生认知的意愿。"就是这样的"、"这是已经发生了的"、"就这样"，就是这些听众的惊讶表达。

8. 正如在科学中那样，我们在心理病理学中也能感觉到局限，并发现具体的谜团——一方面，在心理病理学的每个只是可能的方法中，看到了科学研究的全面自由空间，另一方面，在心理病理学成果的评价与应用中，无法逾越科学的极限。因此，我们正好可以通过遭遇极限的科学,以独一无二的、无可取代的方式去感觉统摄,并避免反复用错误的理性去勾画统摄。

哲学的基本立场(而非教条的哲学知识),对与人相关的知识与实践来说是关键。

b) 人类的意象。人之存在的研究方法,不能产生统一的人类意象,但能产生许多人类意象,而且每种都有奇特的、强大的力量。经验研究、对可能性的理解性解释以及哲学澄明的意义是不同的。这是一个错误——在对人的认识中,把所有关于人类的认识放在同一层次上,把人类作为我们的对象(他是个体,而且我们可以在他的原因及作用中把他作为一个整体来认识)。

我们要问的是:人类认识的多样性是否是暂时的,并且在原则上可以被吸收到全面的统一体中。答案是:实际研究告诉我们,方法的多样性只有在人们经验到不同方法成果的经验中才可以区分出来;尽管人们在研究探索并发现了被区分东西之间的全面关系,但统一体的原则是不可见的,而只有相对统一体的理念才会显露出来。这一切都可用哲学去把握。因此就人作为认识对象是可以进行经验研究的而言,人是没有自由的。但只要在体验、行动与研究,那么我们就自由地处于自我确定性中,并且不只是我们所研究的东西。患者在作为对象时也是不自由的;但当他自己生活时,他是自由的。换言之,如果人之存在的经验终结以及完全划分,能够是可研究的存在,那么人就是没有自由的。当我们依照永久的划分,把人作为部分、成分、组成、因素时去发问"为什么是这些东西,只有这些而没有更多东西了吗",回答就是:可能没有更多东西了,有的首先是其他的划分方式。方法与方面的多样性、人之存在作为研究对象时的分裂状态、未完结性,就是整体上的人类认识的基本真理。总结性与概括性地把握整体人类的努力,必然会失败。每种把握都是一种有限的、挑选后的人之存在,而不是人类本身。

人之存在的意象有很多种：(1) 作为舞台的意识（现象在其中进进出出）可以经历不同的状态。(2) 作为体验者的心灵，可划分为知觉、表象、思想、感觉、动力、意志（以及或多或少的部分）。(3) 作为反射弧的生命，在复杂的内在结构中通过选择和变化对外在作用（最后用反作用对外在作用）作出反应。(4) 作为机能设备的（生命）整体。(5) 在世界中的生命，与世界合为一个整体。(6) 人的基本本质，是人的表达、行为、世界和工作中的自我客观化。(7) 人的作为可理解为统一体或因果关联之统一体的结构。(8) 人的此在是生物学此在（人类学）、精神完形（历史学）、个体的历史具体化（实存澄明）。(9) 由身体和心灵组成的整体（二元论），由身体、心灵和精神组成的整体（三元论）（Trialismus），以及心身统一体（一元论）。(10) 人在构成、特征之杂多性中的基本可能性变体。

c) **对我们所是之统摄的哲学设计。**人到底是什么这个问题，把心理病理学引向了整体性。但是，我们在研究中所遇到的每种整体，是人之存在统摄中适合研究的东西，因此也是我们作为可理解的典型性格的人格。所有被我们作为对象并且用科学来处理的人之存在设计，都不是统摄，而是包含在它们的统摄之中。

今天，人们在心理病理学中喜欢消除所有的统一体与整体。疾病存在的问题性是第一步。体质与生命的统一体没有别的特点。但是，在之前适用的整体表象中的东西是什么呢？新的元素、成分、根基、原子、心灵基因，都是徒劳无功的。人们不可能获得作为这些元素建筑的整体。在统摄的空间中总是会有更多的现实。如果我们澄明了统摄的空间，那么就能进行我们所是和能是的一种内觉（Innewerden），而非对我们所是和能是的一种认识。如果把我们所是和能是用语言表达出来，那么就会受到这样的诱惑：重新把言说作为人之存在划分的一种理论。如果要避免这样的错误,那么可以通过我们所处空间的多样性,去简明地描述对我们所是之统摄的无对象情绪。①

世界和先验的统摄是在没有我们的情况下,(世界如康德所解释的那样,不是对象,而是一种理念;我们所认识的东西,就在世界中,而不是世界)拥有现实性的。人类在这种统摄中,遇到了也是在没有他的情况下而实现的存在;这里他也不知道自在的存在,而只知道自在的存在是如何在意识的主客二分中呈现与说话的。统摄的另一种意义是作为我们本身所是的统摄:

1. 我们就是此在,即我们是如所有其他生命一样的、在世界中的生命。生命的统摄会成为生命产品的对象,然而,在生命产品中(不论是身体完形、生理学功能,在所有生命中的遗传性形成关联,也不论是人类的工具、活动、产物),生命本身是不可穷尽的,而且会保持一切都从中出现的统摄。人的此在是这样来充实他的显现的:以下统摄方式出现在显现中,被显现所承载或服务于显现。

2. 我们是"根本意识",即我们参与到了在存在的主客分离中让所有客观性处于主体可知形式的普适性中。我们是这样的统摄——在这个统摄中,一切所是都能在对象性的形式中,被知道、被意识、被认识、被触摸、被听到。

3. 我们是精神,即总是在理念指导下的,我们自身与我们所创造、所做与所思的可理解关联的整体。

这三种我们所说的统摄方式,是相互联结的,但又相互磨擦。这种方式是我们作为纯粹内在之所是的方式;在这些统摄的客观化与主观化中,我们以作为生物学和心理学研究对象的充足方式而显现。但我

---

① 与此相关的一些讨论,可参见我的著作:*Jaspers*: Vernunft und Existenz. Groningen 1935;*Jaspers*: Existezphilosophie. Berlin 1938。在我还未出版的《哲学逻辑》一书中有详细的发展。

们不尽于此。因为我们的生命来自于超越经验客观形成之此在的、超越根本意识与精神的本原,尽管是作为可能的实存与真正的理性。我们本质的这种源头(它不能通过经验研究得到解释,而只能在哲学的自我澄明中得到揭示)就在这里:1. 在人类于自身当中经验到的不充足性中,因为人身上始终存有对他的此在、知识、精神世界的不匹配性;2. 在他作为他的真正自我存在或作为这种自我存在中据说可为他所理解与适用于他的东西时,他所臣服的无条件者中;3. 在不间断地趋向一者的渴望中,因为人既不满足于一种为己的统摄方式,也不满足于所有的统摄方式,而追求基本的统一体、全然是存在与永恒的统一体;4. 在不可思议地回忆意识中,就好像他在创生的起点上,好像他有一种"创生的共同知识"(谢林),或者好像他能够回忆起所有世界存在之前的事情(柏拉图);5. 在不朽的意识中,这种意识不是一种其他形态中的永生,而是一个永恒当中无时间性的庇护所(它就像时间中的相续道路)。

d) 人类的未完成性。 哲学的澄明也不能获得明晰的人之存在设计。在先验的统摄内觉中,人其实总在更多的源头中显现,因此人有趋向他所不是以及所不拥有之一者的冲动。这就是人的未完成性或碎片性(Gebrochenheit)。这种碎片性要求来自其他源头的补充。这些源头就是与所有人之存在的统摄源头相对的、基本及完全的源头。暂时的成功只是来自于事先的欺骗,因为这种要求的暂时满足,只能来自于这样的一种信念:不能拥有、不能看到,而只能相信(与此相关联的是他所爱戴和尊重之人的信念传承)。

通过统摄的方式(每个方式都有无限的可能性)以及通过这些方式的多样性,我们理解了人之存在的开放性——这同时是人类的未完成性。人类的本质,不在对他本质的对象设计中,而在他的无数可能性中、在他不可避免的抗争中、在他的无解性中。

1. **作为开放可能性的人类**。人类是"未设定完成的动物"(尼采)。这句话的意思应该是：动物在预定的轨道中完成它的生命，一代类似于另一代，完全嵌入在它特定生命形式的专门化中。但人类没有被驱入必须如是生活(So-leben-müssens)的确定轨道中，而是有弹性并且能够产生无数的变化。动物确定地在其此在中、可靠地在其完全占主导地位的本能的指引下生活，然而人类是生活在一种不确定性中的。因为没有被预定到绝对最终的生活方式中，所以人类会有机会和危险、会犯错误、缺乏本能，还会生病、依赖在自由中做出的选择。

这就是好像由原始时代开始，所有的动物都由于专门的顶峰机能而陷入死胡同并且似乎僵化了，而人类保留着总体的可能性。因为人们可以说，人类基本上就是一切(亚里士多德说，心似乎就是一切)。在人类当中，总是存在着其由之出发的、发挥作用的最深基础。在这种留存下来的弹性中，人类可以是未完成的，因此未来也蕴含着这种未完成状态。由于他自己的原因，人有能力，但不知道为什么，可以很容易地以真实、梦幻和乌托邦式的目标去预测和照亮自己的道路。

因为人类完全包含在其可能性中，所以在其本质上是不确定的。人类是不统一的，因为人类不遵从任何专门化，不隶属于任何一个种属，人类其实没有其他相近的种属。

当人总是变得确定时，他就成为了这种确定的东西而不再是整体的人了。在所有的确定中，人就好像在尝试从这些确定中撤退，因为可能性还保留在其本质基础中，尽管(当他成形时)不在与其实现相同一的个体中，而在作为种属结果之本质的人类当中。

2. **与自身进行斗争的人类**。人类不是已经肯定和明确地在其执行本质的预定循环中，这表现在人类与其自身进行斗争的方式上。人类不只是对立面的不可避免的综合(正如它在所有生物中的实现那样)，也不只是精神的、必要和可以这样理解的辩证-综合运动，而且是从其本原出发的一种激进斗争。其斗争完形也可以在由所有生命到真正人类的阶段序列中看到。

aa）作为生命的人类，就在禀性与环境、质料与形式、内在与外在的紧张之中。

bb）社会中的人类，就在自身意志与集体意志的紧张之中（集体意志在本质意志与社会意志的紧张之中）。

cc）作为思考的人类，就在主体与客体、自我与事物的紧张之中，因此就处于理智搁浅的、难以避免的自相矛盾中。

dd）作为精神的人类，就在对立建构的运动中。矛盾刺激着人类的创造运动，而且刺激着每种体验、经验与思考方式。否定性支配了其作为精神的现象，但这不是毁灭，而是在克服中的产生形式与正在展开生成的综合。

ee）作为生命、思想和精神而成长起来的人类，有意识地组织与规训自身。这种总是会遇到阻力的意志，会在机械化以及本原的个体生命耗尽时毁灭作为形式的意志。在服务于统摄的内容时，人类会成为在斗争中生成的人类显现：作为伟大的意志。

ff）所有可能性的综合，既不在世界中，也不是为了人类而存在。其实，每个真正的实现，都会在某个地方与决定（Entscheidung）相关联。按照这种决定的严肃性（因为这种决定既选择，也排除，并且把在其决断（Entschluß）中的人类绝对化），所有其他的斗争就像纯粹的前景、在其丰富运动充实中的一个生命游戏。只有当在其本质上被忽略的决定支配着作决定的人时，这才是真正的、实存的人类。

gg）决定的自我澄明，只有在根本意识与精神的中介下、在思想的反题（Antithesen）中，才能呈现。但是，决定之路不是两个并列的可用可能性之间的选择，而是作为已经选择的选择；反题只是解释的工具。但决定之路首先不是各种可能性的均衡综合，不是整体的和解，而是与其他可能性相斗争的彻底胜利。决定之路是具体的历史性——这种历史性有在所有矛盾之前与之后的基础与目标，而且它在解释时马上就分离了存在。

实存意义上的反题就是：信仰与迷信、倾心与抗拒、白天的规律与夜晚的热情①、生命意志与死冲动。

在决定中，总是会有善与恶、真与假的绝对对立。在俗世中这些对立不能回避我们的问题（因为这些对立是绝对的表达），但我们不会把它们当作存在本身的绝对最终者，而只会把它们当作对人来说的、在时间此在中的最终者——因为在时间显现中没有更多的东西可以让人作出无条件的决断，所以他会触及他的极限，并在时间中达到永恒存在的象征与保证。

3. 人的有限性及其自我澄明。没有一个人是独自一人的。人是要依赖他人的。人作为此在，要依赖他的环境与出身。在认识中，人需要那必须给予他的直观（纯粹的思想是空洞的）。在他的人之存在的实现中，人与有限的时间和力量以及阻力相关联；他必须把握有限，才能成为现实；因此，他必须特殊化，才能不整体化。当他自己创造了能够恰到好处地开始的条件时，他必须远离世俗。在他的自我存在中，他不能创造出自身；他必须被赠予，他不知从何而来。他最深的自由不是由于他本身，而恰恰在于他在他本身中知道了超越（由于超越，他在世界中才是自由的）。人总是只能以这样的方式来产生：他把握住了他者；只能以这样的方式来认识：他思考与认识他者；只能以这样的方式来信任：他信任他者、信任超越；因此，人的所知与所信，决定了人的类型。

但是，人不只是有限的，而且知道他的有限性。人在作为有限的本

---

① *Jaspers*：Philosophie，Bd. III.

质时,不满足于自身。他经验到,他对有限性以及他在每种存在与行为方式中的极端缺乏知道得越是清晰,就体验得越深。所有其他有限事物(它的整体就是世界),也都不满足于作为这种有限性的事物。所有的世界存在,都留有不满。

但是人在所有地方都能感受到这种有限性,并且不满足于有限性,而这揭示了他本质中的隐藏可能性。他必须把他存在的其他根源,只作为他有限性的根源。如果没有对不可知性的预知,他就不能进行探寻。他探寻的是存在本身、无限性与他者。只有这才能让他感到满足。

只要无限是在有限显现中呈现的,世界存在就能提供无限。他认识了世界经验、与自然交流的深度满足,解读了自然密码、对宇宙的深刻认识、如是存在之先在。世界的存在是无我的,即使如我所知,世界存在是在为意识而存在的条件下显现的。

在存在确定性的超越方向中,"上帝是存在的"这个命题以某种方式适用于超越。宗教史是理念史;人类通过理念史去寻找神性,而且神性教导我们的只是这些理念。但人知道他不能通过理念制造出上帝,而只能制造出第一者——上帝存在。不论他在何时失败,这都已经足够了(耶里米亚斯)(Joachim Jeremias)*。人类的有限性就安居在这种对上帝存在的信仰中。

与此相反的是,自我意识就失落在这种闭合的错误辩证法中:上帝所造的人类,创造了上帝。这是错误命题的内在性循环:人类就是一切。

4.有限性中的无限与人类的每个有限性中的失败。人类有限性的意识,致使人类陷入由所有的有限性造成的中断。但对其所做的每一

---

* 耶里米亚斯(1900—1979)是德国路德教会的神学家、近东研究学者和哥廷根大学新约研究教授。——译者

步来说,有限性都是条件:只有在人想要有限性,并且把握住有限性时,他才是现实的。因为对他来说,所有的有限性同时都是错误的,所以他不能坚持有限性,而必须跨越有限性。尽管他能够由所有个体的有限性(它是他无限性的形式标志)中撤出,但他在有限性中必须总是坚持决定(在通过他的决定而闪耀,从而变得不再有限的有限性中)——这是他有限性的标志:在作为有限性时,他能够实现他的实存。

因此对他来说,情况是双重的:无限的可能性由他的根基中显露出来并阻止他,在他的有限性中失落,但同时要求他把他执行决定的体现(Inkarnation),固定到有限性与时间中的绝对同一中。

如果不与有限性交织在一起,就不会有人类与其世界、行为、思想、有限性的统一。但人与有限性关联的结果是,对他来说,所有的有限性都必须被当作失败。例如:

aa) 宗教与哲学的信仰内容。人类只能通过表象和思想去理解存在的关联,但不论其把什么作为表象与思想的内容——这些都不是存在。人类所信仰的东西,必须在超越这些思想和表象的道路上呈现(没有信仰,人就会陷入虚无)。但是,所有的思想与表象也必须反复被打碎,因为它们会骗人。

因此,没有宗教信仰,就没有清楚的感性支撑和理论假设。不把宗教信仰当作真实与现实的人,就不会有信仰;当这不是更有效的现实性时,不是与世界中纯粹经验的存在现实相对的真正现实性时,把一切都只当作象征与解释是不够的。但只要感性与教条的内容凝固在固定的现实性中,就好像它们是经验实在时,鲜活的信仰就会消失,因为这种信仰被错误的知识取代了。信仰内容的有限化,同样既是不可避免的,又是必要的,因此这种有限性要被提升到超越它的东西中,并通过超越来粉碎有限性。

因此，很多命题都表达了哲学的信仰。所有现实的哲学，都成了人的无限可能性向立场有限性的还原。因此，自柏拉图以来的鲜活哲学，都通过立场的有限性来进行表达。这些哲学同时在一种超越所有立场的运动中看清与跨越了立场的有限性。

bb）年龄与死亡。人类作为有限的生命本质，臣服于成长、成熟、衰老与死亡的时相。这些年龄序列在人类这里，同时包含着在时间中显现的自由进程。因此，除了循环的圆圈（它的结果是人类因厌倦生命而死亡），还有一种积极的事件——与之关联的是本身不会结束而会在最高的年龄继续前进的生物进程。在生物学上是衰老的老人，在本质上可以是"年轻的"、初始的、启程的、有希望的、有分辨力的。因此，有限人类的生命在根本上是与一种心灵的成熟进程类似的无限性。在年轻人的创造内觉与轻易的遗忘之后的是成熟的记忆保证与老年人可能的纯洁。所有的年龄都是这种内觉的工具。这些年龄是相互支撑，而不是相互消解的；它们通过超越它们的统一体而整合在一起。存在的内觉是由心灵的历史实现而获得的；这种历史实现从进入现实的第一步开始就受到威胁、发生偏离并重新获得（变得更清晰、深刻和肯定）。存在的内觉就是这样的生命——它不包含于年龄序列中，而是突破了年龄序列（对于把握了年龄序列的意识来说）。

人类与其有限性一起身处于无限性中。有限性与无限性在时间中不会发生持续的重叠；二者只会在刹那中交汇，以便立刻和再次打破有限性。因此，人类所有的行为与思想都服务于其不能把握的东西——这些不能把握的东西就运行于人类当中，被人类接受和控制（不论人类称其为命运还是天意）。

这是一种哲学的狂妄——想要看透他者，找到人类似乎可以掌控的道路（首先是认识，然后是计划与行动）。

人类可以哲学化地去看待世界存在及其本身的特征、不确定性与不可完成性，但是人类不能变成对于其来说仍然是无限性的有限性，因为人类在无限性中接受了有限性，并在这种情况下实存与失败。

e）我们把讨论概括如下：

Ⅰ．人之存在的原则

1. 人类不只是一种动物，也不是一种纯粹的、我们不知道的、在原始时代虚构为天使的精神本质。人其实是独一无二的，他一部分属于生物序列，一部分属于天使序列；二者相互从属，又相互分离。人类具有神学与哲学一直以来都在主张的、首先在实证主义时代才被否定的特殊地位。人在他此在的现象中一直延伸到了动物，在他本质的根基中延伸到了作为超越的神性（通过超越，他知道了他是在自由中被给予的）。

2. 人类是我们所是的统摄：此在、根本意识、精神——理性与实存。人类是通向这种统摄的模式统一体道路。

3. 人类是开放的可能性，是未完成的和不可完成的。因此，人也总不只是已经实现的他。

4. 人类在特定的显现、行为、思想、象征中实现，并且总是一再违抗每种特定显现，以及自己已经确立的东西。当不再突破固定形式时，人就成为了平均者，并且迷失在了人之存在的道路上。

5. 三种内在阻力，阻碍了人的精神提升：（1）他的内在质料、情感、状态、驱动力、他想要支配的给予。（2）对他所感、所思、所想之一切的持续掩盖与颠倒进程。（3）自我缺席的空虚。他把自己作为内在工作的质料——进行形式化、规训、练习和习惯，以此来克服这些阻力。他用解释、内在的澄清和明晰，去克服隐藏与颠倒。他试图通过内在的活动去避免空虚，即为他自己提供在困境中可以反复坚持的、做决定的基础。

Ⅱ．认识人之存在的意义与可能性原则

1. 人之所是，是在三个层次上呈现的：a）在他作为一种在世界中出现之本质的、他的客观可研究性方向中，他表现为经验现实。b) 在统摄的方式中，他从他的源头来呈现自身。c) 当他在世界中搜寻与失败时，他在统一体中发现了他的真正来源与去向。科学研究能够通达的只是在第一层次上的人类。

2. 出于经验研究的目的，人成为了构成他的要素、部分、元素、成分、功能和力量的理论建构。除此以外，当人之存在的哲学澄明是可能的时候，尽管这种澄明总是对于经验人类的特殊认识的背景，但这种澄明本身不是认识。把澄明思想作为对象认识，是伪科学中的一种基本哲学错误。

3. 对于我们的认识来说，如果世界上没有自在的存在，那么人知道的就是他自己。与无生命的宇宙不同的是（对宇宙的认识与人类心理学一样是悬而未决的，尽管前者在方法论上比后者更统一与系统化），人类的内在超越了其所知的一切认识。所有的认识都有我们不可理解的极限，因此对我们本身的认识也有极限（我们把来自其他地方的东西当作未知的现实）。

4. 在人类研究中，我们不只是陌生的观察者，而且本身就是人类。当我们研究其他东西时，我们就是我们所研究的对象本身。我们不仅是去认识任意现实，而且只有通过我们真正的人之存在才能获得认识。人类的自在存在，在所知与被知中都有明显的认识极限。

科学知识与哲学澄明之间的界线就在于：对象不再是心理学实在，而是超越到非对象性中的工具。例如，理解心理学与实存澄明之间的界线。

5. 作为整体的人类，不是认识的对象。人之存在的系统是不存在的。不论我们以为自己把握住了什么样的人类整体，都无法把握作为整体的人类本身。

所有的人类认识都在特殊的方面呈现，并且揭示的总是一种现实，而不是人类的现实。所有的人类认识，都是悬而未决的，而不是最终的。

6. 人总不只是其所知、能知和任何其他人所认识的那样。

7. 人类不是一目了然的——人们不能对人类作出一种最终的整体判断。但这在实际上与人交流以及出于社交目的时是不可避免的，因为人们必须做出决断，而这适用于权力关系主导的情境，但不适用于以知识为基础的情境。我不能对人类做出总结，并把人类概括为其是什么的知识。把人类概括为客体，并认为可以用研究去认识整体上的人类本身，这是一种成见。因此，"即使是在显然最日常的情形中，我们也不想丢失每个精神疾病患者的不可穷尽与神秘莫测的意识"。①

§3. 精神病学与哲学

a) 什么是科学。 心理病理学是纯粹的，而这只是因为它是科学。但是，显而易见，一直以来，在心理病理学中都在进行披着科学外衣但缺少科学特征的讨论、假设、研究和实践的活动。面对这种情况，精神科医生问的是：什么是科学呢？

科学是普遍有效的、难以驳斥的认识。科学以有意识的、每个人都可检验的方法为基础，并总是与个体的对象相关联。当科学得到一个结果时，它实际上不仅会把它贯彻为方法框架，而且会普遍与持续地贯彻它。科学知识可以这样来得到检验或证明：一个能够把握现实的、有理智的人，必须承认它的正确性。人们对科学的这种清晰的事实构成也会产生误解。

1. 人们在科学的名义上，错误地满足于概念化的现实、逻辑方

---

① Z. Neur. **1**, 568（1910）.

法的程序、纯粹的思想说明。尽管这些东西是科学的必要条件,但它们还不能提供事实的、充分的科学。因为它们缺乏可经验事实的客观性。当纯粹的思考与对象认识相混淆时,科学就迷失在了空洞的臆想和无限的可能性中。

2. 人们错误地将科学等同于自然科学。一些精神科医生特别会强调他们认识方法的自然科学特征,尤其是在他们的认识方法实际上缺乏自然科学特征时,例如在相面术的洞见、可理解的关联、性格学中。自然科学局限于作为躯体显现的、通过因果方式把握的本质。尽管自然科学现在是心理病理学的基础与本质元素,但精神科学同样是心理病理学的基础与本质元素;因此,以精神科学为基础与本质元素的心理病理学,没有减少科学性,而是通过另外的方式变得科学化了。

科学采用了大量不同的完形。认识的对象与意义,随着方法的不同而变化。如果人们用一种方法去反对另一种方法,向一种方法要求只有另一种方法才能达到的东西,那么就错了。科学的立场是准备走每一条道路,并且只要求普遍的科学标准:普遍适用性、有说服力的洞见(可证明性)、方法论清晰、富有意义的讨论。

b) 心理病理学中的科学方式。在本书的不同部分与章节,我们会看到不同的科学层次。在第一部分的四章中回答了有关可描述事实的科学问题,我们尝试在区分中察看这种对象性的不同种类。然后,在区分发生学的理解(第二部分)与因果说明(第三部分)时,我们察看了理解心理学与自然科学之间的鸿沟。对整体性的把握(第四部分),可以解释把特殊的对象事实放在新的关联中的理念。

人之存在的整体要求人们用所有方法去认识它,并且不能局限于这些方法。但如果把科学固定于特定的可证明性,心理病理学就变得狭隘了。人们不能把科学平均化到类似可知性的一个唯一的层次上。每一种特殊方法，都能提供一种科学认识。

c）心理病理学中的哲学。但是，很多和当代心理病理学一样好的、非科学的传统讨论的位置在哪里呢？人们是否应该将这些传统讨论，从当代心理病理学中排除出去呢？绝不能。因为这些传统讨论不可避免地表明，哲学在所有鲜活的科学中都在发挥着作用，所以没有哲学的科学是无果的、非真的，最多只能是正确的。

一些精神科医生说，他们不想碰哲学，而且他们的科学与哲学无关。这种说法无可厚非，因为科学以及精神病学洞见的正确性，既不以哲学为基础，也不受哲学的驳斥。但将哲学排除在外，对于精神病学来说是灾难性的。第一，当人们没有清晰地意识到哲学的时候，哲学就会不受注意地混杂在科学思想和语言中，并让科学与哲学一样变得晦暗不明。第二，尤其是在心理病理学中，科学知识不是单一类型的，所以要区分不同的认识方式，要对方法、陈述有效性的意义、检验的标准加以说明，而这要求哲学逻辑学。第三，所有关于整体存在的、趋向整体与清晰的知识秩序（它们是研究对象的出发点），只有在哲学思想的引导下才是可能的。第四，只有解释心理学理解（作为经验研究的工具）与哲学的实存澄明（作为）之间的关系，纯粹的科学心理病理学才会出现——它充实了它的整个可能范围，但不会逾越它的极限。第五，在其命运中的人之存在，是形而上学解释的工具，而它使得人们可以触摸实存，并解读超越的密码。但是，每个不可证明的言论（哲学对人类具有最深刻的意义），都不同于所有的科学，并且使科学心理病理学变得混浊不清。第六，在与人类进行交流以及在心理病理学中的实践，要求的不只是科学知识。医生的内在立场取决于自我澄明的种类与程度、他的交流意愿的强度与清晰性，以及主导的、与人类相关联的、富有思想的信仰质料的在场。

因此,哲学创造了所有知识的生产空间。所有的知识就在这个空间中获得了尺度与边界,并得到了确立与实践的基础,以及内容与意义。

如果心理病理学要保留这个空间并获得基础,那么就必须抗拒把个别研究方法当作普遍研究方法、把个别对象当作真正存在的绝对化做法;因此,心理病理学必须支持与生物主义、机械主义、技术主义相对的发生学理解(但不否定生物主义、机械主义、技术主义在它们所属领域中的有效性)。但是,心理病理学要反对将整体的科学知识绝对化的做法,以便保留意义与起源(实践就从这里获得它们的意义)的作用的可能性。在这里,心理病理学主张的是与混淆相对的区分、与孤立相对的综合。心理病理学反对将科学与哲学、医生与救世主相混淆。但心理病理学同样反对孤立——孤立不是把一个与另一个区分开,而是用一个去反对另一个。

总而言之,那些认为可将哲学排除在外,并认为哲学是无用的人,会受到含混形态哲学的支配:心理病理学研究中的恶劣哲学就是这么产生的。只有那些知道并在实际上控制哲学的人,才能保持科学的纯粹性同时保持与哲学所表达的人类生活的联系。

d) 哲学的基本立场。哲学省思的出发点,除在经验中向认识呈现的基本谜团(§1)以外,就是实践的无可解答性(§5)。对这种无可解答的开放,是对真理与哲学起源的要求,而毫无疑义的前提(一切有秩序的东西,是可认识和可统计的,或者说在善意与进步的认识下,在原则上是正确的)不只是非哲学的表达,而且表现了连贯的科学批判的缺失。

心理病理学本身不能说明如何去做哲学。我只能提示一点基本立场。尽管这些立场按意义来说是经验与数学意义上的科学证明所无法通达的,但它们属于形式化与达到普遍证明的哲学领域。我们在这里不会发展这些基础,而只要提供以下基本立场。

1. 存在本身不能作为对象得到充分及足够的把握,而总是在非对象的统摄中。我们的意识就在主客分离中面对这些对象。

2. 科学局限于对象性。哲学在这样的对象思想中进行——哲学的对象不是科学的对象,而是去内觉统摄的超越。

3. 统摄既是我们所是的统摄(作为此在、根本意识、精神、理性和实存),又是整体存在之所是(世界和上帝)。

4. 科学通过认识提供超越思想的跳板:在最完全的科学知识中,人们首先会经验到真正的无知,并且在无知中通过特殊的哲学方法去进行超越。但科学也有通过可知性而掩盖存在本身这样的倾向。科学的倾向是把我们固定在无限的预先基础中;把有限的洞见绝对化为对存在本身的猜测认识;让我们忘记本质;通过理性的确定性,窄化我们对于现象、体验、意象和理念的自由观察;用固定的、遵从许多教导与知识的把握元素,去麻痹我们的心灵。但是,以下抱怨是错误的:我们知道的太多了,知识是凌架我们之上的主宰,没有人可以包含更多的东西,知识麻痹了生命。所有这些抱怨都是不合理的,是对科学的误解与偏离的结果。

5. 我们认识的基本错误是:把哲学思维颠倒为对某种东西的臆测对象知识。这种颠倒在很多日常思维与科学中都会出现。其中一些颠倒(把实存澄明颠倒为心理学知识,把自由颠倒为经验此在的一个要素),是对整体的人之存在的错误主题化。因此,统摄总是我们之所是,并且退隐到每个在最全整体性中的、构成认识内容的对象或意象构形中。但是,我们不能不由自主地把统摄想作是事件、因果性、质料、力等范畴中的对象,尽管在围绕统摄的话语中,会使用这些立即收回的表达。

e) 哲学的混乱。 不受注意的哲学支配,会带来科学知识以及思考者内在态度的混乱。这些混乱是无限的,因此我们只能通过举例来进行讨论。

当哲学超越思维的颠倒（它可以把推测的超越，变成存在内觉、实存澄明、对超越的恳求），变成对象的意见与指令、指导与愿望时，与意志薄弱的诡辩术相对立的生命思想，就会由实存澄明变成非现实的自我中心主义中的心理学自我考量；超越解读的存在密码就会成为感性支配的迷信对象；哲学的不朽思想就会变成否定时间与历史等的无根基性。真正的超越，总是发生在由对象的意义充实到被超越者的上升之中，而虚假总是发生在由对象的意义充实到作为绝对的有限已知对象的下降中，以及有限之无限性中的思想运动中。

在心理病理学中，不时会产生这样的精神运动——它通过宏大的设计去强求整体上的知识，去把握最深刻的心灵力量，进入显现之后的基础。这些被称为理论的设计，作为特殊建构成为了有限的说明工具，在独立价值的要求下作为总体世界观而成为了哲学。与过去一个世纪的实证主义特征相应的是，这些设计有自然科学与心理学的外表。从方法论上来说，这些设计都能扩充到足以解释每个现实；这些设计不容许所有的判决，因为既不能被证明，也不能被驳斥。这些方法首先具有总是同等的有限性（同义反复），其次具有基础的循环（循环论证），再次具有把现有情况建立在一般原则基础上的任意性。现在值得注意的是，这些错误的、非科学的逻辑形式，在表达上同样有哲学真理的方法论形式。因为在这些逻辑形式中所表达的东西是科学证明所无法通达的，所以它们是否为真，其可能标准在别处——当它们为真时，它们不会宣称自己是对象认识和有说服力的知识；它们在自明的人类生命中证明自身；它们的特征是循环表达的内容（每种伟大的哲学在思想上都是一个循环，但每个贫乏的哲学在思想上也是如此，例如物质主义哲学，认为世界是脑产生的显现，脑是世界的一部分，因此脑是自生的）；它们的真理基础在于创造性的步骤：突破有限性，进到历史的、具体的存在当下中。

f) 认识论外衣下的世界观。经常受引诱让他们的学说成为信仰运动、让他们的学派成为一种宗派的是心理治疗师，而不是精神科医生。尽管存在着重要的、完全独立的、自由的心理治疗师，但他们中的大多数有紧密抱团的需要，因为只有这样他们才能获得像客观审级一样的东西——他们可在这个名号下行事，并通过这个名号获得绝对知识的感觉以及对于其他宗派的优势。一个著名的案例就是弗洛伊德以及由他建立和领导的运动。

我在 1919 年时把这个运动描述如下：就精神分析把热情放在诚恳与真诚之上而言，弗洛伊德影响到了很多人的世界观。但精神分析在伟大的自我启示者们（尼采、克尔凯郭尔）那里，感受到了更深沉与更强烈的热情。弗洛伊德不能与尼采、克尔凯郭尔这样的心理学家相提并论。他把自己放在背景中，而且置身事外。弗洛伊德说，人们应该分析他们的梦，而梦是把握精神分析的通道。他解析了他人的梦，但他自己保持着讳莫如深的人格，尽管在他的主要著作中，他也报告了自己的一些中性的梦，并在特定范围内进行了解释。但他在他的理解回溯中首先表现出了特有的文化修养贫乏。作为理解出发点的东西总是最粗糙的。纯粹感性的大众、带有混乱心灵生命的大城市居民，在弗洛伊德式的心理学中重新认识自己。人们不用像弗洛伊德那样诉诸生命力与性，也可以诉诸人的精神并发展他们的心理学。弗洛伊德经常额外敏感地看到由性压抑所产生的东西。但他不曾追问由精神压抑所产生的东西。

在理解心理学及其所面向的人格之间，有着非常紧密的关联。在这里，人们总是会去追问看到、假设与否定某种东西的人。理解洞察的斗争，变成了人格的斗争（这些人的"理解"是对立的，并且同时想去把握与消灭他人的谬误）。弗洛伊德本人在评价心理学家与精神病学家对他学说的反对时，就致力于这种斗争："精神分析想使在心灵生命中受压抑的东西，得到有意识的认识，并且每个对精神分析作出评判的人，本身都是一个有压抑、并且可能只是很想维持这种压抑的人。这些人肯定会引发患者的排斥，而且这种排斥很容易披上理智否定的外衣……正如在我们的患者那里一样，我们经常会在我们的反对者那里，发现显著的轻视意义上的成见性感觉影响。"这种斗争程序是属于理解心理学的。因此，精神病学家们（尽管是非常平淡无奇的）回答说：精神分析涉及的是迷信与大众精神病。这种心灵中的对立人格侵入的斗争会变得很尖刻，并成为关于权力与优势的斗争。它也会成为爱的斗争，而且它会产生最深刻的人际关系。弗洛伊德式的心理学赢得了第一种形式的斗争。重要的事情在于：谁把他人逼到精神分析的情境中，而交流实际上不在同一层次。

如果要把握弗洛伊德式心理学的思想世界，那么人们就要对弗洛伊德本人进行精神分析，并弄清他的人格。但这是不可能的。人们无法在一个人的著作中把他看清。他在著作中克制流露的人格，与他的一些学生们所夸大的人格（他为之提供了材料）是相反的。他没有否定这些学生，并且要为他们承担部分的责任。与他的学生们相比，他是节制的，是如此令人惊讶，并且敢于提出他的论点。他的讲座是优雅的，有时候是令人着迷的。他避免了世界观的诉求，没有把自己当作先知，但他实际上仍然激发了世界观的兴趣。①

---

① 所有的理论都有热衷于世界观的倾向。弗洛伊德本人没有带着清醒现实性风格的哲学式预言，但他的影响直接成为了世界观运动的出发点。这种世界观运动最终远离他，但仍坚持他的精神。我认为这是最有趣的现象。*Jung*，*C. G.*：Die Psychologie der unbewußten Prozesse. Zürich：Rascher 1917；*Maeder*，*A.*：Heilung und Entwicklung im Seelenleben. Zürich：Rascher 1918.

摆脱束缚,而且没有新式束缚、许可、怀疑和听天由命带来的激情,就是一些神经症患者、美学享受者、偏激者以及通过心理学取得优越地位者的世界观。如果人们要想知道弗洛伊德著作中的力量与倾向,那么就必须去看弗洛伊德的信徒。但是,弗洛伊德本人的人格是被掩盖起来的,这个与所有历史上伟大的理解心理学家相对立的理解心理学家,把自身隐藏了起来。

在社会上,弗洛伊德的影响是通过他的协会、对叛逆学生的扫地出门,而呈现出宗派形式的。弗洛伊德主义成为了一种披着科学外衣的信仰运动。信仰是无法讨论的。但是,人们有时候要向他们无法与之讨论的人学习。作为整体的弗洛伊德主义,是一种同时已经被普遍认清的事实:心理治疗宗派必须成为这样的类似于宗教替代品的东西——它们的教义就是疗愈学说,它们的治疗就是拯救。这样的宗派挑起了与下述三者之间错误与不合理的竞争:首先是有基础的医学科学;其次是人类的爱(这种爱主要基于基督教以帮助没有宗派教义的傻瓜*,揭示堕落的道路,现实地去直观人但不放弃希望,去尽可能地行善,并且为了上帝而把不可能当作可能);再次是真正的哲学(内在行为的严肃性——克尔凯郭尔与尼采没有传授内在行为的严肃道路,但已经澄清了这种道路)。从历史的整体来看,每个宗派都是一样的,因为它们都是没有权势的。在心理病理学中,宗派具有哲学的危险,它们倾向于成为虚无主义者、强烈的偏激者与怀疑主义者。最终,这些宗派总是会成为存在的废墟。但是就其本身而言,心理治疗绝非必须基于导致宗派建构的直观。其实,在科学与哲学上能够成立的心理治疗的关键问题是避免这种宗派建构。

---

* 原文是 Idioten,译为"傻瓜"。——译者

孔茨①曾经对弗洛伊德提出了有趣的批判(实际上与我的批判相似,但有相反的价值评判)。他在弗洛伊德那里发现了"在尼采那里已经有的"、新型的心理学认识方法。"弗洛伊德恰恰在方法论上把人的'人性'作为了问题,而迄今为止只有克尔凯郭尔与尼采曾经间接和不系统地这么做过。自我思索的真理与明证性遭到了基本的质疑,并且被人们所说的'实存考验'所取代了:这涉及的不是一个人的所知与所说,以及他对自己的'解释'(大多数人会不由自主地自我欺骗),而关涉到他'是'什么。'人的存在'完全不是明确、透彻与清晰的,而基本上是有问题的、多义的与晦暗的。因此,充分的认识要在克服抵制以后才能获得。弗洛伊德本人在他的著作中,误解了精神分析的基本现实性。我们要这样去把握精神分析学说的独特作用:精神分析的说服力不在于生物学或经验认识。""因为精神分析家掌握分析真理的方式,是在强度和说服力上远远地跨越逻辑洞见的通常明证性(因为个体交流所掌握的实存真理,具有超越一切的力量),所以精神分析家在面对非常小的形式逻辑明证性时是绝不会退让的。"但是,精神分析家本人没有和他的对手一样去发展这里提出的基本现实:"精神分析家不能忍受在每个分析中都会发生的事实——整体人类实存的消解。因此,精神分析家需要新的保障,因为这一功能填补了理论教学体系的局限性。"另外,孔茨把弗洛伊德与他的正统学生组成的精神分析家整体区分了开来:"总是只存在着'未被分析的'弗洛伊德——他总是突破了精神分析的视域并且不是被分析的追随者,这是否是偶然的?……为什么有自己观点的学生,会遭致如此激烈的憎

---

① *Kunz, Hans:* Die existentielle Bedeutung der Psychoanalyse in ihrer Konsequenz für deren Kritik. Nervenarzt **3**, 657 (1930).

恨？现实的必要性与前景不能完全掩盖隐藏在分析中的支配倾向。对精神分析采取立场的任何主权，必然会让精神分析受到质疑，并且导致弗洛伊德及其学生都不能忍受的权力丧失。"精神分析的教条化不仅阻碍了在所有实存心理学和哲学中都被引入的事情，而且首先是作为本身不一定属于心理学与实存倾向的、权力冲动的工具。结果就是："精神分析的教学体系，在可靠性上还达不到精神分析家们的一半，而且除了弗洛伊德是个例外，精神分析家们不得不在患者、反对者以及他们自己的圈子里不断进行示范。"

我不同意孔茨将精神分析视作个体交流中的实存事件。当我在几十年前深入研究弗洛伊德的时候，我看到的只是非实存的、同时会破坏科学与哲学的虚无原则。后来，除了偶然的证实采样，我没有再读弗洛伊德与其追随者的著作。别人很难在根本上信服我对精神分析的评价。凡是能够在根本上看到精神分析问题的人，都能一下子就看出这些问题。

g) 实存哲学与心理病理学。在心理病理学中不忽视人之存在的愿望，让我们注意到了在心理治疗崇拜运动中起作用的实存或实存消解冲动。这些信仰运动面对的不是可讨论的、对与错的问题，而是真与假的问题（在前面部分和本身还没有结果的讨论的辅助下）——这个问题是通过自身信仰的判断或理念的说服力而得到回答的。也许有一些精神科医生过于轻松地得到了承认，而其他医生过快地被含糊地拒绝。在所有情况下都有这样的问题，心理病理学无法解答，而只能在其本质中去把握并退出纯粹的科学。当人们致力于现代表达的实存哲学，并且把实存哲学思想作为心理学认识的工具以及心理病理学本身的元素时，情况才会不一样。这是一个科学的谬误。

1. **实存澄清与理解心理学**。我们曾经讨论过理解心理学的中间存在(本书第 446 页)。因此,理解心理学思维具有双重意义。理解心理学思维可为经验心理学认识铺平道路。经验心理学只能运用认识去查明事实构成,并通过应用活动来获得效果。或者说,理解心理学思维可以为感性可能性的设计铺平道路——这种设计使我们可以召唤与唤醒无意识地随眠着的东西,通过推动思维、内在行为和象征介入来起作用。在第一种情况下,我们的程序是科学的、非个人的,而在第二种情况下,我们的程序是哲学的、个人的。这样的心理学思维不是传递信仰内容的形式,而是作为实存澄明的一种哲学工具,并且在诉诸超越时已经不在哲学中了。

实存澄明思考(按照理解心理学)本身是理解心理学的一个驱动力。反过来说,尽管实存哲学不是心理学的一个领域,但每个心理学家(不管他愿不愿意、知道还是不知道)都是实践中的一种实存澄明哲学家。

2. **存在论与心理学结构论**。在自克尔凯郭尔和尼采以来的实存澄明的思想潮流中,海德格尔尝试创造一个坚实的知识构架——它首先被海德格尔命名为基本存在论,并在"实存"(Existentialien)(类似于现有的对象性"范畴")的分叉中展开。这种实存,如在世界中的存在、心境、焦虑、操心,应该涉及这样的存在者,它们是我们的体验和行动及其方式的前提,不管它们是否本真地接近源头,也不论它们是否采取一般非本真的"常人"的遮蔽、稀释和变质的方式。

尽管对海德格尔进行具体解释是有价值的,但我在原则上认为海德格尔走的是错误的哲学道路。因为海德格尔没有把同行者引向哲学,而把他们引向了对人之存在的一种总体设计的知识。这种思想建构不是个体的历史现实之实存(趋向可靠生命实践的提升与保障)的工具,而再次成为了一种掩盖的手段——它是灾难性的,因为它使用的语言很接近实存,却遗漏了现实的实存及其真诚性。

但我们在这里的兴趣是:这种此在存在论应用于心理学时,至多具有理论的价值(问题在于这种此在存在论可以提供什么样的经验认识),或者说,可以具有对个体可理解关系的建构,但不能成为人类的一种心理学结构理论——这种理论会吸收我们总体的心理病理学知识,并对它们进行解释与组织。

当孔茨认为"实存心理学也能理论化和对象化"时,我要提出反对意见:实存恰恰是不能对象化的,或者说把实存当作对象,是哲学的谬误。但是,当他提出"要在实存根源中科学地追问人类的本质"时,我是赞同的:他在这里说的是对研究者的要求,而不是对研究方法及内容的要求。

心理学把心灵当作对象、已经存在的东西。但是存在论也涉及心灵,尽管是在它自己的概念规定中,并且当存在论把非对象性作为原则时,存在论与心理学又是如此相反。存在论中的澄明镜象的方法越少(它要求潜入自由,在"讽刺"循环的思维运作中悬置不可固定的概念),解释、展现和结构化越多,存在论就越能成为现有存在的理论。

在我看来,尽管那些把存在论应用于心理病理学的作者,总是一再触及哲学的本质,却把哲学本质作为客观的和已知的东西。于是,哲学就失落了,并且根本不能获得真实的认识。有时候,我还看到一种短促的、在臆测的已知中发生错误理解的理论与哲学化。我在这里所惦念的东西,就是对哲学上掩盖人性,毁灭人性,甚至排斥人性的思想与方法(简言之,心理学中的"魔鬼"),缺乏果决的反应。

3. 四种具有特殊方法的思想领域。总的来说,我们要区分:

aa)理解心理学的可能性设计(参见本书第二部分第一章);它们具有双重意义。

bb)它们通过客观感性的事实构成(表达、行为、举动、作品)的中介,达到经验事实性的发生学关联认识。

cc)或者说,它们作为澄明思考的工具,达到了哲学的要求(一条在医生实践中也会采取的道路)。

dd) 由心理学命题出发,在接受对于存在者源头的一种哲学超越的情况下,去获得存在论;这样的存在论由于歧义性而混淆了哲学,尽管在存在教义学中一直要诉诸哲学超越,但这样的存在论由于鲜活的伪知识而错过、绕过了负责任的哲学,或者说与负责任的哲学相斗争;当人们认为这种存在论提供了理解人之存在以及所有心理学事实的一种基本知识时,这种存在论就将心理学引入了歧途。实际上,最近 15 年以来,这种应用尝试没有为心理病理学提供新的认识,除了一些良好的描述。

4. 现实问题不是职责范围问题。进行这种区分的要求意味着,研究者在他的头脑中不应该混淆方法与思考目标。无论研究者走哪条道路,他都要达到最高的清晰性;无论在什么时候,他都要达到毋庸质疑的认识。这不意味着心理病理学家要放弃实存澄明,或者说哲学家要放弃心理病理学。这不是要剥夺科学的整体部分,而是要澄清科学的内在。因此,人们也不应由于术语的问题,而偏离现实的本质,可以将广义的哲学称为心理学,因此决定性的东西是在整体"心理学"领域中的方法、意义和目标的差异。[①]

h) 疾病存在的形而上学解释。精神病的事实,让我们感到困惑。这本身就是人之存在的谜团。人之存在的事实性,关系到了每一个人。人之存在的事实性就在那里,世界与人之存在就是让它可能以及为它所必须的东西,这不仅让我们心里发忧,而且让我们敬畏。这种震颤状态(Betroffenheit)是心理病理学中的知识愿望的一个源头。

一种形而上学的疾病存在解释不是心理病理学的认识。疾病存在是否在宗教或道德上被理解为罪责和忏悔,是否被评价为自然的脱轨("如果上帝预见到了这一点,他就不会创造这个世界"),是否被解释为

---

① *J. Meinertz*: Psychotherapie—eine Wissenschaft! Berlin 1939.

考验的任务、人类无能的持续标志、人类无意义的警告——所有这一切都是震颤状态的表达方式，而不是洞见的表达方式。这些解释是为了让人类超越真正难以忍受的因素——其中有一些因素有助于患者的自我评价（要么是为了安慰，要么是为了强化不幸）。

现在有一些解释（尤其是对精神分裂变异的解释），处于现实体验描述与形而上学解释之间，因此，读者总是必须挑选出真正的描述、具有基础重要性的理论思考、形而上学与实存解释。在以下案例中值得注意的是，这种在经验、理论、哲学，在这种混淆中的兴奋与气恼状态之间的徘徊。①

正如作者所说的，在精神分裂症的早期，折磨患者的是与新的以及非实质的此在方式的共在。因此，我们要理解的是一位患者的以下表述："最原初的自我觉察感不再有了。"他感到自己的"冲动完全来自于躯体"。"思维是不受控制的，而我只是一个观察者。""思维有它自己的生命。"作者描述与解释说：第一种世界对患者来说是疏离了，并且对他不再有意义了。变异的基本心境以及在世界中存在的表达，向他揭示了新的、迄今以来在衰退的世界。患者体验到了虚无，除非他能在妄想构造中找到一个家。由意义错觉与妄想构成的新世界现实，尤其没有实质性。因此对于患者来说，这种新的世界现实，在之前实在的意义上是不真实的。但就其对患者来说是有效的并且具有实存意义而言，这种世界是真实的。患者仍然活着，但未来的展开只是悬搁的、如梦的生命预期，而不是作为自我实现的观照。生命就在解释与出神中流动，但

① A. Stroch, Die Welt der beginnenden Schizophrenie ... Ein existential analytischer Versuch. Z. Neur. **127**, 799 (1930).

不能发展到未来。实存只是丧失所有连续性的、在生命孤立中的深度自身发现。患者仍然理解由他的过去来澄清的、不可理解的东西。因此，精神分裂症患者本身就在非实质的虚幻中拥有他的实存。他的如梦一般悬置的此在方式，把他由熟悉的世界推到了无根的世界。他不能安居于任何地方；他既不能共在，也不能自在。他体验到，他的历史实存的崩溃，就是他生命意义和世界的湮灭。

在这里，健康人对实际情境和患者的极端命运的反思，以及在总体理解努力中的、患者的陈述以及他们妄想体验的内容，混杂在了一起。这些总体理解的努力不是患者现实或真实的自我理解，而是在健康人看来的、可怕意象的发展。

§4. 健康与疾病的概念

a) 疾病概念的问题。 每个人在判断生命显现、人类行为与人类本身时，都会使用健康与疾病的概念。使用这些概念时的朴素规定性，经常是令人惊讶的，因此健康与疾病的概念是让人焦虑的。人们会嘲笑用精神科范畴去进行判断的做法，并痛斥精神科医生是"天生的无知"——精神科医生代表了一种与宗教裁判所平行的显现，只是没有后者那血腥的严肃性。有时候，这可能是好的论点：蔑视"精神科的立场"，但同时表达这种蔑视的人，可能会在面对某些人格、心灵现象或精神机能时，说到"衰退"和"不健康"。

如果人们收集这种应用疾病概念的案例，就会发现自己越来越不知道疾病与健康是什么。任何想要应用这些概念并且发现自己被驱入角落的人，通常最后都会诉诸在经验与科学上规定的医学，去确定什么是疾病。但这根本不是问题。医生至少都关心健康与疾病的普遍意义。医生在科学上关注各种各样的生命进程与确定的疾病。疾病的普遍意义，较少地依赖医生的判断，而更多地依赖患者的判断与当代主流文化的解释。在大多数躯体疾病中，心理都不太引人注意，但在心理疾病中，心理是非常值得注意的。同样的心灵状态，导致一些人以生病为名求助于神经科医生，而让另一些人以罪责、孽债的名义，求助于教堂里的忏悔室。在医生当中，有很多与所谓创伤神经症相关联的、关于病或非病问题的讨论（那些事故后出现的状态，如果是一种疾病，那么就应该通过养老金得到补偿）。在这里，患者由他的物质利益出发所做的"疾病"判断，与社会的"无病"判断相对立，而这种对立是在进行评价的医生的带领下进行的（最后是没有结果的）。

b）价值概念与平均概念。如果我们尝试大量疾病概念的使用方式，并寻找概念内容中的共同因素，那么是找不到在所有被称为疾病的存在或事件形式之间的永久共同性的。其实，唯一的共同因素是其中表达的价值判断。在某种意义上，但不总是在同样的意义上，疾病意味着某种有害的、不想要的和下劣的东西。

如果人们想要离开这种价值概念与价值判断，就必须去探寻一种疾病的经验存在概念。平均概念提供了这样的概念。健康就是一种与大多数、与平均相一致的东西。疾病就是一种占少数的、偏离某种平均尺度的东西。然而，我们应该看到，平均概念不能解决问题。

c）躯体医学的疾病概念。在躯体过程中的情况是相对简单的。人们想要的东西是：生命、长寿、生育力、体能、力量、不知疲倦、无痛、尽可能大的耐力、快乐的此在情感。这些都是每个人明显渴望的东西，因此躯体医学中的疾病概念获得了深远的连续性。医学不会详细阐述这些价值概念，并达到普遍的疾病概念，而只会觉得它的任务是寻找所有病例的治疗方法。医生不是确定疾病的普遍意义上的智者。其实，医生的工作是弄清具体的存在或事件到底是怎么样的、它们依赖什么、它们如何发展、影响它们的是什么。医生创造的不是某种作为单纯价值判断的普遍疾病概念,而是有关不同存在与事件的丰富概念(例如损伤、传染、肿瘤、内分泌下降或上升等)。由于问题一开始源于普遍的价值概念,并且通过医生的治疗目的而与此相关联,所以他会把"疾病"这个术语赋予所有那些他自己创造的存在概念,而任何价值判断实际上都最小化了。

作为价值概念的疾病概念,向着一种存在概念集合过渡,最终迫使普遍的疾病概念尽可能摆脱了所有的价值判断元素。具体的经验存在概念就是平均概念。平均应该就是"健康",而偏离平均应该就是"疾病"。这里的平均被看作某种约定的内容——它是纯粹的存在考虑。因为把生命看作状态、进程(作为生命流的总体),人们一方面把状态中的那些偏离(例如畸形、虹膜色素缺失等解剖异常,以及诸如戊糖尿之类的生理异常)与平均状态相区分,另一方面把生命流中那些偏离(疾病进程)与平均状态相区分。到目前为止,人们排除了所有价值判断,并且可以把作为单纯价值判断的患者疾病概念,与作为平均思想基础上的存在概念集合的医学疾病概念相区分。如果人们再次把价值判断放到第二位——正如下表(根据(阿尔布莱希特)(Albrecht)),这可能会让人们更接近实践。

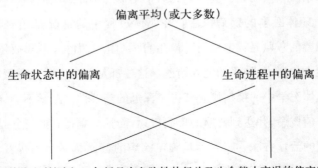

因此,概念之间的冲突似乎得到了满意的解决。然而,这还不是最终的满意解决,还存在以下理论困难:1. 大多数人有这样的生命显现,例如龋齿,尽管这是一种平均情况,但仍被称为疾病。2. 从人们永远都不会说它是"疾病"的长寿、非凡的体力与抵抗力来看,有很多对于平均的偏离。在那些"疾病"与"无关紧要的偏离"范畴之外,人们必须引入一种"超越的健康"来作为第三种范畴。3. 实际上,人们从来不会在人类躯体的情况中确立平均。这种平均论断,仅限于解剖材料,别无他用。人们几乎不知道什么是平均。

如果考虑这一点,并记住医生真正在想的是什么,那么人们就能明白,当在进行科学思考的医生说到"偏离"时,他实际上指的不是平均,而是某种理想的概念。他没有任何前设的健康规范概念,但他遵循的是一种规范理念,例如当他把龋齿称为疾病时。这种非平均概念的规范概念,总是会成为健康的概念,即价值概念。但人们对躯体的认识,不会预设这种价值概念,而只会把这种价值概念当作一种理念,人们对器官、结构与功能的关联知道得越多,就越能掌握这种理念。完整地知道这一点,意味着人们完整地认识了生命。健康首先是与诸如生命、执行力等终极价值相关联的一种粗略属性的概念。人们对躯体生命中的目的关联(真正的生物学认识)知道得越多,就越能走向精细的目的论,而从未得到完全解释的、作为生物学规范概念的健康概念就越是清晰。

经验医学的来源是普遍的价值概念,而目标是经验的存在概念;有时候这两者会自然产生冲突。这首先是由于这种基本现象,即一个人觉得自己病了、知道或想知道他的疾病存在,并且采取了接受疾病的态度。尽管更宽泛地来说,一个人的生病感,与客观躯体诊断相一致。患者的态度源于某些疼痛知觉——它们在判断"我生病了"时是无关紧要的,以及与整体健康的特定、局部缺失相关,或者可以表达整体的疾病知觉(这些是对患者生命史来说很重要的知觉,对躯体疾病只有偶然的重要性)。冲突首先会在临界情境中出现。要么是没有疾病意识或相应疾病意识的检查结果(早期胃癌、视网膜神经胶质瘤),然后由于缺乏在他自己情感、感觉与知觉中的充足根基,患者只有在医生的帮助下,才能获得医学的洞见。要么是没有诊断的疾病感:人们去看医生,并感觉自己生了重病,但医生什么也没有发现,而称他们是神经质的,并分派他们去神经科或精神科。在所有这些临界情境中(躯体医生没有发现诊断类型与程度、疾病感觉类型与程度之间的相符),原则上可解决的任务是通过医生的判断去衡量疾病意识。

完全不同于真正有问题的是精神疾病中的情况。要么没有躯体的状况,要么患者执念的不恰当性是疾病本质的一部分,要么根本就是一种想要生病的意志导致了特殊的症状。

d) 精神病学中的疾病概念。 在躯体医学中,有关疾病概念的讨论是相当不重要的。特别关注原则问题的人,才会去讨论疾病的概念。但在精神病学中,这种问题对认识与实践来说有非常大的意义。

1. **价值概念与平均概念的应用。** 在心灵领域中,价值概念是多种多样的,因此它们最终只包含了可能的价值,而这些价值本身是有问题的。相比躯体领域,在这里人们很难说有一个统一的"疾病"概念。人们也可以摆脱所有平均价值去思考心灵生命,而且人们已经这么做了。但实际上,人们在心灵领域只知道最粗糙发现意义上的平均,例如学习成绩等。当在心灵领域判断某种东西是否是疾病的时候,人们不太像在躯体领域中那样把平均作为出发点。但如果在生命与种属的生物学维持以外提到痛苦的免除等,那么人们就必须说到这些规范概念:社会适应(有用性、调适能力、适应性)、快乐与满足能力、人格统一、性格和谐及其延续、人类禀性的充分发展、倾向与冲动的和谐一致等。

价值概念的多样性意味着,与相对持续的"躯体疾病"相比,"心灵疾病"的边界有更大的波动性。在心灵领域中运用疾病概念,比在躯体领域中运用疾病概念,更长久地陷入停顿。人们曾认为,可认识的疾病进程不应该是自然的、经验的与因果的进程,而应该是魔鬼、罪责或邪恶。人们一开始只认为痴呆与胡言乱语的人病了,再扩展到忧郁症患者,但在最近一个世纪,这个圈子一直在扩大,尽管社会适应的视角是决定性的。住院患者数量剧增,是因为这些患者不再能生活于现代文明的复杂条件下(现代文明对于人们社会能力的要求一直在提高)。在过去,这些人可以生活在农村,并与其他人一起工作,但他们不能适应任何社会机器。因此,疾病的分界线依据就是心理学上的肤浅观点,而当反社会倾向出现时,疾病的分界线依据就是警察的视角。其他分界线存在于穷人和富人,存在于精神疾病专科医院、疗养院主任以及神经科医生那里。

因此,最异质的心灵实在,在过去与现在都是疾病的概念。"疾病"是一种涵盖所有负面价值的普遍负面概念。因此,在其普遍性中的"疾病"表达根本没有说出心灵领域中的任何东西,因为"疾病"这个词既包括痴呆和天才,也包括每个人。我们不能通过"某人有心灵疾病"这个表达,而只能通过他心灵中确定的、具体的显现与过程,去进行教导。

价值概念与存在概念,总是在疾病这个词上交织在一起,而这导致了几乎不可避免的错误——疾病这个词首先指某种具有负面价值的东西,但人们立刻意识到,疾病是一种存在,以及对于经验诊断的判断。因此,在医学外行中存在着粗糙的想法,认为这个人要么是病了,要么是没病(理性形式的魔鬼学残留),并且通过"患病"这个判断(这只依赖于主观的评价),做出判断的人过后会相信他真的有现实的认识。

威尔曼斯(Karl Wilmans)* 曾经睿智地揭示了疾病概念的悖论性:

---

* 威尔曼斯(1873—1945)是德国精神科医生。曾在波恩大学、哥廷根大学和柏林大学学习。1897 年,以药物学论文《酒精对呼吸中枢的刺激》获得博士学位。1898—1901年,在不莱梅担任德尔布吕克的助手。1902 年,在海德堡大学精神疾病专科医院成为克雷佩林的助手。1912 年,成为副教授。1918 年,接替尼氏,成为海德堡大学精神疾病专科医院的院长。1933 年,被解除院长职务,因为他在一次讲课中说"希特勒在他从一战战场下来后,产生了癔症反应",还说戈林是"慢性吗啡成瘾者"。——译者

"正常就是轻微的低能。"在逻辑上,这意味着,根据理智天赋的规范标准,大多数人都是轻微低能的。但平均水平(即大多数人的天赋)是健康的尺度,因此轻微低能就是健康。但轻微低能是一个疾病术语,而疾病也就是正常的。因此,健康 = 疾病。这意味着,如果健康与疾病取决于价值概念与平均概念的话,健康与疾病这对概念的匹配就消解了。

最后,当心灵的疾病概念(这是一种缺损概念)涵盖了现在与曾经被正面评价的显现时,它就发生了令人吃惊的转折。对杰出人物的病迹学分析表明,疾病不仅是打断与破坏(他们不只是被疾病所控制),而且是某种成就的条件。疾病存在本身揭示了人之存在中深远和基本的东西。

当人们把心灵领域中的"疾病"当作具有负面价值的一个统一体时,我将停止解释疾病概念的悖论。作为认识者,我们想要知道人类心灵中可能会出现什么样的显现。作为行动者,我们想要知道什么样的手段可以满足心灵生命中非常广泛的愿望。对于这两种情况,完全不需要"根本的疾病概念",而且我们现在知道,在其普遍性与统一性中的疾病概念是不存在的。

除了所有这些,让我们做出下述摘要:在医生中也广为流传与普遍采纳的直观中(让"这是病吗?"这个问题具有了实际意义),包含着过去思想的残余——疾病的本质就是对人的侵夺。人们可以说疾病是一个从诸如此类的观点来看的不利进程,或者说疾病是一种有可能或肯定会产生不利进程的进程(导致死亡与能力丧失进程的开始)等。但当我在普遍意义上去说疾病时,肯定不是明智的。尽管这个普遍的问题"这是病吗?",经常无限地提出,以便将有限的答案作为这样的基础——直接作为道德的借口,或作为某种负面的东西,这都没什么理由。

2.对疾病与健康的省思。尽管知道疾病与健康绝非无争议的概念,但我们将在对这些普遍概念的思考中提供我们的观点。尽管这些观点没有认识价值,但打开了我们在思考人之存在的整体时不能忽视的一个空间与一种立场。

aa) 生物学视域中的疾病与人的疾病。如果把自己放到最广阔的生物学视域中,那么我们就会看到疾病的根源在于:1. 所有生物的彼此依存、追逐和捕食,而其显现形式之一就是寄生虫和细菌;2. 环境的极端变化对生物提出了过度的要求,并使其无法适应;3. 对特定环境下的生物不利的突变。疾病就属于这样的生物。生物的危险源于其不断的尝试,而这种尝试是其在无限复杂性中进行提升与充实的源头。然而,这些尝试必须接受生物在效能下降中、在慢性丑陋与残缺中(因为生物依赖一种特定的环境,但又只能去适应环境)、在甚至最耀眼的里程牌时刻发生下坠的损失。疾病存在不仅是去除生物例外的方式,而且是生物本身的上升与要克服的危机的一部分。生物的程序就在得到与失去、适应与不适应的持续并列的尝试中。

在生物学整体中,我们发现了特殊的人类。人是生物中的特例。人有最大的可能性、最大的机会,但这带来了最大的风险。思想家们经常把整体上的人之存在理解为疾病存在,不论是生命的疾病,也不论是由于原罪引起的他本性的原始紊乱和伤口。尼采和神学家们都说到了这一点,尽管他们指的是不同的东西。

因此,并非偶然的是,文人在疯狂的内容与象征中,揭示了人之存在的本质、人类最高与最恐怖的可能性、人类的伟大与堕落,如塞万提斯在《堂吉诃德》中、易卜生在《培尔·金特》中、陀思妥耶夫斯基在《白痴》中、莎士比亚在《李尔王》与《哈姆雷特》中所揭示的那样(文学家们从精神分裂症、癔症、低能者和精神变态患者们那里获得了线索),并且全世界都承认傻瓜的智慧。在诸如卢森布格尔这样的精神科医生的著述中,人们在疾病存在中发现了特殊的人之存在的本质:"分裂气质是人性本身的问题。如果没有那些人们必须称为精神变态的夸张与必须称为精神病的障碍，那么变量范围内的一切就都没有了规范。"在这里，我们当然会看到把健康视为人类本质的乐观主义——这时得到实现的通常是和谐、尺度、正确与完满。

值得注意的是，疯癫既引发了敬畏，也引发了恐惧。"神圣疾病"癫痫，被认为是恶魔或众神影响的结果。柏拉图说："现在最伟大的善，来自众神之善给予我们的疯癫……根据古老的证词，一种源自众神的疯颠，比一种单纯的人类理智更卓越。"尼采嘲笑了这样的人——他们摒弃了古希腊的酒神舞蹈与狄奥尼索斯的纵酒狂欢，就好像在自己的健康感中讽刺与怜悯地摒弃了"大众疾病"。"无趣的人实在想不到，他们的健康看起来是多么苍白无力与阴森恐怖。"尼采把文明庸人的方法解释如下："最后，他为他的习惯、考虑问题的方式、喜好、厌恶，发明了普遍有效的健康程式，并取消了在怀疑有病或过度紧张时对平静的不当干扰。""但一个致命的事实是，精神将会随着对不健康与无益的特殊共情而下降；尽管庸人在哲学上是完全健康的，但在精神上是非常贫乏的。"柏拉图与尼采所说的不是次于健康与毁灭健康的疾病，而是一种扩大的、提升的、创造性的状态。这种疯癫超越了健康。尼采问：健康的神经症是有可能的吗？但在感官清醒地面对人类深渊时，在没有一种正确的世界方向时，在没有理想的人之存在时，在没有真实的世界观时，疯癫与精神变态获得了一种人类的意义——疯癫与精神变态是这些可能性在其中呈现的现实，而健康就隐藏于这些现实中，回避与保卫着自己。但是，在边缘处开启心灵的健康人会在心理病理学中发现他本身的可能性是什么，或者说他的遥远与陌生的本质是什么，而这些是超越边际语言的。对于某种疾病存在方式的恐惧与敬畏，在历史上不只是一种迷信的事实构成，而且具有持久的丰富意义。

诺瓦利斯(Novalis)*说:"我们的疾病是一种感觉强化的现象,而且疾病想要转化为更高的力量。"一位现代的神经科医生说:"神经症不只是虚弱,而且是隐藏的人类荣誉标记。"(海尔)精神病专科医院院长耶森(Peter Willers Jessen)**给予那些委托给他照料的患者的爱,以及人类疾病的意义,可以解释上述悖论的评价。正如1846年8月21日他在德国基尔的自然科学家会议上所说的:"我认识至少1 500名精神疾病患者,并对他们进行了治疗。我和他们生活在一起,和他们的交流多于与神志正常者的交流。如果有人让我判断这些疯子相比神志正常者的道德价值,我只能支持这些疯子。我必须承认我通常更尊重情感疾病患者,我喜欢和他们在一起生活,而在与他们的交流中,我不会想念与神志正常者的交流;实际上,我认为这些疯子在某种程度上比一般人更自然与更理智。"只有情感极为深沉的人才会有一种情感疾病。因此,他确信:"患有情感疾病的人,是更可尊敬而非可鄙视的。"①

bb)健康。如果人们把人类的本质看作是他未完成的存在,那么精确的健康概念就是无意义的。然而,存在着一系列的普遍规定:

---

* 诺瓦利斯(1772—1801)原名冯·哈登伯格(Georg Philipp Friedrich Freiherr von Hardenberg),是德国早期浪漫主义时期的作家和哲学家。尽管诺瓦利斯的生命很短,但他的诗意和哲学作品启发了许多浪漫主义者,其中包括席勒、歌德和施莱格尔。他以其动人的抒情爱情诗为"罗曼蒂克的爱"的概念做出了贡献,并以其将艺术、科学和宗教统一的远大抱负而著称。他的热情和雄心勃勃的性格使他成为19世纪欧洲艺术家的榜样,而他丰富的文学才能巩固了他作为当时德国杰出诗人的声誉。诺瓦利斯还为诗歌形式的发展做出了贡献,尤其是将诗歌片段用作艺术形式的先驱。——译者

** 耶森(1793—1875)是德国精神病学家。从1820年起,在石勒苏益格主持了德语区的第一家精神病院。1845年,在霍恩海姆开设了德国第一家精神科私人诊所。——译者

① 转引自 *Neisser*:Mschr. Psychiatr.,**64**。

最古老的健康定义来自阿尔克迈恩（Alkmäon）*——健康就是矛盾力量的和谐，而他到今天都还有很多支持者。西塞罗把健康定义为各种心灵状态之间的恰当相互关系。在现代，健康经常被认为是相互联结并统一于张力中的、对立面之间的中道。

斯多葛派与伊壁鸠鲁派在他们反对一切激情、过度与危险时，把健康凌驾于一切之上。伊壁鸠鲁派发现，健康是在一切需要的适度满足中的充分满意。斯多葛派认为，所有的激情、情感激昂都是疾病，而他们的道德理论是，治疗在很大程度上就是消除心灵疾病，以便获得健康的心平气和。

实际上，当人们想知道健康可能是什么样的时候，如今的神经科医生把健康看作"实现人类命定的自然可能性的"能力（冯·魏茨泽克）；或类似地，把健康看作在对自我的发现中、在自我实现中、完全与和谐地融入共同体中的能力。

这些健康概念，与对疾病的理解是相匹配的（疾病被理解为是这样的存在）：1. 对立面的消解、对立面的孤立、力量的不和谐；2. 激情及其结果；3. 不真实，例如遁入疾病、逃避或隐藏。第三种定义是尤其值得讨论的。冯·魏茨泽克说："当处于困境中的个体接受了疾病的高尚，而且道德反应变成病理症状时，就发生了一种意义的歪曲，这使我们的真理良知变成了批判。""神经症患者进行了一种隐藏，并通过他的罪感而表露了出来。我们也经常在非神经症的、有器质性疾病的人身上看到罪感的迸发；他在前驱期与自己作着斗争。在恢复期，他是该让步，还是该保持疾病？"因此，冯·魏茨泽克认为："健康与真实相关联，而疾病与不真实相关联。"人们想起了过去精神科医生们的理想：无辜者不

---

* 阿尔克迈恩是古希腊哲学家毕达哥拉斯的弟子。他进行了第一个动物尸检，并发现了血管。——译者

会发疯,只有罪人才会发疯(海因罗特);道德完善与精神健康是同一个东西(格鲁斯)(Karl Groos);换言之,当向善的冲动自由发展时,任何躯体事件都不会引发一种精神疾病。① 此外还有克拉格斯的解释:精神变态所受的就是生命所必需的自我欺骗的痛苦。

与上述所有讨论相反的是尼采的宣称:"一种自在的健康是不存在的。"他还反对所有明确的、粗俗的、乐观的健康概念。冯·魏茨泽克察觉到了人类疾病存在的悖论:"严重的疾病经常意味着整个生命纪元的修改",因此在另一种关联中,疾病也有"治疗的"、"创造的"意义。或者说,冯·魏茨泽克在另一方面也"强调了这条规律:消除一个病痛,就会给另一个病痛腾出空间"。对立面的和谐是有限的理想,它不是存在概念,也不是最终的概念。心平气和与满足造成了心灵的贫乏,而障碍源于所有被忽视与否定的东西。

3. **精神病学疾病概念的划分**。格里辛格说,疯癫者不是特殊的种群。人们不能用总括的方式去看待心灵疾病,而要用某种方式去进行划分。对于普遍的"疾病"判断来说,精神科医生根本没有价值。精神科医生所观察到的不同实在,根据存在概念得到了组织——例如:是否有一种持续状态的征象或进程时相。有很多人在医生的门诊与精神病院里接受治疗,而他们没有受困于任何疾病进程,而只是苦于他们禀性与性格的不良变化。实际上,我们的科学开始于"规范"与性格学领域。一旦人们在心灵领域中把人格判为疾病,那就只是划出了所有个体变量的一条实际边界。

aa)确定心灵疾病的起点。心灵领域中的疾病概念取决于它的特殊性:患者对于他疾病的态度、他的疾病感、他的疾病意识,或二者不能达到的、相对容易纠正的认知,正如在纯粹躯体疾病中那样,总是真

---

① *Gruhle*: Geschichtliches,im Bd. IX. 布姆克的《精神疾病手册》的精神分裂症卷。

正疾病元素本身的缺失。在许多情况下,接受疾病的不是患者本人,而只是患者的观察者。

对于观察者来说,起点是任意无法理解的东西,不论这是有意义关联中由异常机制导致的移置,还是"疯癫",即交流可能性的根本中断、不可理解的危险性。对不可理解性的区分是诊断区分的一个基础:在外行看来根本不是疾病的轻微症状,可能是最严重的毁灭进程的一种征象,而最严重的显现(人们称之为狂暴与发疯的激动状态)可能是一种相对无害的癔症症状。

对患者来说,起点是他的痛苦,不论是他自己此在的痛苦,还是闯入了他的此在、作为陌生感的痛苦。然而,每个人都会碰到这种情况,并且他的问题是:他是否是自己的主宰者,以及他如何成为自己的主宰者。然而,对于一个受疾病影响的人来说,疾病就在于新出现的(之前未有的)、在体验内容及种类上对于正常的一种偏离。

这些定义疾病存在的起点都不可靠。在首先知觉到的显现与疾病事件的本质、重要性以及趋势之间并不存在一致性。因此,心理病理学家通过他在观察上的方法论多样性、对显现以及发展方式等关联的经验,透入更深的基础。结果,人们最终发现了三种疾病概念(参见本书第 507 页上的三重诊断图式)。

bb) 三种精神科疾病概念的类型。疾病被定义为:1. 躯体的进程;2. 新闯入健康生命,并引发心灵变异的事件,这时,人们怀疑有躯体的基础,但还不知道躯体的基础;3. 远离平均的、当事人或其环境不想要的、需要治疗的人之存在的变异。

1. 当精神科医生发现了作为疾病本质的躯体进程,并且可以客观地确立与定义它们时,他似乎摆脱了疾病概念的困难。这反映了只把躯体过程作为决定性因素的医学及自然科学的态度。心理病理学只是寻找物理症状的手段。医学研究的最终目标不是心理学,而是生理学。

我们作为医生，关注的是躯体。"在涉及精神疾病时，我们是无能为力的。"（西蒂希（Sittig）所引用的杰克逊（Hughlings Jackson））只有那些以病态的脑部进程为基础的心灵过程，才应该被称作疾病。实际上，存在着器质性的脑部疾病的领域——在这个领域中，对躯体基础的要求才能让人满意，并且心理症状就是本身已知的心理事件。但是，困难仍然是难以忽视的。我们知道，有几乎四分之一的精神病院住院者的疾病，几乎没有器质性基础。在脑部变异的严重性与疾病的严重性之间没有一致性。在有的严重躯体疾病中，头脑与心灵一直到死都是清醒的。

2. 在三种遗传领域中，大部分精神病都没有人们可以诊断为精神病的那种躯体疾病。因此，在这里的疾病概念主要以及特别地与心灵变异相关联。在许多情况下，人们的确发现了这样的躯体显现，依据它们猜测到在整体背后有我们可认识的躯体事件。但很多情况都不是这样的。因此，很有可能躯体疾病要被排除出这个领域，并归属于第一组概念。但是，仍然有领域显然必须依据其自身得到把握，因此大大超出了我们目前所知。

当可以研究这些疾病时（类似于第一组疾病），人们会发现心灵事件的"基本功能"——它们的障碍使多种现象可被理解。尽管这里不能揭示躯体进程，但人们会发现特殊的因素是什么，尤其是在精神分裂症中与健康相对的新元素是什么。通过纯粹的心理学方法，人们可以发现疾病的本质，尽管还需要理论概念。"这种对心灵生命的纯粹功能的考虑，当然不只是在应用于精神分裂症时才是有用的，而且心理病理学的新基础在精神病学史上是根本没有先行者的。"（格鲁勒）如果人们可以通过这种方式获得无可置疑的结果，那么就能把这组疾病定义为基本功能的障碍。迄今为止，这个目标没有达到，但是留给人们的是各种理论与描述。

3. 在第三种疾病概念类型中（不想要的人之存在变异），我们没有发现器质性疾病的躯体基础，而且也不能期待会发现它们。躯体是所有健康心灵生命的一部分。尽管在健康与神经机制之间有鸿沟，但与之前的健康状态相比，疾病没有产生任何新的东西，虽然这些发展对于心灵来说是破坏性的。人类此在的基本属性在例外情况下会比在大多数人身上，呈现得更加显著、有效和危急。这就是支撑"人之存在就是疾病存在"这一说法的领域。

如果人们直观地认识了第三种疾病的类型，就能解释器质性起源的心灵疾病。作为人之存在的人之存在是完全相关的，尽管自然科学的解释仍不可或缺，但它们是不充分的，并且人与动物之间是有鸿沟的。

§5. 实践的意义

这本书涉及的是心理病理学的认识。在指向人之存在的整体时，对实践意义的讨论，就是反思的任务：实践是如何关涉到人类的。

a) 认识与实践是如何紧密相关的。人们对心理病理学的要求以及经常性的设计是心理病理学服务于实践。患者应该得到帮助，而医生应该提供治疗。纯粹科学的理念，太容易防碍心理病理学的任务了。因为知识本身是无用的，所以单纯的认识会导致治疗虚无主义。当人们知道什么是什么，能够再次认出它，并粗略地预测它的演进时，他们就会感到疲倦，让患者自行护理，而不希望能够有效地帮助他们。单纯的认识是危险的，尤其是在重度精神病和天生习性的情况下。

与此相反的是，也有乐观主义的、想要提供帮助的愿望。人们在所有情况下都应该去做或尝试。人们相信治疗。当不能服务于治疗目的时，知识就无趣了。当科学失灵时，人们就会信赖自己的技艺与好运，并且至少会确信治疗的意见,即使这只是某种徒劳无功的治疗。

治疗虚无主义与治疗狂热主义都是不负责任的。这两种思维都丧失了批判力。一方面,被动状态被错误地合理化了——人们根本不能有所作为;另一方面,设定了一种盲目的主动状态——意愿与热情本身可以获得好的效果,换言之,实践需要的是能力,而非知识。但从长远来看,有效的实践只能建立在最清晰的认识上。

反过来说,实践也是认识的一个手段。实践不仅提供了人们想要的东西,而且提供了人们未曾料到的东西。因此,治疗学派无意中培育了他们所治疗的现象。在沙可的时代,有很多癔症的显现——它们几乎已经消失了,而人们对它们的兴趣也消失了。主导的催眠疗法发源于南锡(Nancy),而催眠在空前的程度上传播到了整个欧洲。每个具有特定世界观、技术与心理学观点的心理治疗学派,都有它们自己的典型患者。在疗养院,人们发现了疗养院生活的产物。所有这些都是人们未曾预料到的;一旦认识到这些关联,人们就想要纠正它们。

基本的事实仍然是:在与患者的交流中,心理治疗的干预、作用与反作用的经验,使人们可以去认识在纯粹的思考中、由于治疗尝试的风险而无法获得的东西。冯·魏茨泽克说:"我们必须采取行动,以便深化我们的知识。"

治疗的意图与通过治疗活动才能达到的经验,向人们提供了心理病理学的一种设计——这种设计一开始为以实践为目的的认识提供了指导,并使人们能够进行评价与组织。因此,心理治疗的教科书部分地就是心理病理学教科书。尽管心理治疗的教科书都局限于实践视域,但就报告了经验而言,它们为心理病理学提供了一种本质的补充。

b) 所有实践的条件。治疗、心理治疗以及总体实践对于精神疾病患者与异常者的态度,取决于国家政权、宗教、社会条件、时代的主导精神倾向,因此首先但不总是取决于人们所接受的科学认识的条件。

国家政权通过其政策,奠定或塑造了基本的人际关系,以及援助、保险和采用的组织,并且授予和剥夺了这种组织的权利。如果没有国家政权,封闭的精神病院就不能进行监禁与安置。在所有的实践中都有一种最终会诉诸国家认可与要求的意愿。医生的每个门诊都有诉诸有效权威的情境,而这些权威又通过医院与职权得到了强化。在没有国家政权支持时,就总是需要权威带来的、必须被个体接受的权力。

宗教或非宗教,是治疗关系的目的设定的一个条件。当医生与患者具有共同的信仰时,他们会认识到给出最终决定、判断、方向的主管机关,并设定进行特定心理治疗的措施。当这种条件不存在时,宗教的地位就被世俗的世界观取代了——医生接管了牧师的职能。由此产生了世俗的忏悔、有关灵魂的公共咨询。当客观审级消失时,心理治疗就有不再只是一种手段的危险,而会成为或多或少模糊的世界观的产物,一种无条件的或变色龙般的、严肃的或戏剧性的,但始终只是个体和私人的东西。

客观性中的(在象征、信仰、群体的哲学自明性中的)共同体,是人类深度融合的基础。人类很少结成有无可动摇基础的、可靠的个体关系,而且把他的幸福经验为在命运共同体中呈现的超越。在一些现代心理治疗领域中有一种错觉,即恰恰是与最高要求相对的神经症与精神变态,使真正的自我存在实现、统摄理性的开展、个体完形中的和谐充实得以可能。心理治疗必须与共同信仰的现实相关联。如果没有共同的信仰,个体就要对自助权提出最特别的要求,因为对每个人来说,即使他只能在开始时满足这种要求,心理治疗也是多余的;但在信仰丧失的氛围中,个体的拒绝很容易成为一种掩盖的工具。

社会条件决定了个体的各种情境。例如,社会阶层的财政水平就是费时费钱的心理治疗措施的条件,因为这些措施要求长期专注于个别患者。

科学提供了认识的前提,而且这些认识是确定治疗目标的首要基础。但是科学本身不能提供目标,尽管科学向人们提供了达成目标的手段。真正的科学陈述是普遍有效与批判性的,因为科学知道它所知道与不知道的东西。实践只在方法上,而不在目的上依赖科学。

在实践中,有些诱惑会让人们避免对科学的依赖,而且科学不足以向我们提供所有的行动理由。人们向科学提出了它无法达成的期待。在科学迷信的时代,科学被用于掩盖无法解决的现实。当决定必须由责任而发时,科学被要求在普遍有效知识的基础上给出正确答案,即使科学实际上不知道它要支撑的是必须由其他必要性出发的东西。因此,在某些事故神经症和自由意志决定(Willensbestimmung)中,在很多心理治疗指导中,医生都不能进行精确的区分与明晰的表达。

一种伪科学的形式被用于表达人们无法知道但只能希望、只能意指、只能期待和信仰的东西。因此,科学被塑造得适用于实践目的。抚慰、掩盖与确认的实践,引生了面向判断、决定、许可和禁止的实践目的之概念图式。科学在其形象上实现了常规化,并在心理治疗过程中成为了类似于早期神学意见的科学意见。

所有实践之间的一条分界线就在以下东西之间——充分根植于普遍适用之认识前提的东西(它们实际上必须被认可与接受)和以宗教为前提的东西(世界观、哲学),或以宗教不存在为前提的东西,由此产生了行为的指导或非指导、行为的风格或风格模糊、行为的特殊规定和色彩。

c) 外在实践(尺度与判断)以及内在实践(心理治疗)。 精神疾病患者有时候会违法,在周围的人看来是恐怖或阴森可怕的。人们必须要做点什么来处理精神疾病患者。这些实践的动机是双重的。从社会的利益来看,必须让精神疾病患者无害化。从患者的利益来看,他们必须得到治疗。

在很多时候,公共安全要求将患者隔离起来。人们要防止患者的暴力活动。另外,人们想要把患者移出他们的视线。他们改变了隔离的形式,并试图把隔离人性化,从而既让家属满意,又让公众的良心得到安慰。人们不由自主地想要掩盖他们对疯癫的思想概念与解释,以及人类现实中的基本事实。体制和公众意见倾向于简化和排斥,释放自己对现实的认知,用轻视的解释代替现实,并尽可能协调一切。

患者的利益要求有心理治疗。就患者本身而言,隔离是必须的,例如:防止自杀、照料、进行一切可能的治疗。

在实践中有这样的默会假设,即人们知道什么是疾病与健康。当人们就大多数的躯体疾病,诸如麻痹性痴呆和最粗糙以及最严重的疯癫这样的器质性精神症,达成普遍有效与一致的意见时,这是没有问题的,但当人们涉及轻性个案领域,尤其是精神变态与神经症时,这就相当有问题了。

在个案中,一个人是否有精神疾病或可被判断为是健康的,决定了人们的实践判断。在不同时代与情境中如何进行这种判断,除了知识洞见以外,就是权威的事情。

通常在判断罪犯的"自由意志"时,这个问题有特殊的意义。对自由意志的精确划分,总是一个实践的问题。科学不能在专业知识的基础上表述自由,而只能表述经验现实——一名患者是否知道他做了什么、是否知道什么是被禁止的、是否是有意识地去做的,以及是否知道他会受到处罚。科学只能根据既定的惯常规则去判断自由意志(这些规则否认或承认某种心灵中可在经验上确定的状态是自由)。关于自由,达梅罗(Heinrich Philipp August Damerow)＊(1853)说:"迄今为止

＊ 达梅罗(1798—1866)是德国精神科医生。在柏林大学时,他曾在施莱尔马赫与黑格尔那里学习哲学,并在精神病学家霍恩(Anton Ludwig Ernst Horn)那里学习医学。他不仅从哲学唯心主义的角度看待精神病学,而且借助国家权威去推动精神病学。他还尝试将自然科学的进步融合到精神病学实践中。他是《普通精神病学与心理法医学杂志》的共同创立者,并且对机构精神病学的发展做出了重要贡献。——译者

这个精神病院的 1 100 名患者中只有少数人,曾经与总是可以绝对地为每个行为负责。"在达梅罗看来,人们不能在这样的精神疾病诊断中排除自由意志,而只能做行为状态下的个别分析。但通常的规则不是这样的。例如,人们认为处于最严重醉酒状态中的人,仍然是有自由意志的,但在异常沉醉状态中的人是没有自由意志的。麻痹性痴呆诊断排除了自由意志。我想通过我自己在一战前作为鉴定专家的经历,来解释两个简短的案例:

一个尽职尽责的农村邮递员,偷了一点小东西。因为人们听说这名邮递员曾经住过精神病院,所以对他进行了专家鉴定。过去的精神病史说明他明显有过精神分裂症的阵发。因为有过去的疾病史,所以当前的调查可以确定地把某些症状判为精神分裂症。诊断是清晰的。当时,人们通常把精神分裂症(早发性痴呆)与麻痹性痴呆,视为没有自由意志的充分基础(后来对于精神分裂症概念的混淆以及向着正常的回归,都还没有出现)。鉴定专家在诊断的基础上,把这个整齐的、很容易被认为有病的男子,指定为适用于《德意志帝国刑法典》第 51 条*中的病人。检察官很愤怒,而所有人(包括鉴定专家)都很吃惊。但众所承认的规则的自动运作,使这名邮递员被判无罪。

一个典型的说谎癖在他的幻想能力出现时,会重复许下一系列诺言。我作为利林塔尔的著名罪犯的陪审员,在法庭上用了 45 分钟,叙述了罪犯的生平与犯罪经过;我还说明了在有的时候,罪犯出现了受限的行为、头痛的症状等。我的结论是:他是一名癔

---

* 1876 年《德意志帝国刑法典》第 51 条:行为人行为时,如果处在意识丧失、精神能力的病理性障碍,并且由此没有自由意志决定时,不负刑事责任。——译者

症患者——有本性的变异,但没有疾病进程。至少在他刚开始说谎时,人们不能说他是没有自由意志的,但内在必然性的表述,在这个耸人听闻的叙述中具有美学上令人信服的效果,从而促使法官做出无罪判决。①

人们必须把心理治疗与所有这些法律措施及行家本领相区分。心理治疗尝试用心灵交流去帮助患者,探索患者内心的最深处,从而把患者引向治愈之路。之前是附带程序的心理治疗,在近数十年来成为了一个广泛的实践问题。在下判断之前,人们必须认清心理治疗的基础,不论这些基础是有偏差的,还是极端狂热的。

d) 与一般医治层面的关联。 医生在治疗时所做的事,有多层次的意义。我们要重现的是治疗活动的阶段。每个阶段都有极限;这时心理治疗就会失效,因此必须要进入下一阶段。

aa) 医生用外科手术切除一个肿瘤,打开一个脓肿,用奎宁去治疗疟疾,用砷凡纳明去治疗梅毒。在这些病例中,医生用技术-因果的、机械与化学的手段,去纠正生命设备中的紊乱关联。这种治疗领域是最有效的,并且结果最直观。这种领域的极限是整体上的生命。

bb) 医生把生命放到某些条件下:节食、环境、照顾与劳累、训练等。在这些条件下,他会为整体生命的自我疗愈的成功做出安排。他就像一个园丁一样种植、培育,并一直努力根据结果去改变他的程序。这是理性调整艺术的治疗领域,并以对生命的本能感觉为基础。它的局限在于:人类不只是生命,而且是在思的心灵。

cc) 医生不只是对个别身体进行机械的处理,而且通过整体的护

---

① 有关自由意志规定的问题,过去的观点是值得研究的,例如:*Fr. W. Hagen*:Chorinsky. Erlangen, 1872, 192-214。

理艺术去修复身体,把患者作为一个可理解的存在来处理。他没有把患者作为客体,而是与患者进行交流。患者必须知道他发生了什么事情,因此他想与医生一起去治疗作为异己事物的疾病。疾病是医生与患者的客体。当患者与医生一起要求因果与可理解的治疗时,被治疗的患者仍然置身局外。但是,患者也想知道他发生了什么事情。患者知道这事关尊严。医生接受了这种对于自由的要求,并且毫无保留地把他的所知与所想都告知了患者——他是如何应用与处理知识的。这里的局限在于:人类不是可靠的理性存在,而是一个在思的心灵,并且人类的思考深刻地影响到了身体的生命力此在。

畏惧与期待、意见与观察,都对身体的生命有不可忽视的影响。人类不能在没有广泛自由的情况下面对他自己的身体。因此,医生通过他的告知(Mitteilungen)去间接地影响身体。一个理想的临界情境是,尽管一个人具有所有的告知和思考的可能性,但他的身体只受到了有益的影响。结果,医生不能把他的所知与所思都告诉给患者,而只能把他的告知置于这样的条件下,即无防御的患者不会受到伤害,而且患者没有以任何有害生命的方式去使用医生的所知与所思。

对想要知道一切的人来说,一个理想的情况是满足以下要求:他必须有能力去批判地平衡客观知识,并且不能把这些知识绝对化。这意味着在假设不可避免的情况下,患者必须看到问题性与可能性——它们都只是经验的东西:在很可能有益的过程中,患者仍然需要考虑到风险。患者必须在知道持续威胁的情况下,有计划地为了未来去做有意义的事,并能在衰退中生活。如果允许患者知道可以知道的事情,那么作为恐惧的焦虑就不能成为主人。如果焦虑掌控了可知的事,那么这就是意外,因此医生要承担新的任务,他们不能与患者进行完全的知识告知交流,而必须把患者作为心身统一的整体。

dd) 对作为心身统一体的患者的治疗,总是会遇到持续的难题。患者是一个人,作为人就有权完全地知道他发生了什么。但是,患者作为人,也就会在他的焦虑中瘫痪(所有的知识都会因焦虑而扭曲它们的意义,并产生灾难性的影响)。因此,患者失去了知道的权利。然而,从理论上来说,这种痛苦的状况不是最终的状况,而患者会在有真实知识的特殊情况下成熟起来。在患者的束缚状态与真正的人之存在之间的中间状态中,心理治疗可以帮助患者。

心理治疗可以在医生与患者都不知道的情况下进行。医生限制了他的所说,并采取权威的表述形式。患者顺从地接受他被告知的东西,并且不去反思它们,但对它们的确定性有盲目的信心。权威与顺从消除了医生以及患者的焦虑。医生与患者都处于伪确定性中。考虑到所有医生知识的相对性(就医生知道这一点而言),医生会有不确定感;医生会苦于他的权威(他自己的确定感,起着像面具一样的保护作用)。然而,如果处于优势地位的医生,透露他的知识以及权威能力总是有限的,那么患者的焦虑就会增长,而且这样的医生会由于他的这种无保留的诚实而无法就位。因此,医生与患者都要本能地把权威作为基础。医生的敏感性(当他被完全信赖与遵从时)与患者的敏感性(当医生的态度不是完全确定时)是相辅相成的。

心理治疗通过权威而起作用的无意识状态,在医生去治疗作为心身统一体的患者并开始全面发展心理治疗时,变成了有意识的状态。现在,与无保留的由理智到理智的交流相反的是,医生将要中断患者不注意的、处于极限的交流。医生内在地保持着距离(他不能表现出来),再次把整个人当作客体,并且衡量着整个治疗的效果(在治疗中,每个词都要有分寸)。患者不再自由地被告知医生的所知与所想;医生的每句话、每个行为,在原则上都必须根据它的心灵效果得到计算。在医生看来,患者与医生完全是有距离的,而在患者看来,人与人之间是紧密的。医生转向了治疗过程的功能。

这种程序模式可以覆盖一个非常广泛的领域——从粗糙的方法,到远大的世界观。所谓的"突击疗法"(Überrumpelungstherapie)、电休克(Hokuspokus)、强制的环境变化、催眠、权威要求与命令,都是烈性的,并且经常会在某些症状上取得成功。但是,这些程序在实践中的有效性是有限的,并且几乎很难取得进一步的发展与深化。在深度心理学、"精神分析与精神综合"的心理治疗方法以及它们的变种中,都会使用更高级的程序——它们总是包含着以一种理论真理信仰为基础的元素。

首先,所有这类心理治疗的局限,都使医生实际上无法保持充分的距离(其中总是会有共情与反共情的主体性),因此医生不能用自己的生命力以及自然的心灵力量,去影响患者的心灵;无论如何,医生必须相信患者所信仰的东西。其次,人们基本上不可能把作为整体的人完全对象化,并把他当作治疗对象。当这个人被客观化时,他就不是他本身了。但是,他本人所是以及他将成为的东西,最终会成为他的神经症显现的发展或治愈的本质。与个体本身以及可能的实存相关的是,医生只能在历史的具体性中行动,而这时的患者不只是一个病案,而且是有一种命运在其中,并且通过它的澄明来实现自身。当人变成了客体时,他就能得到技术、护理与艺术的治疗,但他本身只能通过命运共同体去揭示自身。

ee) 因此,在医患交流中最终保留下来的东西是超越治疗的实存交流(existentielle Kommunikation),即超越了一切可计划或方法论规定的东西。因此,整个治疗被吸收与划进了由作为理性本质的自我到自我的共同体中——他们活出了实存本身的可能性。例如，隐瞒还是说出既不是有规则的（它源于对整体之人类的忽视），也不是偶然的，就好像个体可以不用倾听一切，并听任自己一样。人们在历史的具体情境中，去追问与探索自由——既不对自由承担责任，也不对自由提抽象要求。隐瞒和说出一样是有罪的，而单纯的理智是不能没有命运共同体的。医生与患者都是人，以及命运的旅伴。医生既不是单纯的工匠也不是单纯的权威，而是为了实存的实存，是与他人一样的、转瞬即逝的人之存在。

极限在于作为命运旅伴的人类只在超越存在的框架内。单纯的主体此在不能把人们关联在一起，也不能把实存本身关联在一起。因为实存就在这样的人当中（他在世界中是完全自由的），但本身隶属于超越——个体从超越中知道了自己的源头。

如果人们通过上述阶段（直到治疗为了总体人类行为的益处而停下的地方）去考虑医学治疗的意义，医学治疗（但非其本身）遵循的就是总体人类行为的益处，因此神经科医生（心理治疗师）的知识和活动在整体上具有真正的医学艺术的意义。通过他的专业，神经科医生自己就能有意识地在方法论上把人看成一个整体，而不是脱离其他东西的躯体组织或整个躯体。神经科医生只是习惯于去考虑患者的社会情境、环境、经历、体验，并有意识地把它们放到治疗计划中。就医生是神经科医生而言，他们是为了承担总体任务。

在患者的治疗中，最后的与决定性的事件是"领悟"。患者明白了自己，首先是通过他获得的知识，并知道了特定的细节；其次，患者就像照镜子一样了解了自己；再次，患者在内在活动中通过自我发掘而透析了自己；最后，患者在实存交流中保证与充实了他的领悟。这种解释过程是心理治疗的本质部分，但它不能被还原，因为在一个阶段被当作另一个阶段的时候，这种解释过程就是人们缺失的结构化整体。这种作为个体的自我领悟的解释过程,远远超越了有计划的心理治疗所能达到的东西。这种解释过程走向了人的哲学化的自我成长(Selbstwerden)。

在极端的治疗当中具有根本不同意义的是,医生是否面向自我存在,在所有层面上去探索解释过程,在交流中作为领悟的伙伴,或者说医生是否使用自然科学的手段,在躯体或心理学上去修复疾病的机制。在透析(Durchsichtigwerden)之后的是疾病机制的恢复,因为只有在人的内在过程混淆了他的实存可能性时,疾病机制才会出现。但是,疾病机制也会在没有这些关联时出现。疾病机制甚至会在实存高涨时出现。疾病机制需要不同于深度心理学与心理治疗的介入点。

因此,在治疗中最深的极性在于,医生是否转向自然科学上可研究的生物学事件,或是否转向人的自由。当医生的目光陷入生物学事件中的人类时,当把人类的自由颠倒为在经验上像自然一样的、作为治疗手段可在技术上使用的如是存在时,医生就会混淆人之存在的整体。我可以治疗生命,但我只能诉诸自由。

e) 阻力的类型:患者对心理治疗的决定。(心理治疗)会遇到三种类型的阻力。第一种是在本质上无法改变,而只能表面修正的绝对阻力。第二种是内在形成的阻力。第三种是原初自我存在的阻力。第一种阻力要通过类似于动物训练的方式去克服,第二种阻力要通过教育与规训去克服,第三种阻力要通过实存交流的方式去克服。每个人都要面对这些阻力。他要训练自己、教育自己,在澄明交流中与自己相处。但他要建立与他人的关系,以便在第一种方式(训练)中成为纯粹的客体。在第二种方式(教育)中,他要与他人进行有距离的、相对开放的交流(这使他能进行有计划的教育行为)。在第三种方式中,他本身与他人结成完全开放的命运联合,并在同样的层面上面对他人。① 训

---

① 论交流的本质。*Karl Jaspers:* Philosophie, Bd. II. 论交流的章节。

练就是为心灵所陌生的控制。教育使用的是精神内容,而讨论总在权威情况下发生;实存交流就是相互的澄清——它在本质上是历史性的,并意味着个体情况中的非普遍通用洞见。实际上,实存交流是有效的,但不能以人们可控的、有意的方式,成为治疗的工具。

尽管人们需要帮助,但他们不仅厌恶心理治疗,而且厌恶医学治疗。一些人想要自己帮助自己。这种阻力就是他想要成为主人的阻力。因此,尼采说:"那些给患者提建议的人,会产生对患者的优越感,不论建议被接受与否。因此,敏感与骄傲的患者更痛恨的是建议者,而不是疾病。"

只有在患者与医生可以亲密无间地一起去面对疾病时,这种情况才会变得容易些。因此,患者与医生的自我意识要在同一层面上去面对一种障碍。但是,在心灵要为了治疗的需要而得到说明时,就必须在原则上拒绝这种说明。人在心灵中的感觉非常不同于在躯体中的感觉。自我存在的阻力让人和其他自我存在进行爱与斗争的交流,但不是依赖与指导的交流(依赖与指导在自我存在无法忽视的情况下决定了自我存在最内在的生命——这不同于世界中为了行为与执行的肯定指导)。这种治疗的前提可能是人的虚弱意识——它意味着需要内在的指导,并且他愿意让某个人来做自己的心灵导师(尽管他遇到了每个人都会遇到的东西,但还是不能在这种直观中原谅自己)。这种治疗的前提还可能是一种特殊的疾病意识,"我的心灵生病了"这个判断,是决定做心灵治疗的前提,因为只有生病的人才需要治疗。

然而,我们知道疾病概念是多种多样的。例如,疾病这个判断意味着一个人不能控制他自己的心灵事件:机能缺损、痛苦,以及拒绝、冲动、情感与行为责任的丧失。

接受心灵疾病的决定,意味着一种人格减等(capitis diminutio)。这些有问题的心灵显现,不像感冒或肺炎,也不像麻痹性痴呆、脑瘤、早发性痴呆或癫痫,而是自由元素的显现。对治疗的需要,意味着承认自由已经丧失,尽管实际上自由仍在,并且在反对自由的同时意味着对自由的要求。然而,如果在心灵显现序列的终点出现自由意志的责任丧失,那么在心灵显现序列的开始,信任这些人、让他们承担要负责的任务、与他们进行理性合作的可能性,都必然会受到限制。因此,每个独立、现实和有信仰的人,都会有对于心理治疗(它刺入了心灵深处,并涉及了作为整体的人)的自然排斥。但是,当一种特殊的心理治疗的技术(它涉及的不是作为整体的人)是可能的时候,例如在催眠、自体训练、体操与其他程序中,它们涉及的不是人类的心灵,而是没有其他作为最终目标设定的心理技术工具(例如免除特定的躯体疼痛)。但即便如此,由于这些技术的心理方面,关于人的羞耻感和自尊是否允许这种手段的问题仍然存在。

在所有情况下,人们都不能否认,参加心理治疗的决定确实意味着决定,并且就像生命历程中的决定一样(不论好坏)。

f) 心理治疗的目标与极限。 当患者到神经科医生那里时,他想要获得什么呢? 医生的治疗目标是什么呢? 是不确定意义上的"健康"。"健康"意味着一种无思的、乐观的、平静的生命心境;对另一些人来说,"健康"意味着一种对上帝永恒存在的意识、平和感与信念、对世界与未来的信心。当生命中所有的痛苦、他所厌恶的行为、他处境中的所有罪恶,都掩盖在欺骗的理想与虚假的解释之下时,第三种人就会感觉自己是健康的。这类人的数量不少,而易卜生《野鸭》中的瑞凌(Relling)医生提出的治疗,就最大化地提升了这类人的健康与快乐。瑞凌医生的患者说"我小心地维护着生命谎言",并讽刺地说到了"辩护的发烧":"如果您拿走了普通人的生命谎言,您同时就剥夺了他们的快乐。"如果值得期待的治疗道路是真理(我们毫无保留地支持着的东西),那么让人生病的东西就是成见与虚假。有些非常优秀的人会带着彻底的虚假去面对他们自己与世界。因此，非常值得反思的是：**什么是治疗？心理治疗努力的极限是什么？尽管这些问题没有最终的答案。**

1. **问题——什么是治疗？** 不管是哪种治疗，都会有默会的前提——人们知道什么是治疗。就躯体疾病来说，这通常是没有问题的，但在神经症和精神变态中，情况就不一样了。与治疗密不可分但又模棱两可地关联在一起的，是信仰、世界观与道德（既包含真理，也包含谬误）。在这里，医生不能局限于所有世界观与宗教中被认为是值得客观期待的与健康的东西。

> 例如，舒尔茨依据他研究的"自体沉思状态"（autogenen Versenkungszustände）探讨了治疗的目标。这些状态"独立于世界观立场"，因为在心理治疗中，"人是一切事物的尺度"。心理治疗的最高目标是致力于"唯一无二的生命自我实现"、"患者的自我实现"、"自然及和谐之全人的发展与塑造"。自体沉思要求"通过自指内观获得的、对于自身人格的人格性工作"。① 这些都是相当可疑的表述！数千年来，这种沉思状态就在瑜伽术、所有的神秘禅定方法、耶稣会会士的练习中得到了使用。但差异总是存在的，这些体验的存在感，追求的是某种无条件的和绝对的东西，而不是心理技术与经验意义上（永远可完美假设）的人。舒尔茨放弃了这些信仰，并且只保留了技术（他是历史上第一个进行纯粹的与方法论的经验探索的人）。因此，他必然忽略这些状态对于个体存在意识的深刻影响，忽视形而上学体验的源泉，并错过所有这些状态的实存热情与激烈庄严。但因为把自己局限于经验的医疗效应，所以他不由自主地需要治疗目标的表达（它作为过去信仰冲动的表达，假

---

① *Schulz*, *J. H.*: Das autogene Training, S. 244, 295 u. a. a. O.

设了一种特殊的世界观——大体上取代了偏离歌德式人文时代的市民个人主义)。舒尔茨肯定会疏远这种市民个人主义。因此,这样的表达里有人的最终定义,尽管实际上这种定义仍然是非常模糊的。

我们要引用一下冯·魏茨泽克与此相反的陈述:"准确地说来,这是人的最终规定——人不是治疗的对象;这是亵渎上帝的。"因此他认为治疗目标是不确定的:"如果能够把疾病事件放到明确的边界与轨道内,那么我们就能做很多事。"冯·魏茨泽克知道,治疗目标既不能只通过科学,也不能只通过人文,而已经在世界中通过其他东西得到了规定:"如果我们想要保持纯粹人性的立场,那么这种立场就会遭遇国家制度中的限制。"

心理治疗努力的目标经常被认为是健康、工作能力、执行力与享受力(弗洛伊德)、社会适应(阿德勒)、创造快乐、幸福感。这些表达的不确定性与多样性,就是问题所在。

人们在心理治疗的程序中,不可能摆脱目标设定的世界观基础。人们可以掩盖这些世界观基础,可以混乱地改变它们,但不能由自身的权利与基础发展出纯粹医学的治疗程序。即使在领会个别显现时,我们也要如此。例如,人们一般会认为消除焦虑是自明的治疗目标。然而,冯·葛布萨特尔的格言[①]是对的:"一种没有恐惧的生命肯定是值得追求的,因此问题在于,一种没有焦虑的生命实际上是否是值得追求的……在我们看来,很多现代人是由于幻想的缺乏以及心灵的贫乏才免于焦虑的。免于焦虑体现了深度自由丧失的另一面,因此唤醒焦虑以及鲜活的人性,正是厄洛斯(Eros)教授给人的严格任务。"

---

①   *v. Gebsattel*: Nervenartz **11**,480(1938).

人们在普林茨霍恩①那里发现了与此相反的目标。他曾经认为心理治疗学派的宗派属性是不可避免的(但有时候,他又认为心理治疗在未来会融入内科医学的实践中)。他主张,在世界观上自主的心理治疗是不可能的。他还规定心理治疗的最高任务是"作为由焦虑的统一体,到生命整体、新的共同体、世界、(有可能是)上帝的中间环节"。但是,心理治疗要么是从个体的唯一性出发,不可靠地、非客观地、没有审级的、以它治疗与说话的名义,成为这种中间环节;要么是从"教会的、国家的、政党的封闭文化共同体"(它们只是根据审级给出坚定的答案)出发,成为这种中间环节。"只有以一种治疗师提供的更高力量为基础,才能去个体化。心理治疗学派的宗派特征不是偏离,而是不可避免的发展结果。"

2. 心理治疗的局限。人们能够获得什么,必然决定了治疗的目标。心理治疗有不可逾越的局限。首先有以下两种局限:

aa) 心理治疗不能取代只有生命本身才能提供的东西。例如,人们只能通过共担命运时的爱的交流,去清晰地了解自己。心理治疗的解释,实际上局限于理论与权威的东西。只有相互补充,才能达到很多专业活动所不能获得的东西。另外,世界中的生命带来了任何治疗都不能人为安排的、有责任的任务和工作的严肃性。

bb) 心理治疗面对的是它不能改变的、人类原初的如是存在。我在我的自由中面对着我的作为某种东西的如是存在(我把它当作我可以改变或可以在接受中改变的东西),但对他人的治疗必须考虑到一种不可改变的东西——某种持续本质的标记、某种天生的东西。尽管在

---

① *Prinzhorn, Hans:* Psychotherapie, Voraussetzungen, Wesen. Grenzen. Leipzig 1929.

个案中不能说这最终是什么，但每个医生的基本经验是，存在着难以克服的阻力——只要这种如是存在是一种痛苦，那么所有的治疗努力都是徒劳的。面对如是存在的治疗是无效的。当心理治疗知道这一点时，心理治疗的基本立场只能是保持责任感。在处于已经接受的东西与要去推动的东西之间的问题张力中时，思考中的心理病理学家会一直去努力说明不可改变的东西、重新认识它们，并将它们提升到可诊断的层面上。但如是存在行为的领域是很宽广的。有时候，这种领域会变得模糊不清（治疗的目标是安抚与欺骗）；人们把治疗措施物化了（*ut aliquid fiat*），并且没有对疾病进行治疗；人们创造了友好帮助的气氛，支持了生活的谎言，并回避了"过度的接近"。有的时候，人们采取开放的态度，尝试在如是存在中去获得恰当的自我理解。治疗师没有减轻患者的痛苦，而是对患者进行了解释。这意味着去为精神变态患者与每种人都找到一种生活方式。当人的本质确实异常时，尼采的说法可能是正确的——每个生物、每个不快乐的人、每个邪恶的人、每个例外的人，都有一种他自己的哲学。在心理治疗中，即使是对于最古怪与最令人不快的人，最终都要对他们抱以忍耐的态度（"精神科的宽容"）。

治疗的努力既受限于周围世界的现实，也受限于患者的如是存在。因此，治疗最终总是会面临世界观的任务。如果选择解释而不是遮掩一种世界观，那么治疗就必须教导知足、舍离与对积极可能性的把握——这种任务显然不是心理学或医学可以达到的，而只有在一种医生与患者相互关联的、信仰的哲学基本立场中才能完成。

g）医生的个体角色。我们在医患关系中已经看到，权威的情境会产生良好的效应。当偶然达到真正的交流时，这种交流会再次丧失，除非人们摒弃权威。然而，权威通常是必须的，因为医生从来不能从他天然的、社会的和心理学的优越地位中，得到绝对的优越地位，就好像其他人不是像医生那样的人一样。权威的态度就像科学家的态度一样，总是医生对于患者态度的一部分,而不是全部。

在心理治疗中,对于医生亲身投入的要求是如此迫切,以至于完全达到这个要求(如果基本上达到的话)的情况是不多见的。冯·魏茨泽克提出了这样的要求:"只有当医生的本质,被触动、感染、激动、震动、打动时,只有在疾病转换到医生身上、在医生身上延续、回到医生自己的意识中时,只有这样且只有深深地如此时,医生才有可能治愈疾病。"

然而,患者的典型需要,通常会干扰交流。对神经科医生来说,人与人之间的重要关系之一就是弗洛伊德所描述的对医生的赞赏、爱戴与敌对的"移情"。这种移情在心理治疗中是不可避免的,并且如果人们不能认识与克服移情,那么移情就是一块危险的礁石。有些医生会沾沾自喜于患者强加给他们的优越位置;其他有些医生则想要取消所有这些移情、屈服与依赖、爱欲关系的单边性,以便制造期待的理解交流关系,而这些医生会败在患者的只想要亲爱的救世主的基本需要上。

负责任的神经科医生,会把他们自己的心理学、医生的心理学,转化为他们有意识反思的对象。实际上,医生与患者之间的关系远不是清晰的:专业的答复、平等的友好帮助、医生命令的权威,在本质上都有不同的意义。医生与患者之间经常会发生冲突,有时候是对优势地位的争夺,有时候是对说明的争夺。所有的深刻澄清,要么是在一种某人相信的绝对权威基础上产生的,要么是在相互关系的基础上产生的,因此医生必须像对待患者一样透视自己。

人们不能通过理论去在实际上呈现一个在我们这个时代从事心理治疗的神经科医生是什么样的。他必须是哲学家——有意地或无意地、受过训练地或混乱地、有计划地或偶然地、庄重地或游戏地、无条件地或遵循社会关联地。从事心理治疗的神经科医生是什么样的,不能通过理论,而只能通过范例来讲清。心理治疗行为、处理、手势和姿势的形式艺术,是无法规则化的。人们不能预料到理性与人性、沉思与开放是怎么在历史中呈现与发挥作用的。希波克拉底誓言表达了心理治疗的最高可能性:"医哲乃神"($\iota\alpha\tau\varrho\grave{o}\varsigma$ $\varphi\iota\lambda\acute{o}\sigma\omicron\varphi\omicron\varsigma$ $\iota\sigma\acute{o}\vartheta\epsilon\omicron\varsigma$)。

h)神经科医生立场的类型。成功的神经科医生必须在本质上与"神经症"患者的需要与期待相符,因为决定"成功与否"的是患者的数量,而不是医生观点与行为的"价值"或"正确性"。因此,最大的成功显然不属于神经科医生,而属于过去的萨满教巫师、牧师、教派领袖、奇迹创造者、听取忏悔的神父和心灵导师。

> 例如,罗耀拉(Ignatius Loyola)* 非常成功的《神操》(exercitia spiritualia),就是正确的疗法,而它的目标是控制、有意地催生与压制所有的情绪运动、感情和思想。佛教的瑜伽术与禅定修习也有特殊的作用。在我们这个时代,美国的"情感治疗运动"(Gemütskurbewegung)或法国卢尔德斯(Lourdes)** 的治疗都曾经取得比所有神经科医生大得多的成功(从数量上来看)。斯多葛派哲学也可以帮助一些人(少数人)达到他们自己的"健康"。另外,甚至于尼采对自己毫无保留的诚实,也可以帮助一些人(可能更少了)。

> 所有这些运动,既会走向成功,也会走向失败。有报道说,《神操》引发了"宗教性疯癫";人们还知道,尼采不恰当的天才是如何

---

* 罗耀拉(1491—1556)是西班牙贵族、天主教耶稣会创始人。他还是 16 世纪天主教反宗教改革运动中影响最大的人物之一。——译者

** 卢尔德斯是法国西南部的一个城市。据说在 1858 年时,牧羊女伯尔纳德(Bernadette Soubirous)在这里的一处山洞中见到了圣母玛利亚。圣母玛利亚指引伯尔纳德挖了一口井,而其中涌出的泉水据说具有治疗作用。因此,卢尔德斯成为继罗马与耶路撒冷之后的世界第三大天主教朝圣地,每年吸引来自世界各地的 600 万游客。——译者

越出常轨的。如果弗洛伊德的独特精神分析也导致了明显的失败、症状的恶化与强烈的痛苦，那么所有得到普遍应用的、具有心灵影响作用的方法都会有这些问题。一类患者是这种情况，另一类患者是那种情况。在某个时代取得成功的治疗，反映了那个时代人们的特点。

我们这个时代的特点在于这个事实构成：今天的神经科医生在以世俗化的方式去做过去在信仰基础上所做的事。尽管医生的基础知识仍然带有自然科学的色彩，但不论想或不想，他总是在施加一种心灵与道德的影响。由于在我们这个时代医生被迫去承担越来越多的、之前属于牧师与哲学家的任务，所以医生的类型也是多种多样的。由于信仰的统一体消失了，患者与医生的需要就有了很多的可能性。一名神经科医生怎么做，不仅取决于他的世界观与本能上可达到的目标，而且取决于他的患者在本质上施加给他的隐藏压力。因此，自然就有了各种不同的进行心理治疗的神经科医生类型。

我们要摒弃这类心理治疗——笃信的庸人，使用没有依据的治疗方法（电疗、催眠或水疗、药粉和药丸）去治疗所有人，并完全通过他的能量人格影响去获取成功（这时可使用粗糙的暗示）。另外还有欺骗自己与患者的骗子——他在心理治疗的交流中，满足了自己与患者的所有可能需要（权力感、爱欲冲动、猎奇心理）。这些著述具有典型的语调与风格：魔幻的理论——对其他所有人观点的蔑视、一种天真或狂妄地认为自己拥有真理的优越感、一种慷慨激昂与做作的倾向、一种简单立场的无限重复、似乎可以处理所有的最终断言。

此外还有这样的正经医生——他有意识地将自己局限于躯体事物，并且不由自主地用他的理性去进行教育，以便比根本没有这种打算更好些。另外，受过全面的科学教育并清晰地看到实在的怀疑主义者，仍然会怀疑他们所知道的东西。这些怀疑主义者可以为患者提供咨询、缓解与指导，但不能成为一位可取得深度成果的革命性医生。

当我尝试去定义在自然科学时代，想要在各种任务悖论之间保持平衡、触及所有心灵维度、具有无可质疑成功的神经科医生的类型，我就会看到以下景象：这类医生的坚实后盾是躯体医学、生理学和自然科学，因此他对待患者的主要态度是经验观察、现实判断、理解的实在把握。这类医生几乎不会受骗，也没有教条、狂热和最终性。但是，他也没有基本信念与知识的知识，因此他把所有的格言、现实、程序与术语都放在同一科学层面上。他的思想缺乏一种全面培养的建构——他把这看作是优点，并且通过经验的态度或假设的启发价值，摆脱了随意的思想。科学的权威弥补了所有其他权威的丧失。他生活在全面调和以及通用(Geltenlassen)的气氛中，这种通用只在很少的情况下才会被打破——这时使用道德激情来对抗威胁他职业的力量。这不是完全严肃的主张。在怀疑主义的基本情绪的冷漠中，重要的是有效的姿态，而科学性也成为了姿态，并且科学思维在环境和患者那里测试成功，然后被选中了；可以说，这是一部无意识中因循情境的、真实的戏剧。他不依赖哲学立场的严肃性：某种哲学立场就其风格来说是真实的，而其他哲学立场也是人们所需要的，并且也是真实的。深度的怀疑主义也使得有可能根据情况和处境，为穷人、有需要的人和病人提供实现幸福和信仰的空间。欺骗本身作为不可避免的东西，必须得到控制以及合理的使用。因此，人们要用怀疑的微笑去补充庄严的态度，并用讽刺、迷人的亲切以及对所有异己东西的倾听，补充威严。这些医生是由过去的信仰及教育世界，过渡到实证主义与唯物主义生活的表现。在过去的信仰及教育世界中，医生仍然遵循传统待在家里，并依靠总是即将耗尽的资产而生活，但他们能够理解新的生活。因此，他们不会坚持原则。人们似乎可以把医生固定于时代的原则上，即成功、有用、科学、追求技术与总是有效的势态，而且相信人们不能以他们本身所是的那样去看待他们，而只能在他们的活动中、在他们工作的所有强度中、在没有绝对投入的情况下去看待他们，因此人们陷入了犹豫。这就好像是"时代的轴心上"、时代之完形过渡的无限知识效应。

如果要寻找会把怀疑主义者的科学基础与有力的人格力量、实存信仰的庄严性相结合的、精神科医生的范型，那么就可以考虑一下尼采的话，并在其中发现不完全正确的看法：

"现在没有什么职业可以发展到像医生职业这样的高度，因为精神医生、所谓的心灵监护者，不被允许在公众的掌声中出现，而且有教养的人也会回避免他们。现在的医生不能达到最高的精神教育，即使他用的是最好与最新的方法，精通这些方法，并且能够快速做出由结果到原因的推理，从而为诊断提供基础；他还必须具有能适应每个人并让人掏心窝子的口才，具有祛除怯懦（所有患者都有的虫洞）的男子气概，而且他必须（以及能够）让人有健康的快乐、有侦探与律师的精细感、理解而不泄露心灵秘密，简言之，今天的一个好医生需要所有其他职业的技巧与才能。当他有这样的才干时，他就能让整个社会受益。"

没有什么科学基础可以决定什么样的人可成为一名神经科医生以及对什么样的人来说"理想"的神经科医生。神经科医生肯定要接受一种躯体医学与心理病理学的教育——这两种教育都是科学的。如果没有这种基础，那么他只能成为一个庸医，但仅有这种基础，他还是不能成为神经科医生。科学只是辅助手段。他还需要更多的东西。在个体的先决条件中，他自己视域的宽度在起作用，因此短暂的完全摆脱价值判断的能力、接受与在实际上摆脱成见的能力（只有那些一开始具有强烈价值观与成熟人格的人，才有这种能力），也在起作用。最后，他还必须有基本的温暖与自然的善意。因此，一名好的神经科医生通常只适合于特定人群。一名适合每个人的神经科医生是不存在的。然而，环境在推动神经科医生，并让他承担这样的职责——去治疗每个将自己托付给他的人。在这种情况下，他必须要保持谦虚。

i）心理学气氛的有害性。那些有信仰与哲思的人，会无意在与他们实际成果的关联中，通过内容与理念、真理与上帝的指引，进行他们的澄明。对自我的反思可以作为通向这条道路的一种手段，但其本身不是独立的力量，而只能通过把握这种手段的存在来发挥作用。与此相对的是，作为心理学考量的自身反思，会成为生活气氛，因此人就陷入了无根基性。因为个体心灵生命的现实，本身还不是存在，而是对存在经验的替代。心理治疗中的危险倾向，是将处于心灵现实中的个体作为最终目标。把他的心灵当作上帝（因为他失落了世界与上帝）的个体，最终会一无所获。

他错过了事实、信仰内容、意象、象征、任务、世界中的绝对之物的惊人力量。心理学的自身反思，不可能获得只有通过献身于存在才有可能的东西。因此，神经科医生有目的地施加于心灵的心理学效应，根本不同于历史上所有时代的神父、神秘主义者与哲学家通过指向上帝或存在而产生的心理学效应。在医生面前的谈话与自我揭露，也根本不同于教堂忏悔室中的谈话与自我揭露。差异就在于超越的现实。心灵中可能的心理学知识，以及对于被期待者的心理学效应的努力方向，从来都不会成为在自我当中实现的东西。人必须关心事情，而不是关心他自己（或只把自己当作工具）。他必须关心上帝，而不是关心信仰；他必须关心存在，而不是关心思考；他必须关心被爱者，而不是关心爱；他必须关心执行，而不是关心体验；他必须关心实现，而不是关心可能性，或者说，他其实要关心只是作为过渡的第二者，而不是它们本身。

在心理学的气氛中,发展出了一种自我中心的生活态度(恰好也在与自我中心主义相对的意见和愿望中),而自我中心的主体成为了所有事物的尺度。实存的相对化,是作为真正事件的猜测知识的心理学知识绝对化的结果。

人们培养出了一种特殊的无羞耻感,以便展现心灵的内在,并说出在语言中被破坏的东西。人们发展出了一种对于体验的好奇,并把一种对他人的强求作为了心理学的现实。

人们可以通过与自然科学式的、由于忽视心理学而错过很多东西的医生的明亮面的对比,或者通过与强烈信仰之明亮面的对比,触及潜藏在心理学气氛中的阴暗面。强烈的信仰涉及可知的东西、可能的东西,承受其余的东西,并听任上帝的决定,而不在心理学上去做臆测性的认识、歪曲与侮辱,并且不诉诸暴力地去做,或剥夺它的自尊。

然而,我们需要知道心理学的危险才能克服它们。心理学与心理治疗的自我目标不在它们的对象与目的当中,而且当心理学与心理治疗达到高度的意识层面时,心理学与心理治疗就是必经的一条道路。

j) 心理治疗的公开组织。在最近一个半世纪中,把精神疾病患者关押在精神病院中的做法,制造了很多小世界。精神科医生想要实现这样的理念,以便减轻患者与社会的苦难。神经系统疾病成为了专科医院与神经科医生的事务。但是神经症以及内源性精神病与众所周知的神经疾病之间,根本没有紧密的关联,而且神经症以及内源性精神病与其他心身疾病的关联实际上至少是一样近的。心理治疗成了精神科医生、神经科医生、内科医生的附带工作,而缺乏秩序与原则。首先,最近几十年来,心理治疗才在实际上成为了一项毕生的事业。心理治疗师(大多是医生),得到了接受其他训练的临床心理学家的补充。心理治疗成为了专业期刊的主题。心理治疗师协会的成员超过了 500 名。

1936 年出现了新的情况，戈林（M. H. Göring）在柏林建立了"德国心理学研究与心理治疗研究所"。这是心理治疗实现建制化的一步。

心理治疗必须在公开的实现中，确保成为独立的医学治疗分支。这就要求职业训练必须在确保最佳实现的条件下进行；训练与指导应该在方法论上把必要的心理学认识与实践相关联。因此，人们必须把迄今为止仍然分散的努力统一起来。首先，每个人的亲身尝试以及在小圈子或学派中发展出来的东西，都必须结成一个整体。研究所试图把所有的心理治疗认识与技能的力量，置于相互交流与影响中。人们要沟通各个对立面、沟通所有心理治疗的共同点，并强调理念的统一性。门诊部服务于越来越多的实践。人们应该通过对疾病史的有序加工，去获得全面的研究基础。首先可以由此得到有效的心理治疗病志。①

第一个心理治疗研究所的主要缺陷在于：它是独立于精神科的。因为心理治疗师没有源于他们自己体验的基本精神病学知识以及与精神病院和社会中的精神疾病患者的交流实践，所以这样的心理治疗师会做出错误的诊断，并极易成为在心理治疗文献中占据很多空间的幻想者与说胡话者。如果没有对精神病实在的良好洞悉，没有对于它们的激情洋溢的认识，那么每个实在意义上的人类意象以及人类学就都是有缺陷的。因此，对于人类的直观来说，以下二者都是必需的：去触碰不可理解的东西中难以捉摸的实在，并向自由的可能性开放。人们首先通过精神病学获得上述触碰直观，又通过哲学而开放。心理治疗不能只依赖它自己的资源。

---

① 人们可以参考自 1936 年以来近 9 年的《心理治疗文摘》（Zentralblatt für Psychotherapie）。

我们看到,心理治疗植根于医学,但它作为时代的要素,已经超越了医学领域。心理治疗是一种在教会传承意义上的、信仰贫乏时代中的现象。今天的心理治疗不仅想要帮助神经症患者,而且想要帮助处于心灵困境中的人与有性格的人。尽管心理治疗是非传统的,但心理治疗与信仰时代的忏悔、灵魂净化、灵魂指导有重要的关联。心理治疗给出了与人的根本相关的要求与承诺。我们不能预见心理治疗的未来。

就像所有的人类事业那样,心理治疗也有它自己的特殊危险。心理治疗可能不是帮助处于困境中的人,而是成为了一种类似于1500年前诺斯替教派那样的宗教。心理治疗可能是对形而上学与爱欲(Erotik)、信仰与权力意志的替代品,以及对无廉耻心的被驱动效应的替代品。在表面较高的要求之中,心理治疗实际上把心灵拉平化与琐碎化了。

但在面对所有危险时,心理治疗可以通过它的认识感官去防范这些危险。认识的心理治疗可以最清晰地洞悉错误,因此在它出现错误时也要承担责任。公共机构首先要发展此在形式,并制订这样的规章与制度——它们不仅能在整体上实现理论与技能的传承,而且可以防止危险。

人们可以期待的仔细建构的心理治疗理念、体制改革的现实性,会随着时间的推移从实践与思索中产生。这要依靠那些积极从事心理治疗的人。在这里,我们只能做一些可引发反思的、值得追问的评价。当意识到心理治疗的额外可能性时,我们就会去寻找清晰的区分。我们不能画出心理治疗在各个地方是什么样的或已经是什么样的图景,而只能提供一些理念建构的出发点。在这里,我们会触及最外在的可能性;只有在简单轮廓中追求极致的思想,才能成为追问实在的可靠工具。

基本的困难是在指向人之存在整体的心理治疗实践中,对医生的要求是不只是做一名医生。因此我们需要完全不同的思考,以及比纯粹的心理病理学思考更全面的视角。

1. **对心理治疗师自我澄明的要求**。在躯体因果疾病中的错误要求,是医生应该对自己做他对患者所做的事,并把他的技能用于自身——医生可以很好地治疗患者的肾炎,尽管他会忽视与误诊他自己的肾炎。然而,在心灵事务上,情况就不一样了。不能剖析他自己的心理治疗师,也无法正确地剖析他的患者,因为这种心理治疗师的工作方式总是由模糊的、脱离现实的驱动力来推动的。不能帮助他自己的心理治疗师,也不能向他的患者提供真正的帮助。因此,医生必须把他自己作为心理学的对象这个要求并不新鲜。近来,这个要求已经成为了基本要求。荣格是这么说的(缩减版):

> "医生与患者之间的关系,是在医生治疗的非个体框架内的个体关系……治疗是相互影响的产物。两个人在治疗中相遇,而且他们除了可能确定的外意识,还有不确定扩展的无意识领域……当二者联结在一起时,双方都会发生改变……患者在无意识中影响了医生,并且引发了医生无意识的改变……人们只能用旧的、由疾病过渡到健康的意义上去表达这种作用(他必须用自己的健康去征服疾病的魔鬼)……在对这些现实的承认上,弗洛伊德也接受了我的要求:医生本人必须接受分析。这个要求意味着医生要和患者一样接受分析……分析心理学还要求把医生所相信的系统应用到医生身上,并且医生对待自己必须要有像他对患者那样的冷静、连贯与坚韧……非普遍性的要求是医生要能改变自己,以便改变患者;首先因为这种要求是不实际的,其次因为医生专注于自己时会受制于成见,再次因为非常痛苦的是,所有人都会期待有时候

人们能在自己身上发现在患者那里发现的东西……分析心理学的最新发展,把作为治疗因素或其反面的医生人格放到了面前……医生不能通过处理他人的困难,来回避他自己的困难。"①

由此产生了对"教学治疗"(Lehrbehandlung)的要求。没有被他人用深度心理学方法分析过的人(每年100—150小时),既不能参加心理学中的专业讨论,也不能进行心理治疗。"我们不想了解患者,而想了解我们自己。在相当了解与明辨自我之前,我们无法揭示与指引人最重要的事情。我们把这归于患者。"②因此,教学治疗应该是未来心理治疗师训练的一个本质部分。这种要求必须得到非同寻常的坚持,尽管据我们所知,有的主流神经科医生不同意使用深度心理学分析。在这方面,我们需要做一些区分:

aa) 自我澄明是绝对真实的要求。唯一的问题在于自我澄明是如何实现的,以及他人(他在揭示心灵深处的秘密时是要收费的)的直接帮助是否是必须的。人们不能混淆自我澄明与人际间的分析方法。人们不能保证实存本身必须培育的东西。人们也不能控制或证明总是独特与不可重复的、在内在行为中发生的事件。因此,值得考虑的是,对于自我澄明的要求,不应该是为了它的实现,才去保证最广泛的选择可能性。个体应该选择的是,他是否可以将自己托付给他人的深度心理学分析,或者说,他是否可以间接地承受个体交流的刺激,再或者说,在他的历史生命中,他能否将自己的领悟与伟大的澄明建构(如克尔凯郭尔的《致死的疾病》)相

---

① *Jung*, *C. S.*: Seelenprobleme der Gegenwart, S. 31. Zürich, 1931.
② *Jung*, *C. S.*: Z. Psychother. **10**, 202(1938).

关联,再或者说,他是否应该同时做上述所有事。如果一个人最内在的东西,被转化为了能够外在控制的东西,并且人们坚持执业心理治疗师是每个年轻人都可以无保留地向他开放并去信任的人这个前提,那么就会有这样的危险,即人们会把杰出的人(可能是最独特的、最人性的与最健康的,并且恰恰能够在研究与实践中把心理治疗提升到更高层次上的人)从这种职业选择中排除出去。体制心理治疗训练的建立者,必须问自己(并且让他们自己的澄明愿望,摆脱自己学派的成见):在教学分析的要求中,有时候是否存在隐藏的认识要求,以及宗派形成的源头,但不存在公开的、普遍的治疗效用理念;或者说,他们应该问自己:心理治疗师的必须、持续与真实的自我澄明理念,在固定于特定形式上时本身是否会造成误解(这种形式会摇摆于对治疗师非个体地居于背后的分析以及面对面的个体交流之后的分析之间)。如果要求根据不同治疗学派的教学治疗,并要求学生区分这些不同的教学治疗,这可能是对我的怀疑的证实。人们要像不同教派的宽容和解一样停战(这是每个人都暗自希望的),并使停战成为唯一真正的出路。因此,特定教学治疗的世界观特征与整个程序,就能成为信仰运动的一个补充。

要想走出这条归根结底是私人世界观的死胡同,不是一定要取消教学治疗,而是要求把教学治疗作为心理治疗训练的必要条件。因此,绝对要保留的是心理治疗师的自我澄明要求,但这种要求不应该从属于客观的控制、检查与论断。体制训练的内容只能是所有人都能达到的与客观有效的东西,尽管在实践中,一切决定性的东西都取决于它所把握的人格。

每种职业都需要特定传统的保护。发展中的职业,在其可能性上是开放的,或者说受限于它最初组织时的选择。在我看来,作为不同准则之教学治疗的选择,首先会进入很多相互排斥与相互宽容的宗派狭隘中,但最终会导致这种职业的终结。职业的根本性问题在于它能否在实践知识中把传承深化,从而把由柏拉图到尼采的人作为基础——这使职业从狭义的医学意义中凸显出来。换言之,每个精神运动的内容都是由其奠基者决定的。温克尔曼(Johann Winckelmann)奠定了今天的考古学水平,尽管他的大多数理论已经被摒弃了。他本质的高尚与理念的深度,都是决定性的。但人们要明白,弗洛伊德、阿德勒与荣格无法奠定心理治疗所要求的高阶运动。人们甚至不能在克服它时找到道路(因为人们依赖于他们所抗争的东西),而只能在对真理的积极把握中,从伟大的传统中找到道路。人们可以在如今的经验中重新认识这些传统,并通过心理治疗的实践去继承这些传统(今天的心理治疗处于把不同的传统作为基础的情境中)。这些传统必须创造出作为学说整体的、可以承担迄今为止还不能声称有效的作品。因此,这最终不以体验或难以预见的、应该使用不同方法的人类类型的数量为基础。瞥见与揭示了真实的理解性创造,就崩塌于模糊的简化中。如果人们从传统的深度去把握这种真实,并在当代形式中将其具体化,那么这种真实本身就是过去时代的学者们可以看到的、富有价值的、不充分的、偶然的与破坏性的东西(今天它们对心理治疗仍然有深远影响——要么是匿名的,要么是公开的)。

bb) 人们必须把进行澄明的深度心理学与心理学技术区分开来。深度心理学的运用意味着在内容与直观上的一种投入——这种投入体验铭刻着世界观的印记,并且在所有意识中总是发挥着无意识的暗示作用。这种深度心理学的运用,已经意味着一种同意。与此相反,旨在治疗的心理学技术(催眠、自体训练、锻炼等)带来了似乎通过新工具才能获得的特殊体验。人们可以要求我用于他人的心理学技术,本身应该在自己身上进行尝试与贯彻,尽管是在现实理解的共同作用与执行中。但是,人们要明白,当为了人格历史而违背这些心理学技术时(人格历史既不能有目的地制造它的意义,也不能有目的地开启它的意义),就算使用所有的方法论沉思,还是不能有真正的技术,因为一切都是颠倒的。在面对无意识的深度时、在应该发展与承担无意识时,人们总是会胆怯。人们要避免技术化,才能开启自身的本质。人们不能期待心理治疗职业的个体前提来自于刻意的教学;它要求更多的东西,并且决定性的东西是难以教学的。

2. **神经症与健康**。在上述有关医生必须分析自己的段落中,荣格又继续说道:

> "不可分割地与这个问题相关联的自我批判与自我探索,使得人们必须对迄今为止的、纯粹的生物学心灵,作出完全不同的领会,因为人类的心灵……不只是患者的心灵,也是医生的心灵;不只是客体,也是主体……之前作为医学治疗方法的东西,现在成为了自我教育的方法……由此,分析心理学打破了迄今为止将它限制在医生诊室中的禁锢。分析心理学就出现在迄今为止的西方文化的弱点与东方文化之间的鸿沟中。我们只能认识到心灵的屈服与限制……当原初的医学心理学把医生本人作为对象时,这种心理学就不再只是对于患者的治疗方法了;它现在治疗的是健康人,而健康人最多会有的是让所有人都会感到痛苦的疾病。"

荣格清晰地说出了一直在发生的事。但被视为治疗弱点或缺陷的东西,被他转化为了治疗的力量与任务。因此,现在更紧迫的是记住一些根本的意义区分：

aa）对神经症与健康的区分。只有少数人是神经症，而大多数人
是健康的。

舒尔茨-亨克（Harald Schultz-Hencke）在他论压抑者的著作
中，叙述了一些普遍的人性。① 他还区分了本质更粗略的显现：
"只有一部分人知道压抑；压抑意味着痛苦。压抑几乎总是被体验
为是病态的……可能至少有约十分之一的人，曾体验到压抑的病
态结果。但是，压抑大多只是短暂地在他的生命中出现。这种现
象为数不少。通常，正常人只能体验到其中的一些，如果他属于这
10％的人的话。因此在 100 个人中，总是只有一些人知道明确病
态的体验，因为这些体验曾经稍纵即逝地出现在他这里……因此，
对患者来说，叙述他的病态显现并没有什么用处。这些病态显现
是不可理解的……患者必须去看医生。"舒尔茨-亨克认为，"可能
有 50 万德国人可以受益于'更严厉的斥责'"。

这些有关神经症频率的陈述，想要估计出神经症发生的大概数字。
这些陈述包含以下论断：

在神经症现象与所有人都能获得的健康心灵生命之间有本质的差
异。大多数人不能由自己的经验出发去认识神经症显现，因此根本不
能理解神经症显现。

就少数健康人也会有个别神经症显现（尽管通常是采取插曲形式
的）而言，神经症与健康之间是可以转换的。这种转换不意味着所有人
都有一点神经症，而只是意味着健康人身上也有孤立和稍纵即逝的神

① *Schultz-Hencke*，*Harald*：Der gehemmte Mensch. Leipzig 1940.

经症显现。但这还意味着只有少数人才会陷入时有时无的、大多数人都不知道的神经症显现。这些知道神经症显现的少数人,也是健康人。

尽管人们几乎不会对这些论断提出根本的怀疑,但第三个论断是值得怀疑的:神经症显现是每个健康人都知道与克服的心灵困境的结果。心理与实存困境就是人的困境,而不是神经症的困境。我们不能否认在大多数神经症中,普遍的生命困难起着本质的作用。但是,生命困境中的自我放弃、自我透析的缺乏、不诚实、自我欺骗、拒绝行为,造就的不是神经症,而是品质低下的人。神经症不同于这些难以计数的、实存堕落但仍然健康的人,或者说无耻不是疾病。决定神经症产生的东西,就是神经症特有的东西——特定的心灵机制禀性。神经症患者首先会在生命困境中产生这些禀性,甚至在自我透析与说真话时,也会产生这些禀性。人们有时候是这么说一位神经症患者的:"他有神经质,但这是高尚的神经质。"堕落中的无耻与上升中的真诚,都会在特定机制中产生神经症现象。

bb) 心灵困境中的治疗与帮助的差异。每个人都需要内在行为中的自我透析和自我奠定、对生活困难的真实克制、自由的放弃与拒绝、对既定生命现实的接受。我们都需要掌握生活的问题,放弃、拒绝和接受如其所是的生命实在。但只有少数神经症患者才需要治疗。解决生命问题、成熟、实存发展,不同于对神经症的治疗。相应地,心灵困境中的帮助也不同于医学治疗。

找到走出困境的道路、面对自己、教育自己,是每个健康人的任务。在困难加大时,其他人能够指明道路(也可采取心理治疗的形式)。但是治疗神经症显现,需要特殊的医疗措施——在其中,每个普遍-人性的帮助,都具有难以预见的意义:在既定神经症显现中,自我成长的进程,同时也能治疗神经症。深度心理学在其边界上与实存澄明相融合,并且要求具有历史唯一性的个体亲密与友谊。与此相反,在医学领域中的心理治疗,是规定技术的应用,在很大程度上是非个体性的,并且是可重复与教导的。

神经症的心理治疗,或多或少地涉及已经发生在或可以发生在人际间的交流;这种交流不是科学与医学可实行性及可规定性的研究对象,并且在这种交流中,人的成为自我是通过领悟而实现的。这种交流小于实存交流(不论这种交流对神经症患者来说多么有益,也不论对患者的治疗多么需要这种交流),因为这种交流不能按照计划和意图,以职业的方式来进行。但就一项内行的技术与通过经验得到证明的措施具有特殊作用而言,这种交流又大于实存交流。

这与实践问题的答案有关。为了进行实存交流而付费是怪异的。酬金对于以特定知识与可教导能力为基础的可普遍应用与反复检验的技术活动来说是很合理的。但正如所有的医学治疗很少涉及医生与患者之间的实存交流那样,实存交流不是有意进行的,因此心理治疗中的实存交流完全不同于医学治疗中的实存交流。实存交流不是通过金钱可以追求与进行的亲身投入。因此,在两个人面对面的进行深度心理学分析与实存澄清时所发生的一切,都不能成为治疗的原则与目的。在所有的人类关系中,有时候可能存在着一种本质且命中注定的东西,但这些又是超出情理之外的。

cc)心理治疗的普遍化。上述所有区分不能阻碍提供给所有人的心理治疗活动,例如他们所处的职业困境,或难以解决的家务或家庭不安,或对子女教育的无计可施。即使是健康人,也会纠结于上述问题的解答。专家手中的方法论知识与技术能力,对于没有心理病理学现象的人来说,也有对于神经症患者那样的作用与长效性。正如一个理智的解答在恰当时刻造成奇迹是多么偶然那样,通过一种洞察而了解到真实情况也是那么偶然，因此人们也可以追随机构中的心灵导师。人们无法预见这里的可能性是什么。

这就迈出了由医生的心理治疗到介入健康人困难的一步（就它们在心灵上有帮助而言），因此从长远来说，人们必须要弄清这些干预的意义。当人们想要帮助某人时，他会使用人们经常说的话来进行拒绝，而这说明这个健康的人暂时不想得到这种关系中的治疗："只有在他有症状（即神经症显现）时，人们才能对他进行治疗！"

当人们采取这种基本态度时，心理治疗的清晰性就会受到威胁：心理治疗是每个人都必需的，而不只是困境中的出路；这里所要处理的困境是普遍性的。在这种直观中，人们会失去节制。因为人们会在与最亲密及最敬爱者的交流中，在与让人出世的信仰内容的关联中帮助自己。只有在困境中（在缺乏真正的交流时，在与环境的分裂中，在虚无环境的信仰丧失中），他才会走出这一步：求诸陌生人、支付酬金、不知羞耻地敞开内心（只有在困境中他才会解除羞耻感）。未曾解决的问题是，在医学的心理治疗与一般的人际心灵咨询及心灵指导的差异中，要如何去实现制度化的援助，即心理治疗的普遍化是否应该走向针对所有人的心灵治疗，或者说是否应该在"疾病"判断的前提下，对神经症的心理治疗作出一种新的限制。

3. **心理治疗师的个性**。人们对心理治疗师有很多要求；高超的智慧、坚实的友善、不可动摇的希望，都是心理治疗师所应有的。只有原初的、思想内容丰富的、本质的、终生的自我透析，才能达到这种理想，并认识到人之存在的极限与自身的极限。心理治疗实现建制化、通过理论与培训建立自己的立场的问题就在于：怎么才能创造机会让杰出的人物发挥作用？培训、挑选、控制可以制造出至少能阻挡不受欢迎者的边界。这是极为必要的，因为心理治疗作为仍在发展中的、没有令人畏惧的传统提供支撑的职业，会受到失范者（Entgleiste）、神经症患者与好奇者的逼迫。

aa）达到标准。如果心理治疗有未来，那么有的就是人们会在代表性的人类形象中直观到的心理治疗的最终形式。与在通常的实际活动中不同的是，个性在心理治疗中发挥着核心作用。个性的模范还不存在。但最伟大的模范也有他自己的独特不足与局限，并且没有人可以模仿。最伟大的心理治疗师模范，能向追随者提供的是方向与激励。只要作为公开形象的、在整体生活中一目了然的个性模范还不存在，那么人们就只能抽象地讨论个性模范的要求是什么。对此，我们已经在一些段落中说到了。例如，精神与伦理的要求是：

> 对宗派主义的反对。心理治疗需要信仰基础，但它本身不能产生信仰基础。因此治疗师必须是求真的。首先，他要开放与肯定地面对现实的信仰；其次，他必须抗拒几乎不可避免的倾向（正如经验所告诉我们的），即把心理治疗变成一个世界观的学说，把心理治疗师、学生与患者的圈子转化为宗派共同体的倾向。
>
> 我曾经问一个医生，某位癔症患者是否应该去做心理治疗，而他的回答是："不，她是一个虔诚的基督徒。"这样的选择当然不是唯一的，但它适用于所有在心理治疗中具有世界观特征的问题。作为宗派的心理治疗，不能成为公共机构治疗的代表。这种心理治疗会在私人圈子中形成并瓦解，除非心理治疗师成为了卓有成效的宗教奠基者。要反对宗派组织、反对让团体围绕在唯一受崇拜的导师周围，以及反对心理治疗的信仰倾向，就只有坚持这条尺度——信仰的世俗化说明（这是时代的普遍状态）；承认伟大的信仰传统（如果它们流传至今的话）；作为知识、直观与能力之普遍中介的、基本哲学态度的培养；澄清这种态度依赖于每个心理治疗师的自我确信。心理治疗师必须是一个独立的人。

对人的尊重。他的经验类型与某种心理治疗方法的必要性，可能会让心理治疗师产生对人的轻视。他感觉自己像是动物驯化师，去催眠患者和操控不愿配合的人。他会遇到两种情况：首先，第一类神经症患者的形态构成了人类的高贵，而且他们的治疗意愿是纯粹与正派的，因为他们没有隐藏的目的（人们有可能会爱上人之存在深度开显的神经症患者）。其次，第二类神经症患者不能成为他们自己，他们要通过生命的谎言来生活；他们不接受现实与价值，而是要把现实与价值应用及误用为对于其他东西的意义（在临界情境中，他们可能会厌恶人类）。心理治疗师想要助人的基本态度，会使他们免于对人的轻视。对心理治疗师有帮助的是，终其一生都要知道和记住他自己的弱点、他自己的偏差与失败，但他也会受益于对于成功可能性的知识，以及起到解放与保存作用的原初遭际。选择成为心理治疗师职业的人，必须知道等待着他的经验困难，并确保他对人类的爱。

对治疗的异化片面性的反对。危险在于：在被治疗者身上去看他本身以外的东西，并把他作为我根本不能认识的一个自然客体。但人们在他人的心灵中找到了自己。他只能由内而发地提供帮助。因此，心理治疗师至少必须在同等广度与深度上，把他自己作为他自己心理学的对象，就像他对被治疗者所做的那样。

bb）对训练的授权。在职业的难度与个体要求的高度上，心理治疗的准入的确像医学职业的训练那样，至少应该遵从严格的理论条件、生活经验、实践保障（心理治疗根本不应该独立于医学）。但是，在帮助处于心灵困境中的人时，对医学训练的要求不是唯一可能的基础。因此，所有把强烈的精神工作、自我规训、世界经验和亲密带给人的职业，都可以作为基础。只有成熟的人才能进行这种心理治疗。躯体的神经症治疗应该由精神科医生来做,而同样自然的是,精神科医生要借助非医学专业人士的助力,而且当心理治疗扩展到健康人身上时,非医学专业的人士也越来越重要了。

cc) 训练。一个本质的问题在于:除了当下获得的实践经验,什么样的精神传统是心理治疗研究的基础。心理治疗在研究最近 50 年的心理治疗师(他们都将自己局限于神经症,以及低级的哲学)以外,似乎只能在它回到人类知识的深厚根源时,才能达到它可能的层级,即在人类学中获得一种人类的意象——这种人类学植根于古希腊哲学、奥古斯丁、克尔凯郭尔、康德、黑格尔与尼采。今天的精神与心理学尺度仍然是不坚实的。它的层次是极端波动的。只有最伟大的导师才能确定人类的意象,并塑造人们谈论心灵的方式;他们必须传授人类可用来澄明自身的概念。

dd) 控制。一家机构只能进行表面的控制,以便阻止心理治疗师犯错误,并在后来清除心理治疗师不喜欢的东西。

1. 有目的地反对相互约定中的层次化与零散的个体努力,而机构提供了这样的机会:通过个体自发的最自由空间,保持作为所有层级之源泉的隐私性庄严;保障必须是在心理治疗师之间富有意义的理解(Agon)中;心理治疗师必须在他们的成就中看自己(就可见的东西而言);心理治疗师必须在讨论中进行交流,在科学工作与设计中提出批判,并且不设限制。

2. 亲密的关系会给心理治疗造成没有人比心理治疗师本人更清楚的危险。有时候,当不好的流言应该是正确的时候,它们可能涉及个别的越轨。但这些流言是需要核验的,哪怕心理治疗师在他的心理治疗实践中只与他的患者发生了一次性关系,他也不能再从事心理治疗了。

其他要求是近似的：如果心理治疗师要对异性（不论男女）进行心理治疗，那么他必须是已婚的；人们不能总是期待平均的、世俗化的心理治疗师具有天主教牧师通过信仰的超越权威而提供的东西。这样的要求表明问题简单到不用解决。已婚不能提供保障，而未婚也不应受到责备。人们所要求的心理治疗师的心灵层次，不能受制于婚姻关系的因素，尽管婚姻关系可以提升心理治疗师的心灵层次。

这里的问题几乎没有得到讨论，而只有在"移情"的心理治疗理论中才被触及。作为个体的心理治疗师，必定在被治疗者的心灵过程中起着决定性的作用。心理治疗师的任务是把个体功能与不可逾越的距离结合起来，而这是客观性的保障，并且能够在必须的、独特的深度心理学澄清中，把心理治疗的私人因素排除出去。在个体因素中，一种非个体的因素肯定在起着作用。心理治疗师与患者之间的社交已经是错误的，而且他们的关系必须局限于心理治疗范围内（如果心理治疗要得到纯粹实现的话）。但是，如果他们不能保持距离，那么危险就是显而易见的。如果心灵指导的承担者涉及倾慕的要素、相互的私人依属，那么一切都会遭到根本的破坏。也许有一种理论认为女性与心理治疗师的爱欲关系以及爱欲满足，是她恢复健康的杠杆（用今天的话来说，这是最有效的移情与解决），那么心理治疗就会是最精心策划的引诱手段。对诺斯替派的历史研究，揭示了治疗师作为医生、救世主和爱人之角色的无限变形。

附　录

在按计划贯通认识异常心灵生命的各种视角之后，我们要在附录中简短地直观实践与历史事务。我们要谈谈对患者及其治疗和预后的调查，并考察心理病理学科学的过去。

§1. 对患者的调查

a) 一般要点。 在对患者的调查中，人们必须将对立的东西统一起来：一方面，必须专注于患者的个体性，并表达出他们的独特性；另一方面，必须带着坚实的视角与指导性的目标去进行调查。如果忽略指导性的目标，那么人们就会陷入细节的混乱中。如果忽略坚实的视角，那么人们就把个案带到已有的狭小与僵化的专业中，而看不到新的东西，并且会歪曲个案。调查者的理想是选取丰富的、坚实的、适用于个案的视角。

因此，人们头脑中没有现成的问题回路（Fragebogen），而只是要去彻底追问，尽管针对个别目的的问题，能使调查变得容易一些。问题回路是新手的辅助工具，而新手要在没有充分的一般认识的情况下去写疾病史。问题回路在维持记忆时也是需要的。但是，对研究者来说最好和最重要的东西，是当下的患者与已有的显现给予他的刺激。人们必须变换他们的问题。人们对于个体所拥有的东西，人们迄今为止偶然或有意经验到的东西，人们与患者所处的情境，他们的意识状态以及其他东西，都要求在某种程度以及每个调查中提出新的问题。因此，人们不应该带着现成的问题图式去询问患者，而应该知道在某一点上用某种方式去弄清在调查中要考虑何种视角。这把总体的普遍心理病理学与个体疾病类型的分析，引到了特殊精神病学中，当人们拥有一般的丰富知识时，只能提出很好的问题；我们的概念知识的理解图式与轮廓，都是我们追问活动的真实感官。如果个体调查的变换是一种艺术，那么所有调查中的个案都是新的，因此在另一方面要坚持已有发现的通告（如果已有发现是有效的）就是科学，并且总是需要坚实的概念。因此，在所有情况下都特设地构建必然模糊的心理病理学概念（它们接下来就会被遗忘）是一个巨大的错误。心理病理学家是创造性的，并且在对个体的调查中总在发生变化，但是他们在已有发现中会坚持牢固的概念，并且只会谨慎和持续地提出新的概念。

　　b) 调查方法。首要的以及总是最重要的调查方法是与患者进行谈话（Unterhaltung）。这种方法有多种多样的形式。精神病学家的技能就是有计划地引导谈话，并以总在更新的方式让谈话适应个案的能力。好的提问者就是不仅能在语言表达上，而且能在总体习惯上排除他自己立场的人。那些必须"维持"他们的"立场"以及医学权威、那些必须保持优越知识姿态的人，在很多情况下都不能采取必要的共情。人们必须有充足的、完全奉献于某种协作的人格。人们必须放弃他们在交谈以及整个习惯中的"立场"。良好的调查者还必须让患者说话，而自己尽可能少说话。① 人们要注意交谈中的举动与姿态、很多小的表达显现、音调、一个微笑或一个眼神，以及所有在无意识中总在决定我们印象的东西。人们在交流中会使用自己的第一印象——它们是新的、突然的、唯一的、有时候会给予我们要在后来才能得到证实的东西。精神分析想要通过对梦的叙述以及在对所有表达现象进行观察后的自由联想，来让结果更为丰富。②

人们要去学习如何与精神异常者进行交流。在谈话的初期，要避免所有会让患者产生厌恶与拒斥的东西。要带着中性的亲切、专心地去倾听；要抛开自己的观点，参与到患者的思考过程与判断中。不能把患者认为是重要的东西，当作无意义的东西。要完全搁置自己的评价。

除了简单调查的最重要调查方法，一系列辅助工具也起着值得注意的作用。人们想要通过当事人以及周围人的既往病历（Anamnese）获得客观的材料，并从各种活动与证明中获得可靠的生命史。另外，对患者的通信、档案以及其他东西的考察，有时候也有很大的价值。当患者做好准备并且有能力的时候，就可以要求患者对他们的精神病体验进行书面的自我叙述。在对调查结果进行补充时，根据特定图式、征象描述、小视角的重复叙述等而进行的智力检测，都是有益的。③ 人们很少需要进行真正的心理学实验。在所有情况下，躯体调查都是不言而

① 克莱西（Jakob Kläsi）有若干与精神分裂症患者进行谈话的良好案例。*Kläsi*: Über die Bedeutung und Entstehung der Stereotypien. Berlin: Karger 1922. 克莱西记录下了他的探索——用什么样的手段、时机的选择、影响患者的方法。人们可从克莱西这些具体案例中，学到比一般规章更多的东西。对好的探索来说，首先必须的是临床的传统与人格的模范。正如牛顿所说的，在科学中，最好的学习是钻研范例（In scientiis addiscendis exempla magis prosunt quam praecepta）。
② 对"自由插入方法"的良好批判：*Richter*, A.: Z. Neur. **146**, 620。
③ *Köppen und Kutzinski*: Systematische Beobachtungen über die Wiedergabe kleiner Erzählungen durch Geisteskranke. Berlin 1910; *Levy-Suhl*: Die Prüfung der sittlichen Reife jugendlicher Angelkagter. Z. Psychother. **4**, 146 ; vgl. *Angew*: Psychol. **9**, 245. 今天的洛夏测试。

喻的。但躯体调查只在很少的时候（例如在器质性脑部疾病与有症状的精神病中），会有对心灵疾病的判断来说具有本质性作用的结果。

c) 调查目标。通过客观的数据以及患者的叙述，我们要努力获得在心灵、社会和躯体关系中的完整档案。我们还要努力去认识患者心灵生命的内容。不要诱导患者去进行自我观察、去思考自身及其心灵，而要致力于这样来引导谈话，即查明患者的表象、直观、信念、理念、他对于周围人态度的意见。首先要着手研究心理病理学视角下的本质，例如心理病理学要追求和考核的东西。患者可能会认为不重要的，以及患者只是顺带说出的细节，最终都会成为准确提问的出发点。

病史与患者体验的内容是新手习惯去调查的东西。我们知道我们可能还缺少调查中更重要但更难获得的另一半。为了获得现象学的明晰性，我们必须把患者引到他们能够获得的心灵体验的形式，把他们引到自我观察上，以便去经验他们体验的主观方式，而不只是他们体验的内容。我们要激励患者去比较不同的体验状态。我们要利用患者的心理学判断，因为患者是真正的观察者。这样才能获得有关错觉、妄想体验、人格意识异常的数据。

迄今为止所有的调查目标，都只有在患者相对深思熟虑的状态中才能达到。如果深思熟虑的状态还不完善，那么我们的任务就是要在调查中去补充对瞬间状态以及状态征象的叙述与分析。我们想要通过适当的问题、实验工具（例如图片展示）①去确定意识状态、注意、表象演进等。我们必须经常满足于对患者自发表达的记录以及对患者举动的叙述，而在急性精神病中，我们不能与患者建立起真正的关系。

d) 判断调查结果的视角。一再出现的问题是：患者的陈述是正确与可靠的吗？我们只是发现，我们过于经常地做出了错误的陈述。有

---

① *Heilbronner*: Mschr. Psychiatr. **17**，115（1905）.

意的欺骗、回忆中未被注意到的歪曲，以及未被注意到压抑，都会起到显著的作用，因此我们总是要尽可能地考虑到客观数据的控制。患者的心理学无能以及较小的兴趣，都会妨碍现象学报告，因此我们在大多数案例中都必须放弃完全的说明。很少有人能模拟精神疾病。[①]与此相反，尤其是在癔症精神病，例如监禁性精神病中，带有模拟（Simulation）的成分（但会随着精神病的发展而消失）。更为频繁的是讳病（Dissimulation）、隐瞒病情：慢性偏执狂患者会隐藏他所知道的妄想症状，并且他知道所有人都认为这些妄想是疯狂的；忧郁症患者会把他深层的绝望隐藏在安静的、微笑的表情之下，好让人们认为他已经痊愈了，从而得到自杀的机会。

暗示问题在患者调查中起着一种特殊的作用。暗示问题是这样的，它的内容中已经包含了人们想知道的东西，而患者只需要回答"是"或"否"（例如：有时候，在你情感活跃时，你是否觉得有人把你唤醒了？）。狭义的暗示问题是这样的，它已经提议了"是"或"否"（例如：你头痛吗？）。人们要禁止这样的暗示问题。一般只能这样去提问：患者的心情怎么样啊，他体验到了什么，当时的体验是怎么样的，然后又怎么样了，等等；每当患者说到一些正面的东西时，人们都应该通过这些一般性问题去激发他进一步说下去。在很多情况下，这都是唯一有效的调查手段，但不是在所有情况下。这里与很多情况下一样，正确的事情不是完全避免有风险的工具，而是要进行合乎目的的使用。当提出暗示问题时，人们必须知道这一点，并且必须批判地去评价答案。但是

---

① 关于模拟，可参见：*L. Becker*: Die Simulation von Krankheiten und ihre Bedeutung. Leipzig 1908. 关于对精神疾病的模拟，可参见：*Sträussler*: Z. Neur. **46**，207 (1919)。战犯的案例说明，有人可以在数月中模拟精神疾病，并有可能骗过医生，参见：*Klieneberger*: Über Simulation geistiger Störungen. Z. Neur. **71**，239。关于模拟的成功，还可参见：*Utitz*: Psychologie der Simulation. Stuttgart：Ferdinand Enke 1918。

当人们不用暗示问题去进行调查时,能经验到的东西就会少去很多。从人们想要直接调查暗示性的情况来看,在很多情况下(例如在精神分裂症中)都可以平静地去追问错觉、对象意识之下的不同现象以及情感等,而不用担心会获得被暗示的答案。很多患者是不容易接受暗示的,并且人们在易受暗示的程度上也或多或少地是谨慎的。在极其明显的易受暗示的人那里,尤其是在癔症患者那里,人们自然会几乎完全地避免暗示。

在调查的最后,人们要努力对所有结果进行评估,并得出一种疾病群组的诊断。这里所考虑的很多元素,只能在特殊精神病学中学到。在这里,我们想用以下案例说明在不可愈疾病的诊断中发挥作用的,并且首先属于调查技术的一个共同点:

> 人们可让患者详细地述说自己的经历与体验,追问其中含糊的地方,贯通患者的一生,尤其是其中被怀疑是疾病开始的年份。当以内在理解的方式与患者一起共同体验时,人们就会注意到模糊的、最终不可理解的关联。人们注意到了这些关联,并对它们进行比较;最终,在更大的范围中去看它们时,人们发现它们是可理解的,或者说它们经常以及在特定时候会汇集一起。由此,人们发现了真正精神疾病的最鲜活与最引人注目的特征——这种特征不能在单一症状中得到清晰解释,但在这种重新体验中可以作为可感的理解空隙而给人留下深刻印象。因为这种"不可理解的体验"在主观上已经是一种相对可靠的"进程"保证了,所以人们在几乎所有情况下都可以把这种体验作为基本症状的证明。这种"不声不响的体验"、无症状的进程,在诊断的正确性方面总是不确定的。

疾病史就是在调查基础上写成的。关于应该如何去写疾病史,人们还没有达成共识。共同的要求是：应该客观地去写。不应该带入判断、结论以及空洞和图式化的范畴，而应该鲜活与直观地复述现实。但是，由于所有的个体描述在想要完善时，都是无限与难以解决的任务，所以描述必须是有选择的。做出正确选择的良好描述，在个案中能向我们提供直观与多面的解释。如果是从坏的疾病史出发的，那么我们首先必须去除其中非必要的、多余的和无关紧要的东西，必须移除无意义观察的垃圾，这样才能艰难地从余下的东西出发进行构建。选择在很大程度上是一种个人的艺术。但由于调查者的才能是相似的，所以选择的艺术要求心理病理学视角下的有意识学习。心理病理学的视角越是清晰，疾病史就越是多面，而在模糊的视角下，谨慎的调查者很容易陷入描述与重复的混乱中，写出一个无限的疾病史，并忽略心理病理学中最本质的东西。一个好的疾病史总是长的，但长的疾病史不一定是好的。学习疾病史写作的唯一方法，是对科学心理病理学的多方面学习。心理病理学家本身就在他所写下的疾病史中。心理病理学家所知道、所解释、所支配、所追问、所评价与体验的东西，不仅反映了他的理智，而且反映了他的本质。

§2. 论治疗的任务

科学工作的目标，在满足认识以外就是将认知的成果，实践与应用到达成我们生命目的的手段改善中。由此，自然科学就给予人以强有力的印象。这种印象不是源于对我们认识的概念深化与提升，而是源于自然科学成果对于实践目的之下的、自然因果性支配的意义。我们对心理学和心理病理学的学习，也想达到类似的成果。但与自然科学相比，心理学和心理病理学的学习所能达到的东西是较少的。心理病理学的认识是神经科医生治疗的一个前提。但这种治疗基本不是源于可教导的认识,而是一种把科学作为工具的艺术。这种艺术可以发展与丰富,并在个体交流中传承,但只能在它的技术手段中得到有限的学习与相同的应用。

人们可以由治疗结果得出两个结论:首先,治疗本身有人们所期待的效果;其次,由治疗的效果可以推断出疾病的类型。遗憾的是,这两个结论都是错误的。

经验告诉我说,几乎所有的手段,在某种意义上都有短期的效果。具有普遍性的是,格鲁勒发现在真正的癫痫中,开颅术的治疗效果既致命又有效:

> "很多癫痫患者对于开颅术反应良好,即癫痫很少发作了,而且低沉的整体心灵的生命力也恢复了。但是,急躁与虚荣的手术医生,过早公开了这种经验。不久以后,大量病例又重新发作了。简单的开颅术……当然没有清除病根,而是降低了刺激性与发作预期(这时,减小颅内压是特别有效的)……在其他情况下,开颅术只是一种手术,即人们经常正确地观察到每个手术,例如盲肠手术,也是有益于癫痫的。有经验的医生非常清楚,在老的病例中,任何手术都会在某一段时间产生根本的疼痛缓释……低盐的、纯素的饮食,冰水治疗,强烈致泻超过 5 天,一次大放血,一次致泻与饥饿疗法……但都只有短期的效果。"①

为什么治疗效果会有这样的任意性呢?答案有多个。人们在判断上倾向于强调好的病例,而忽视坏的结果。当疾病或时相无论如何恰好消退时,效果就出来了。医生与患者都没有考虑到暗示的作用,我们

---

① *Gruhle:* Nervenarzt **1**, 60.

也不能高估这一作用。在人们可以重复与预计的完美治疗效果以外（因为他们已经认识到了它们的关联），还有以幸运为基础的、无法在同一疾病中重复的治疗效果。原因如下：

> 生物学事件的因果关联不是唯一的影响因素，而是发生在交织的循环中；这些循环受制于复杂的控制，并且建立在层次与等级之上。可比较的是可理解的、展开为极性与循环的心理关联。尽管人们有治疗知识，但他们对于这些在整体上无法把握之事件的态度，经常像是外行面对他无法真正理解的设备一样，多方尝试，发现缺点，最终经常是在很多失败的手术之后，也有时候是在第一次手术之后就有了效果。因此，在患者的观察中，突然充满了希望，而这可能以一些知识为基础，但不能准确的重复统计。人们最终说不出这是如何达到的，以及成效的关键点是什么。人们不能再做同样的事。作为批判的观察者，人们惊讶于自己的成果，因为不知道自己是如何做到的。这必然缺乏控制尝试。在这样的治疗中，在所有知识中起作用的是一种感觉的本能，而不是有意识的知识。

把治疗效果作为认识手段是非常错误的，尤其是在心理治疗中。古老的医生格言——不能从手段出发去得到结论，特别适用于这里。研究要求对失败与成功都要做无成见的考量。尽管这在所有医学中都是显而易见的，但人们在心理治疗中仍然希望公开重大的错误。人们过多地只阅读了模糊的判断，并且在卓越的案例之外只看到了对诸如"改善"这样的不确定范畴的统计等。

我们要从三个选项的视角出发，简短地看一下医学实践：这种实践指向的是个体及其治疗（自身治疗）或个体的后代（优生学）。治疗要么是躯体的，要么是心理的；要么是在自由中进行的（神经科医生治疗），要么是在封闭的精神病院中进行的（精神病院治疗）。

a）治疗与优生学。个体之所是，以他的禀性与环境为条件。个体的环境条件可以通过治疗得到影响，而禀性条件只能通过优生学得到影响。

因为几乎所有的禀性条件都要通过环境来实现，所以就禀性依赖环境而言，治疗也会到达禀性。即使是内源性精神疾病，也在一定程度上是这样的，正如同卵双胞胎所证明的——一个是精神分裂症，只在少数情况下，另一个才不是精神分裂症。环境中肯定有某种东西促进或抑制了禀性。如果人们可以区分二者，那么可以采用一种根本不会出现不良禀性的方式进行治疗。这是一个乌托邦式的理想。实际上，治疗在个体的如是存在和主要继承而来的禀性上，有难以逾越的极限。这种极限在严重的内源性精神病上是如此难以逾越，以至于人们会特别地无望；而且这种无望在精神病的治疗中总是会一再爆发，并产生治疗虚无主义。人们在无数情况下都难以帮助天生就有这种禀性的人，因此要思考的是，做些什么能尽可能地让这样的人少些生出来呢。高尔顿设计了确定下一代最可能的遗传物质的程序，并将之称为优生学。尼采也已经（尽管只是顺带地）考虑到了通过"心身贵族的制造（作为婚姻介绍者与婚姻阻止者）"而成为"整个社会之行善者的"医生。只有通过国家权力才能施行有效的生殖引导措施。国家权力可以帮助医生应用可靠的遗传研究成果，即阻止已知的最坏遗传禀性。[①] 这可能总是一种尝试，而由此产生的灾难总是大过可获得的益处。

---

① *Rüdin，Ernst：* Psychiatrische Rassenhygiene. München 1938；*Rüdin，Ernst：* Erblehre und Rassenhygiene im völkischen Staat，herausgeg. von *E. Rüdin.* München 1934；*Rüdin，Ernst：* Gesetz zur Verhütung erbkranken Nachwuchses，erläuter von *Gütt，Rüdin und Ruttke.* München 1934.

在争论中的对于酒精及药物滥用(吗啡、可卡因等)、梅毒的预防措施,只能通过国家才能发挥效力,并达到最高的意义。

b) 躯体治疗。躯体与心理治疗的意义是不一样的。在躯体疾病治疗中,目标是明确的,即生物学意义上的健康,不管面对的是动物还是人类,躯体医学的视角都是不变的。但是,只要我们想要影响人类的心灵,那么目标就明确了;我们必须有意识地去问:我们在面对人类心灵时究竟想要达到什么?另外,躯体治疗方法使用外意识的因果关联,去影响心灵生命的基础以及心灵本身。心理治疗方法通过发生学的理解关联去影响心灵,并且也可以间接地造成躯体改变。

在实践中,这两种治疗方法经常统一在一起,因为一个会带出另一个。但是二者在意义上的差异是根本的。

医生自然要首先处理心灵障碍的躯体原因,只要医生知道躯体原因,并且能够介入它们。这里要考虑的不只是脑与神经系统中的进程,还有所有的器质性痛苦与一般的躯体状态。

> 躯体治疗的例子有:溴(Brom)、鲁米那(Luminal)等可以减轻癫痫的发作;脑动脉硬化症以及其他器官的动脉硬化症,可以进行保健与营养学治疗;梅毒有时可通过特殊疗法得到改善。治疗衰弱体格的增肥疗法与营养学措施,有时候也能改善心灵状态。鸦片能缓解焦虑,而东莨菪碱能降低激动状态等。

对躯体治疗的作用进行批判评价是非常困难的。

在神经症中,躯体治疗不仅经常在这种意义上是有问题的,而且治疗从来都不是无关紧要的。经常出现的危险是,医生会暗示患者过度考虑躯体上未经注意的东西。纯粹的躯体治疗经常会导致精神变态以及神经状态的恶化("作为疾病原因的医生")。

近年来，人们对重性精神病的新式躯体治疗方法，产生了很大的兴趣。迄今为止一直无法治愈的麻痹性痴呆，可以通过瓦格纳-尧雷格（Julius Wagner-Jauregg）所介绍的疟原虫接种，而停顿下来，并得到有缺陷的治愈。对于其他多种疾病存在来说，休克疗法是非常有效的，如电休克（Cerletti-Rom）[①]产生了具有治疗效果的痉挛。在方法上精心创制的胰岛素休克或卡地阿唑休克（Cardiazolschock）对精神分裂有令人惊讶的治疗效果[②]，尽管公开的效果还不明确，尤其是在其长效性上。卡地阿唑休克还可以治疗循环性抑郁。在麻痹性痴呆治疗中，可以通过高体温或特殊的疟原虫去杀灭梅毒螺旋体。与此相反，人们还不清楚休克治疗是如何起作用的。今天通过极端手段去尝试的东西是在精神分裂症中用外科手术切除脑额叶的一部分，而效果就是患者变得安静了，一小部分患者可以工作，但其他患者丧失了驱动力。[③]

值得注意的是，邦赫费尔[④]在对车床、厌恶疗法、烙铁灼烧，以及其他无数19世纪初的强制收治的历史进行考察后说："人们无须怀疑这些强力治疗的实际效果。与这些治疗相关的大概是类似的休克效应，正如现在用胰岛素和卡地阿唑等药物所达到的效果那样。"邦赫费尔认为，那时候的精神科医生像今天一样理智和有批判力，从无法面对躁动的患者以及无法安顿他们出发，把这些方法理解为"把中世纪的强制与惩罚方法与逐步达到的医生及人文

---

① *Forel*: Z. Psychopath. **12**，267；*Repond*: Z. Psychopath. **27**，270.

② *Saukel*，*M.*: Neue Behandlungsmethode der Schizophrenie. Wien-Leipzig 1935；*Oberholzer*: Allg. Z. Psychiatr. **114**，271（1940）；*Müller*，*M.*: Die Insulin-Cardiazolbehandlung in der Psychiatrie. Fsohr. Neur. **11**，361，417，455（1939）；*Meduna*，*L. v.*: Die Konvulsionstherapie der Schizophrenie. Halle 1937.

③ *Freeman u. Watts*: Verh. 3. Internat. neur. Kongr. Kopenhagen 1939（zit. Nervenarzt **14**，135）.

④ *Bonhoeffer*: Z. Neur. **168**，41ff.

考虑方式相一致的尝试"、"在人文的基本态度中的强制措施"。因此,在今天的化学治疗时代,心理治疗会尝试新的最极端形式,以便探索它们能达到什么效果。博斯[1]追踪了历史上心理治疗的两个基本原则。要么是提供力量、正面刺激、引向生命、环境舒适,要么是激烈的介入、惊吓到死亡的边缘、恐吓、窒息的尝试、潜水直到有生命危险、折磨,包括鞭笞、烫伤、饥饿、呕吐、致泻。在最后这组疗法中,人们期待"机体受到的威胁越大,患者自我保存的冲动就越强",因此这组疗法也属于胰岛素休克疗法。

c) 心理治疗。[2]心理治疗就是所有通过心灵引导手段,而作用于心灵或躯体的治疗方法。心理治疗都要求患者的自愿合作。心理治疗适用于大量的精神变态、轻度的精神疾病、所有感觉自己有病以及受困于自己心理状态的人、躯体疾病(经常叠加着神经症状,并且人格状态必须得到内在的处理)。在所有的心理治疗中,我们要使用以下心灵影响方式:

1. **暗示疗法。**我们在不诉诸患者人格的情况下使用暗示机制,以

---

[1] *Boss*, *M.*: Die Grundprinzipien der Schizophrenietherapie. Z. Neur. **157**, 359.

[2] *Mohr*, *Fritz*: Psychotherapie. Im Handbuch der Neurologie von *Lewandowsky*. Berlin: Julius Springer 1910; *Isserlin*: Im Ergebnissen der Neurologie und Psychoiatrie, Bd. I/1. Jena 1912; *Isserlin*: Handbuch der Therapie der Nervenkrankbehandlung (Psychotherapie). Jena 1919; *Schultz*, *J.H.*: Die seelische Krankenbehandlung (Psychotherapie). Jena 1919; 4. Aufl. 1930.(提供了有关方法的总体信息,非教条的、深思熟虑的批判,并揭示了使用理性方法在良好的意愿与友谊中能达到的东西;基本上倾向于图式,而没有自己的语言。) *Kläsi*: Über psychiatrisch-poliklinische Behandlungsmethoden. Z. Neur. **36**, 431; *Mohr*, *Fritz*: Psycho-physische Behandlungsmethoden. Leipzig 1925; *Prinzhorn*, *Hans*: Psychotherapie (Voraussetzung, Wesen, Grenzen). Leipzig 1929.(通过基本的讨论,说出了很多有经验的神经科医生可能会想到但几乎不会说到的东西,富有世界经验与精神观察,无意中说出了心理治疗的冒失,在他的正面解释中过快地满足于身心统一并拘泥于克拉格斯的哲学。)

便达到特定效果：个体症状与躯体副作用的清除、睡眠的改善等。在催眠状态①或清醒暗示中，我们让患者接受暗示，然后说出我们想达到的东西。暗示依赖于我们在患者那里激发出来的表象的直观性与说服力，以及暗示者的不可抗拒的生命当下性。患者的信念会帮助达到一种有效的成果。

尽管医生与患者经常不知道暗示的影响，但暗示在很多药物疗法、电疗以及其他治疗手段中发挥着作用。长期以来，暗示疗法都在心理与神经症患者这里收到了显著的疗效。在暗示疗法中无关紧要的是：人们开出的是糖水、蓝色的水还是滋补品，以及人们实际上让电流通过了躯体，还是只假装让电流通过了巨大的仪器。患者必须确信所有的措施都是重要的。患者必须相信科学的力量，或意志强大的、权威的医生人格的能力和知识。②

2. **宣泻疗法**。如果患者在他们体验的后效中感到痛苦，并且个体症状是这些后效的表现，那么作为痛苦根源的情绪，就必须以某种方式得到"宣泄"。布洛伊尔和弗洛伊德把这种精神分析疗法，发展为了一种方法。只要人们知道这种方法的基本原则，就不需要详细了解弗洛伊德对它的发展。我们让患者诉说，在他们沉默时帮助他们回到正确的道路上，理解并肯定他们，而不作道德判断。这种"坦白"经常会产生

---

① *Bernheim*: Die Suggestion und ihre Heilwirkung (deutsch von Freud). Leipzig und Wien 1888；*Forel*: Der Hypnotismus, 6. Aufl. Stuttgart 1911；*Trömner*: Hypnose und Suggestion. In der Sammlung: Aus Natur und Geisteswelt (Teubner)；*Hirschlaff*, *L.*: Hypnotismus und Suggestionstherapie. Leipzig 1904；2. Aufl. 1919；*Mayer*, *Ludwig*: Die Technik der Hypnose, 2. Aufl. München 1938.

② 在一战期间，海德堡埃尔伯诊所把一种陈旧和粗暴的强力电疗，用于治疗癔症。*Kaufmann*: Die planmäßige Heilung komplizierter Bewegungsstörungen bein Soldaten in einer Sitzung. Münch. Med. Wschr. **1916** I；*Kehrer*: Z. Neur. **36**, 1；对程序的良好实践叙述，可参见：*Kretschmer*: Medizinische Psychologie, 5. Aufl., S. 229ff。

释放作用。有时候,患者会意识到已经完全遗忘(被分离)的体验,而一种异常的躯体或心灵症状会停止。弗兰克在催眠的半睡眠状态中使用这种方法,唤起了患者已经遗忘的体验,并进行了宣泄。[1]

3. **训练疗法**。人们将以下活动称为训练疗法:患者遵照规定有规律地反复锻炼自己。通过训练疗法,患者可以达到心灵立场的间接改变,并增强自身的能力。

aa) **体操**[2]:今天的人们会采取多种形式的体验训练。意志与意识(通常以较小的力量)或行为(魔法仪式、礼拜活动、庆典等),会影响无意识的心灵生命、不由自主的态度和内在状态。人们在一种现代人无信仰的现实方式中,通过身体训练去寻求无意识心灵生命的改变。心灵会随着有生命力身体性的松弛和放松,或紧张和加强而改变。

对于忙乱的、一直在活动的、在高度意志紧张中生活的西方人来说,放松训练是最重要的。一些治疗师是这样来评价呼吸训练的:呼气和吸气就如同接纳和排出外在世界的象征,而在有意识的呼吸训练中,无意识的心灵生命会得到释放,并去信任世界。

bb) **舒尔茨把自体训练作为一种方法**。[3] 这首先是通过意识状态转换,然后是通过"专注的自我放松"的自动暗示,让意志作用于自己躯体和心灵生命的方法。

4. **教育疗法**。患者越是出于自身需要服从医生与接受医生的指导,这种关系就越具有教育的特征。人们从他们习惯的环境,来到病

---

[1] *Frank*: Affeksstörungen. Berlin 1913.

[2] *Heyer*, G. R.: Seelische Führung durch Gymnastik. Nervenarzt **1**, 408 (1928); *Mathias*, E.: Vom Sinn der Leibesübungen. München 1928; *Faust*, J.: Aktive Entspannungsbehandlung, 2. Aufl. Stuttgart 1938.

[3] *Schultz*, J. H.: Das autogene Training. Leipzig 1932; *Schultz*, J. H.: Übungsheft für das autogene Training. Leipzig 1935; *Heugel*, Dorothea: Autogenes Training als Erlebnis, mit Vorwort von J. H. Schultz. Leipzig 1938.

房、疗养地或疗养院接受教育疗法。规训（Disziplinierung）就直接通过权威意见指导下的转换而产生。人们给予患者以完善的生活监督。患者必须一小时一小时地知道他要做什么，并且严格遵守程序。

5. 诉诸个体本身的疗法。 当患者个体要承担人格活动的责任，以及他自己要做最终的决定、坚持他的判断、直接采取行动时，这种疗法就基本不同于上述所有疗法。诉诸个体本身的疗法，在形式上是更简单的，但对人来说有比之前疗法更大的意义，至少基于规则是与策略及细微差别相关的。

aa）医生向患者分享他的心理病理学知识，并向患者讲述实情。当循环性精神病患者明白他的痛苦时相时，他就能驱散错误的恐惧，并且能够把握现象在外意识中的原因（它们有可能只在道德上令他痛苦）。

bb）医生要证明和确信他影响到了患者的价值评价与世界观。人们称此为说服疗法（Persuasionsmethoden）。①

cc）医生运用了意志。医生有时候要努力运用意志，而有时候要放弃错误的自我控制。关键在于认识可以进行自我控制与不可进行自我控制的情况。一方面，仔细的观察者也很少知道在什么情况下，患者的意志可以并且应该得到把握；另一方面，这样的侵入会让事情变糟，而且人们所需要的是放松。

我们知道，我们的有意识生命，只是宽广与深入的下意识以及外意识事件的表层。这些下意识的心灵生命，影响、指引、摆脱或阻碍着自我教育。对于这种心灵生命来说，对比方法是必须的。一方面，在面对压抑和由习惯的基本原则产生的影响时，我们必须专注于无意识、等待的能力、对本能及情感的倾听；我们必须去发

---

① *Dubois，Paul*: Die Psychoneurosen. Bern 1905.

掘潜藏在无意识中的萌芽。另一方面,当无意识领域以其他领域为代价在扩展并使人脱轨时,我们就要培养与压抑及抑制相反的意志。因此,一方面我们的影响是促进活动、努力,另一方面是促进专注、放松、对自身无意识的信任。

人几乎总是与他自己的无意识相对立。一位患者似乎很少能够与他的无意识、本能以及情感完全地协调一致。在个案中,如果治疗师要对患者产生明晰的影响,那么他就必须知道患者人格与其自身无意识的对立。到神经科医生那里去的人,不是其无意识以稳定、可靠以及显露的情感和冲动为特征,而是以混乱、不可靠、不稳定为特征——他们与无意识、与自己处于敌对之中,并且似乎就坐在一座火山上。

dd) 有意义和有效行为的前提是自我澄明。医生想要帮助患者剖析自己。人们说的是分析方法。这种方法至少是无害的,经常是振奋人心的,有时候是使人震惊的。人们会问:谁能冒险透视个体心灵直至其根底呢,除非从一开始就断定这个人在被发掘时,能够独立地从他自己的源头出发去生活,或者说,在他无力时,他是否准备并且欢迎客观审级的帮助呢?

在哲学理性起指导作用时,一切都取决于神经科医生的人格及其世界观。由此就产生了困难和冲突:对个体神经科医生来说,决定完全来自本能的确信,而不是来自科学的根据。

在概览心理治疗方法之后,我们还要尝试进行比较的思考。首先,要比较的是方式,正如通过改变生活情境去进行治疗:

最粗糙与最表面的程序是改变环境(Milieuwechsel)。让患者离开他习惯的环境,解除在他的世界中积聚起来的日常磨擦与困难,并让他暴露于新的刺激与印象中。人们要看这是否有帮助,患者是否通过平静与沉思、通过调剂和暂时脱离令他痛苦的世界而获得力量,然后得到改善。但医生没有造成内在的改变。

工作疗法把身体与心灵置于自然的生活条件之下——不同于空虚的混日子和放任自流。工作疗法让患者与世界保持关联,并且通过活动,用患者现有的力量调整有障碍的功能。

如果能够提供社会救济(Fürsorge),那就能通过降低损害,改变患者的生活情境。除此以外,如果没有社会救济,有关生活情境的咨询以及所有参与者的自身态度都是有帮助的。①

其次,要比较的是患者在与心理治疗师交流时的不同体验方式。仅仅把心理治疗师所说的东西当作思想与意见是没有用的。内容、解释、把握、目标设定必须进入体验才能发挥作用。它们有以下进入体验的方式:

把表象变成能给人以深刻印象的直观图像。只有这样才会有效,例如在清醒暗示和催眠中。暗示者必须把他所说的东西图像化,并使用幻想。

目标是一定要有的。行为方向中必须要有强制的、不可转移的东西。这要通过权威的要求、强制的命令,有时候粗鲁地通过最简短的指示、通过斥责来实现。

作为源头意象、世界观内容的象征,必须充实地给予,并得到相信。在自身存在觉悟中的特殊满足,强化了存在意识的基

---

① 从医生这方面来说,在父母、老师和孩子的咨询教育困难中富有成效的协作是:Wege der Erziehungshilfte, herausgeg. von *Leonhard Seif*, München 1940(对程序、原则和成果的直观叙述)。

础——存在意识形成了内在的立场与生命心境。当治疗走的是这样的道路时，治疗就是信念的宣示。

在让患者如何去理解现实给予性以及他自身的咨询与指导方面，重要的是让患者来决定是和否。如果患者应该掌握这些咨询与指导，那么仅仅知道这些咨询与指导是没有用的，而必须在看事物时承认与接受它们。获取什么、摒弃什么，都是患者的责任。患者的实存决断，是实际生活道路的最终源泉。没有心理治疗可以达到实际的生活道路。通过交谈发展出来的最大可能性，能够为唤醒患者提供难以估量的机会。

《麦克白》中的医生说出了一个严酷的真理。麦克白问女孩的情况：大夫，你的患者怎么样啊？

  医 生：回陛下，她没什么病，

       只是强烈的幻想折磨着她，

       使她不得安宁。

  麦克白：驱散那些幻想吧，

       你难道不能医治那种令人痛苦的心境吗？

       从感觉中拔去那深深的忧愁，

       消除脑中的烦恼，

       用一种使人忘却一切的甘美药剂，

       把那雍塞在胸间，

       重压在心头的东西扫除干净吗？

  医 生：那必须要患者自己

       才知道如何医治自己的。

d) 隔离与精神病院治疗[①]。在面对大量的狭义的精神疾病患者时，可达到的目标不是理性的治疗，而是通过隔离以及通过各种医疗护理，去保护患者与社会。

隔离经常是违背患者意志的，因此精神科医生与其患者的关系，不同于其他医生。精神科医生通过有意识地强调他对于患者的纯粹医生立场，来把他与其他医生的差异最小化。然而，患者在很多时候都认为自己是健康的，并且会抵制医生的工作。

在自由的生活中，首先要考虑的是患者的自杀危险及其对社会的危险性。对于这两种危险，首先还要考虑家庭状况，而护理的可能性取决于这样的决定：患者是应该留在家里还是到精神病院去，患者适合到一家开放的还是封闭的精神专科医院中去。如果患者留在家里，那么就必须要对家属进行指导。

精神病院会进行躯体的治疗，而其医疗目标是上述麻痹性痴呆、精神分裂症治疗，另外还有器质性疾病治疗。医疗的可能性范围是不大的。在直接医疗是不可能的时候，医生会创造间接的、尽可能的有利条件，并且经常是友好的人性护理。医生的措施可分为以下6组：

1. 在收治时，医生就已经考虑到了患者的社会境况，并思考了什么样的步骤对于患者以及家庭来说是有利的。[②]

2. 在急性状态中，尤其是在激动状态中，医生会尝试通过镇静药缓解患者的状况。长时的卧床休息、不同的药物与持续的洗浴，都是有用

[①]　有关历史，可参见：*Neisser, Clemens:* Die Weiterentwicklung der praktischen Psychiatrie, insbesondere der Anstaltspsychiatrie im Sinne Griesingers. Mschr. Psychiatr. **63**，314（1927）。最详细的治疗方法，可参见：*Schneider, Carl:* Behandlung und Verhütung der Geisteskrankheiten. Berlin 1939。

[②]　*Gruhle:* Die soziale Aufgaben des Psychiaters. Z. Neur. **13**，287；*Roemer:* Psychiatr. neur. Wschr. **22**，Nr. 45/ 46（1921）。

的。清除所有刺激可以减轻急性显现。与此相反,没有证据表明所有这些间接手段能够加速医疗。然而,病理反应可能经常会在被移置到其他环境后得到缩减。

3. 在精神疾病的慢性状态中,医生的任务是通过环境影响,尽可能地去抢救患者的心灵生命。在医生只是把患者捆绑和关押起来的早期,会产生最严重的痴呆状态、食肉动物般的变异、讽刺的状态,而如果深思熟虑的患者有机会运用残存的心灵功能,那么这些状况就不会出现。[1]在我们这个时代,精神疾病患者被大量投入工作,特别是在农业和手工业中。由此建立了他们的定居点,在那里,在对于社会生活无用的最终状态中,他们创造了一种可以承受并且有用的此在。这些患者在他们心灵可能性的界限内进行正常的活动,并且不再陷入人们之前观察到的极端状态以及在外行看来是妄想性的征象中了。许勒(Heinrich Schüle)说:"精神病院的最完美特征,不是对可治的精神疾病的医疗,而是对不可治精神疾病的精神提升和高水准护理。"不管是什么工作,只要是可能的,那么它就有卓越的意义。人们说,工作通过世界中的目标设定而获得了责任感,强化了自我情感,把患者的躁动推力引入了有序的轨道,设置了必要的抑制,并保护患者免于陷入自身心境中(尼希)。

4. 克莱西思考并艺术性地运用一些特别的手段,重新接近了那些在孤立中已经颓废的患者,软化了他们顽固的态度,并改变了看似难以改变的最终状态。他所做的是给予患者新的刺激。他可以通过令人惊讶的情境去消解紧张症患者的闭锁以及持续麻醉性睡眠。[2]

---

[1] *Dees*: Arbeitstherapie. Allg. Z. Psychiatr. **68**,116（1911）; *Simon*,*H.*: Aktive Krankenbehandlung in der Irrenanstalt. Berlin 1929; *Simon*,*H.*: Allg. Z. Psychiatr. **87**,97（1911）; **90**,69,245; *Schneider*,*Carl*: Behandlung und Verhütung der Geisteskrankheiten. Berlin 1939.

[2] *Kläsi*: Über die therapeutische Anwendung der "Dauernarkose" mittels Somnifens bei Schizophrenen. Z. Neur. **74**,557.

在狭义的精神疾病中,深入的心理治疗是不可能的。人们必须局限于对患者的友好治疗,以及克莱西模范地提出并展现出来的艺术。在此,重要的是要知道,在看似完全难以接近的与封闭的急性状态中,有时候也有额外的灵敏感与感受性,而在很多其他案例中,患者的无关紧要感是如此之强,以至于对他来说,每个心理关系都是骗局,每个充满爱意的热情尝试都是徒劳。这时,心理治疗是可笑的。

5. 一个困难的问题经常是出院的时间。在精神分裂症中,较早出院有时候会产生令人惊讶的益处[1],但这几乎不难提前看到。特别危险的是恢复中的忧郁症;患者看起来是健康的,但强颜欢笑和急于出院是为了去自杀。

6. 对于低能者、精神变态者以及无人照管者,要给予医疗卫生教育[2]和社会救济。

精神病院就像一个独立的世界。它的"精神"是由管理者和医生的态度,以及主导思想意识的传承决定的。精神病院的环境创造了一个世界。精神病院中的主导秩序,决定了疾病的征象。在早期的乡村精神病院中,医生只是有时才起控制作用的,主导的是农村的劳动,而且患者被允许待在自己的世界中;与此非常不同的是现代医药卫生的大型精神病院,尽管清洁又整齐,但几乎没有为患者留出个体的心灵空间。在一种精神病院中,大量的患者无所事事;与此非常不同,在另一种精神病院中,几乎每名患者都有事做。对于精神病院世界的直观叙述以及对患者意见(精神病院对他们的影响)的汇总,是很有趣的。

强制的基本状态一直都会存在。人们必须控制患者的暴力、躁动与寻死的危险。在过去,办法是捆绑与关押,更多是拷打而非治疗的手

① *Bleuler:* Frühe Entlassungen. Psychiatr. neur. Wschr. 1905，**1**.

② *Heller:* Heilpädagogik. Leipzig 1904.

段。皮内尔（Philippe Pinel）"把疯子从锁链中解放出来"，是一个重大的进步。尽管 19 世纪的精神病院治疗的发展清除了令人厌恶的景象，但莨菪胺注射与长期喷淋取代了锁链的位置，而且禁闭床与隔离室通常是难以完全避免的。人们扔掉了旧的、折磨人的破烂工具，精神病院的精神也变化了，但强制的基本原则没有废除。

以下这首患者的诗（脑炎患者，1924；多雷尔（M. Dorer）于 1939 年报道），叙述了现代诊所中的躁动划分气氛：

> 苍白的光线从天花板上照射下来，
> 惨白的脸上满是汗水，
> 再次倒映在闪闪发亮的黄铜旋钮中，
> 把窗帘变成了鬼怪的衣服。
> 没说完全的句子，嘟哝和呻吟，
> 短促的呼喊，愤怒的呐喊，嘲笑，
> 并且时不时出现这种可怕的混乱声音，
> 一个仍然可以安慰人的、姐妹的声音。

§3. 预　后

对一位患者会怎么样的预测，具有实践上的重要性。患者周围的人想知道这种预测，以便调整他们的行为。在世界中以及在精神病学当中，都不可能对某一个案做出具体与确切的预测。然而，人们有时候有能力做出具有实践重要性的预测，而且这种预测有一种非常大的可能性。它的基础是特殊的精神病学认识。这些认识越是清晰，人们就越是能够把它们运用到有类似生活经历的案例中。但是，预后具有唯一的普遍性视角。

a) 生命危险。人们首先会问：患者得的是根据躯体以及神经生理症状判定的脑部疾病吗？因此，预后是由躯体疾病决定的。在麻痹性痴呆中，患者的平均死亡时间是发病后的 5 年，经常会早于这个时间，但有时候也会比这个时间晚得多。今天，疟原虫接种引起的发热可以治疗麻痹性痴呆，尽管已经存在的障碍是无法逆转的。

在涉及症状性精神病时，预后同样取决于躯体疾病、传染病、中毒等。

如果是急性精神病，同时伴有躯体疾病（尤其是心脏病），那么它一般会导致死亡。激动状态中的劳累、抑郁状态引起的躯体痛苦的恶化，一般也会导致死亡。（精神分裂群组中的）急性精神病，有时候也会导致死亡。在这部分中，找不到原因，尽管人们发现了一种脑肿胀，观察到了之前的过度消瘦。

所有的忧郁状态，在预后上都有自杀危险。这种危险只能通过认真的精神病院的治疗，才能得到消除。

b) 可治的或不可治的。在疾病预后不以死亡为终点时，人们想要知道的是：患者能恢复健康吗？他是否是不可治的，或者说在医治后会复发吗？

在非神经生理的疾病中，人们区分了进程精神病与躁狂-抑郁精神病的大类。进程精神病在本质上是不可治的；不管急性状态在多大程度上消退了，早期状态都不会回来了；长期变异总会有残留。躁狂-抑郁精神病在原则上是可治的，而且之前的人格总是能够恢复。但是这种疾病走向的差异，有时候在实际病例中是非常小的。精神分裂症患者有时候在严重的急性精神病之后，能够恢复到实际上就是健康的程度。与此相反，躁狂-抑郁精神病患者经常会发病，以至于他们不能摆脱疾病，并且一直需要呆在精神专科医院中。为此，布洛伊勒区分了方向预后与时程预后（Streckenprognose）。尽管人们可以说出疾病的走向，但还是说不出疾病在这个方向上会走多远，以及会发展得多快。克雷佩林式的精神科医生之前所犯下的实践错误就是立即把方向预后当作是没有希望的，而实际进程是让人意外的；在诊断中，当良性的循环性精神病被当作青春型精神分裂症时，这个错误会变得更大。

急性精神病通常会持续数月至半年，而且经常会持续一年。持续时间越长，预后就越坏。但也存在这样的案例——患者病了很久，但也恢复健康了。根据德雷福斯的调查，有处于器官退化年龄的忧郁症患者，在 10 年后治愈了。在个案中有令人惊讶的晚期恢复，有时候是在更年期，有时候是在严重的躯体疾病（丹毒和其他所有种类的传染病）之后。

精神分裂症的预后存在着一系列的个别提示。对于急性精神病来说，如果患者体重再次有序上升，并且当女性患者再次来月经，而其心理状态没有明显改善，这就意味着患者过渡到了慢性的不可治状态。

毛兹曾做了一系列给人深刻印象的预后论断。[1] 他把疾病发作两到三年以后的严重与已成定局的崩溃，称为"精神分裂症的灾难"（schizophrene Katastrophe）。这种情况只占精神分裂症收治者的15％，而患者的年龄几乎都在 16—25 岁之间。矮胖型体格会排斥这种灾难崩溃，而运动型体格会增加这种灾难崩溃的可能性。几乎所有的严重痴呆，都出现在疾病爆发之后的最迟 3—4 年内（98％）。最终的崩溃通常在第三次阵发时，也会在第三次阵发之后，因此严重痴呆几乎是难以预测的。布里内（Briner）[2]在兴奋紧张症的缓和中发现了最好的前景（但其中有三分之一的患者在急性发作中死亡），而在偏执样病例中发现了最坏的前景。

---

① *Mauz，Fr.*：Die Prognose der endogenen Psychosen. Leipzig 1930.

② *Briner*：Über die Art und Häufigkeit der Remissionen bei Schizophrenie. Z. Neur. **162**，582（1938）.

对于癔症与神经症的预后来说，患者之后很有可能得到改善。克雷佩林在他的癔症患者中，统计了他们开始治疗的年龄。

年龄段	10 岁	15 岁	20 岁	25 岁	30 岁	35 岁	40 岁	45 岁	50 岁
治疗年龄	0.9%	12.1%	36.8%	23.9%	12.1%	6.3%	4.4%	1.9%	2.1%

这表明在年龄较大的阶段，只有很少的人进入了治疗。因为癔症患者几乎总是会回到生活中，所以克雷佩林得出结论说：癔症障碍在更成熟的年龄，会在很大程度上达到平衡，而且只有很少的患者需要到精神病院进行治疗。

§4. 作为科学的心理病理学的历史

我们不想谈精神病护理与精神病院存在的历史，不想谈在这个领域中起主导作用的人物的历史，也不想谈实践①，而想谈精神病学科学、概念建构与研究方向的历史（在不考虑实践需要的情况下，把对心灵现实性的认识作为目标）。

在自然科学中，早期的工作通常只有纯粹历史的意义。早期的工作已经过时了，而且人们不能从它们当中学到什么。在精神科学中，更有意义的工作，除了它们的纯粹历史价值，还有不会过时的永久性价值。我们在朴素形式的精神病学中，再次发现了科学史对于当代科学意义的差异。只要精神病学史是脑部疾病、解剖学、麻痹性痴呆科学的历史，那么精神病学史就纯粹是历史，并且只对爱好者有意义。但只要

---

① *Kirchhoff*: Geschichte der Psychiatrie (im Handbuch der Psychiatrie). Wien 1912 (oder Literatur); *Kraepelin*: 100 Jahre Psychiatrie. Z. Neur. **38**, 1197; Deutsche Irrenärzte, 2 Bd., herausgeg. von *Kirchhoff*. Berlin 1921 u. 1924.

精神病学史是真正心理病理学的发展,只要精神病学史发现了之前有关精神疾病的现象学、理解关联、典型特征、客观显现形式的理论,那么它就能够提供具有永久性意义的东西。与躯体医学研究者相反,心理病理学家不得不去研究过去的重要成果,并且只能用这样的意识才能学到在新的教科书中没有的或者说总是没有人可以更好表达的东西;心理病理学家的经验是,重要的精神病学家,比广泛的文献更有阅读价值。以下尝试性概览(它仍是不完整的)的任务是:在这种视角中就我们的所知去看历史,并介绍过去精神病学家的最佳著作。

18世纪末以前的精神病学,几乎只能激发历史的或世界观的兴趣。这种精神病学是医学史的一部分。[①] 18世纪已经产生了丰富的著作[②],但它们都是临时性的,尽管也知道了让人惊讶的丰富知识。

值得注意的事实是,在贯穿千年的高级精神文化中,精神疾病与所有的心灵疾病既不是特殊的认识问题,也不是通过方法论去把握的实践任务。人们在没有把握整体问题的情况下,去谴责最严重的障碍以及个体的治疗。自两个世纪以来,精神疾病的事实性首先在其重症中得到了反馈,而人之存在的边界(现在方法论中以超越所有之前时代的、非常广泛的方式,在很多方面得到了认识)在其对于世界理解的哲学意义中得到了探索,并且被直观化为了震撼现实的多样性。

a) 实践与认识。心理病理学的绝大多数认识,是从实践出发的。尽管在精神科诊所中、在心理治疗活动中、在医生的谈话时间中所见与所做的事,没有提供给我们认识异常者的全部材料,但所有的本质认识

---

① 有关医学史:*Neuburger-Pagel*: Handbuch der Geschichte der Medizin. Jena 1902f. 有关古代精神病学:*Heiberg*: Geisteskrankheiten im klassischen Altertum. Allg. Z. Psychiatr. **86**,1 (1927)。

② *Laehr*,*Heinrich*: Die Literatur der Psychiatrie,Neurologie und Psychologie im 18. Jahrhundert, 2. Aufl. Berlin 1895.

都可以在这些事中找到它们的直观化与确证。认识的可能性条件是现实性存在的情境、治疗想要达到的目的与目标、设定的任务。普遍的时间直观,给出了将认识推向特定方向并限制认识到其他方向的框架与判断。每种科学都以它们的社会学为特征,即研究是在社会及其目的之条件下实现的。心理病理学尤其是这样的。保护与帮助的愿望,指引着作为认识源泉的实践。公共机构、精神病院、精神专科医院,规定了科学与科学文献的任务——要么是直接出于单个目的,要么是间接作为自在固定行为的精神基础。人们只需要参加一个精神病学的会议,就能注意到,在生活气氛中,职业与立场任务是怎么合理地处于中心地位的(尽管报告有纯粹科学的内容),以及独立的认识爱好只是少数人的事情。

1. **精神病院的精神病学与大学的精神病学**。在过去的数百年中,精神疾病患者(只有严重的患者、寻死的人、有危险的人)与罪犯以及流浪者一起被拘押着。纯粹的医生立场及其在可能的医治与人文护理上的目的,在自18世纪以来的一体化进程以后,首先是在19世纪才在欧洲实现的。当这个原则走到极端时,就需要去追问它本身及其规定:医生所掌握的自然科学的人类知识,绝对化了为了对整体人类的知识,而这逐渐导致所有的人之存在都包含进了这个判断领域中,并导致为了排除自由意志规定而进行的循环扩展为了辩解。在实践上,没有人把治疗变成唯一的程序;规训与保护实际上是难以避免的。但是,单单精神病治疗的医学领会与人文化的原则就促成了精神病院的设立,并推动了精神病学科学的持续以及方法论发展。[1]

我们的科学,作为精神病院的精神病学在19世纪发展了起来。精

[1] *Bonhoeffer*, *K.*: Die Geschichte der Psychiatrie in der Charite im 19. Jahrhundert. Z. Neur. **168**, 37 (1940).

神病院的医生是我们的科学的最突出推动者。这个现实使 19 世纪前三分之二的精神病学人物有了共同的色彩，尽管他们有各种直观上的差异。在所有这些医生的著作中，人们注意到了一种特定的、有时多愁善感的人性，对助人和疗愈任务的强调，偶尔还有某种田园式的尊严，另外还有他们在处理精神病治疗和精神病院管理困难时的强大能力。在这些精神科医生这里（他们离群索居，与他们的患者一起过着孤独的生活），存在着没有真正深度的、精神建构的共同层面。哲学家与心理学家的理念及概念，找到了喜欢的入口，从而通常是在精神病学的模糊形式中找到了相似的东西。结果就是模糊但大方的视角，以及无序但丰富的经验。这种精神病院的精神病学在伊利瑙尔（Illenauer）学派（许勒、冯·克拉夫特-埃宾）那里达到它的极点。自那以后，在精神病院的出版物中就没有科学性的方向了，而可能只有一些在小圈子里知名的人物。在 19 世纪，大学及其附属医院中的精神科医生接管并领导了精神病学中的科学工作。由此，（精神病学）科学获得了新的色彩。从事（精神病学）科学的人，主要不是从早到晚与他们的患者一起生活的人，而是在实验室里的人——要么是从事解剖学，要么是从事实验的心理病理学；他们更无情、更狭隘、更非人化、更没文化，他们迷失在无限的细节、测量、统计、证明中，迷失在想象与建构中。但他们的优势是走向了更纯粹的科学，在一些领域取得持续的发展，并且额外地扩展了研究领域。数百年前，精神科医生面对的只是低能、严重痴呆和疯癫，他们如此宽广地拓展了所探索的心灵领域，以至于他们现在自己把人类特征的个别变异，当作了研究的任务。精神病学超越了封闭的精神病院，而被激励进入了医生的诊室，并且想要在社会学的问题中通过有价值的工作去提供帮助。相应地，这种研究领域的扩展，增加了与其他科学的关联。过去的心理病理学主要局限于纯粹的医学研究，兴趣在于脑与腹腔神经节（Bauchganglien），并致力于在形而上学-哲学影响下的、无成效的推测,而新时代的心理病理学增加了与心理学研究的关联。心理病理学一开始考虑的只是实验心理学。在自 20 世纪初以来的尝试中,心理学不只局限于实验心理学,而且接受了科学的全面影响。社会学关联在犯罪学研究中变得活跃,并且逐渐扩展开来。在精神病学科学的这种划时代变化之后,未来的大学精神病学与精神病院的精神病学的关系,是难以说清的。精神病院也发生了额外的变化,而且管理任务与技术任务变得突出了起来。但是精神病院的精神病学根据其手段与材料,总是被委以科学工作,而这些工作的重要性与享有盛誉的过去的工作是一样的。精神病院的精神病学在与患者的紧密、有规律以及长期的共同生活中,就可以培养出这样的精神病学人员——他们在丰富直观的基础上提供了精细观察的患者生平,并且发展出了深入患者心灵关联的、追忆的共情。[1]

2. **心理治疗**。人们首先是在治愈的愿望中看到了实际上不如愿和如愿的东西。尽管结果是模糊的,但也不是没有进一步已经明确的认识基础。在古埃及与中国,睡在庙宇有医治作用,正如祈福(Handauflegen)与世界各地其他魔术般的实践那样。但是,如果要回答这些问题——什么被治愈了、这是怎么发生的、这种程序在哪里是不适用的,那么就要进行方法论研究(它首先在 19 世纪产生了持久的成果)。自那以后,很多认识都来源于心理治疗实践。

回顾发现,在 19 世纪有一种卓越与有教益的现象——源自实践的催眠术认识,在遭到大多数学者摒弃的情况下发展了起来。在错误的影响实存的前提(它应该作为动物的催眠疗法而传播)之下,麦斯麦

---

[1] 有人强烈地认为精神专科医院的精神科医生不能引领科学。这种观点的典型表达是以下争论:*Dorbrick und Weber:* Psychiatr. Wschr. **12**,383,393,437,465。这里总是会涉及精神专科医院的精神科医生是否可以原创地进行自己的科学工作。情况总是这样的。自古以来,只有原创性的工作才能引领科学。

(Franz Anton Mesmer)的理论发展了起来（这是一种具有实际的巨大疗效的错误理论）。麦斯麦的学生皮伊塞朱尔（Puysejur）把由磁按摩引发的睡眠状态，称为"梦行"（Somnambulismus）（1784 年）；法里亚（Faria）发现，聚焦（Fixieren）与命令的声音就已经能够诱发这种睡眠（1819 年）；布雷德（James Braid）认识到，诱发睡眠状态类似于自然睡眠状态，并认为诱发睡眠状态不是源于影响，而是源于感官疲劳（1841年）；最终，利埃博（Ambroise-Auguste Liebault）指出，催眠与睡眠在本质上是类似的，并且催眠既不是由磁力影响诱发的，也不是由感官疲劳诱发的，而是由暗示诱发的。沙可把催眠状态当作人造癔症，而李保尔特与他的南锡学派把催眠状态当作人类普遍的机制。当丹麦催眠术师汉森出现时，催眠术已经在 19 世纪 80 年代流行了起来（同时总被学术圈斥为骗术）。通过福雷尔以及其他人，催眠术最终获得了科学的认可。福雷尔所提供的事实证明，自那以来得到了承认与丰富。[1]

现在，心理治疗已经成为了一种洞见的源泉。心理治疗自古以来的特征（即在真正的疗愈愿望中寻找科学认识，但总是受到江湖骗子以及轻佻的预言家及救世主的引诱），至今仍然保留着。躯体治疗中涉及心灵的、主导的医生立场，一无所知的消逝了，这是迄今为止心理治疗告诉我们的现实。[2]

b) 从埃斯基罗尔到克雷佩林（19 世纪）。在今天看来，19 世纪的精神病学（"老精神病学"）（它延伸到了 20 世纪）是一个整体、历史的自成一体。19 世纪的精神病学，为今天所有的心理病理学打下了基础。但是，它在整体上不是我们的精神病学，因为过去所有人都认为肯定是自然而然的东西，不再适用于我们。然而，就给人深刻印象的总体直观

---

[1] 有关历史细节可参见 *E. Trömner:* Hypnotismus und Suggestion. Leipzig 1919。

[2] 1926 年成立了第一届普通医生心理治疗协会（Allgemeine ärztliche Gesellschaft für Psychotherapie）。协会报道出现在莱比锡（赫泽尔）（Hirzel）。

与经验发现的丰富性而言,我们至今仍然没有发展出与 19 世纪的精神病学相匹敌的东西。

1. 埃斯基罗尔。在精神病学科学持续发展的初期,有一位杰出的人物——埃斯基罗尔[①];他的视角与观点长期在精神病学中占据统治地位。首先,他是一位优秀的叙述者、精细的观察者、与患者共同生活的人,此外,他奠定了流行统计学(年龄、性别、对季节的依赖、死亡率等)的基础,还发现了一系列自那以来就没有被摒弃过的规律:缓解与间歇期、体重的意义(急性精神病中的体重下降、治愈时的体重上升、在心灵疾病没有治愈但体重上升时的较坏预后)。埃斯基罗尔是巴黎沙朗精神病院的院长。

我们不想通过编年的方式,而想通过一些(交叉)对立倾向的展现,去概述进一步的发展。

2. 叙述家(Schilderer)与分析家(Analytiker)。在精神病学的历史上,有两种大方向的对立。一种方向强调叙述,另一种方向强调分析。叙述家有埃斯基罗尔、格里辛格[②]、克雷佩林,而重要的分析家有斯皮尔曼(Johann Spielmann)[③]、诺伊曼(Heinrich Neumann)[④]、韦尼克[⑤]。当然,这不是绝对的研究对立,韦尼克也提供了卓越的叙述,而克雷佩林也给出了分析。但倾向上的对立仍然是存在的。叙述家试图借助没有概念钻研的交流语言,向读者传达一种鲜活和直观的意象。这是一种他自己的艺术。他所使用的是他曾经获得、但不是有计划地继续发展的概

---

① *Esquirol*: Des maladies mentales (deutsch von Bernhard,Berlin 1838).

② *Griesinger*: Die Pathologie und Therapie der psychischen Krankheiten, 4. Aufl.

③ *Spielmann*: Diagnostik der Geisteskrankheiten. Wien 1855.

④ *Neumann*: Lehrbuch der Psychiatrie. Erlangen 1859; *Neumann*: Leitfaden der Psychiatrie. Breslau 1883.

⑤ *Wernicke*: Grundriß der Psychiatrie, 2. Aufl. Leipzig 1906; *Wernicke*: Krankenvorstellungen. Breslau 1899.

念。黑克尔与卡尔鲍姆对青春型精神分裂症的看法、克雷佩林对癔症征象的勾勒、布洛伊勒对精神分裂症征象的勾勒,都是这样的。分析家不勾画征象。分析家事先假设人们有鲜活的直观。但分析家不想要这种在所有方向融入转换的普遍直观,而想要异常心灵现象的坚实概念;他想要拆解征象,从而使确切的病例特征学与确切的再认识及确认得以可能。他的所思,比纯粹的直观更多,并且所有的直观在他这里立即转换为了思考工作。他清除了鲜活的心灵事件,以使他的概念像凿过的石头一样锋利。因此,对他来说所有后天的东西都是他进行有序与系统的进一步建构的基础。分析家也依赖概念,但他把概念变成了系统的关联;叙述家如其所见的那样去展现心灵生命,并制造出形象化的绘画,但他没有为进一步的建构提供基础。因此,叙述家马上就碰到了障碍,而分析家总是维持着他的系统任务,以及总是新颖的设问。每个人都可以直接理解他与轻松把握叙述,但对分析的理解要求在分析工作上的努力预备,但首先是在自己一起进行分析时。因此,叙述家取得了广泛的成果,而分析家乏善可陈。在精神病学的历史上,总是一再出现对清晰概念的需求。寻找清晰概念的人(这些概念是进行富有成效的宽广研究的前提),在他们的方法论分析目的中,总是会走向心理学与哲学。一个肤浅的误解可能会把心理学和哲学转化为对共同和固定术语的渴望:好像这是自明和简单的,只要应该被命名的东西清晰地呈现在直观和思考中。

叙述家的代表是很多老一代的精神病院精神科医生:达美罗、耶森(Jessen)(父与子)、策勒(Zeller)等。[1] 最引人注目与最有成果的是临床医生格里辛格。在熟练与引人注目的陈述中,他轻

---

[1] 参见 Allg. Z. Psychiatr.早期的所有文章。

易略过了真正的问题。他主要是进行叙述,并只进行简短的、狭窄的思考。他提供的是直观的整体意象,而不是清晰与精确的分析。词语是他建构与激活直观的材料,而且他不把词语和坚实的概念相关联。伊利瑙尔学派最重要的代表是许勒①和冯·克拉夫特-埃宾②(他属于精神病院的精神病学,尽管是大学教师)。许勒用某种激情(教养的激情以及医生的治愈人格的激情)来进行写作。他的富有意象的语言,充满了哲学的评论。他喜欢经过挑选的陌生词语,并且喜欢将人的观点转换成复杂的概念符号。在与患者日常交流的额外经验的基础上,他喜欢详细地给出对症状学的疾病征象的深入叙述——不只是确立类型,而且确立丰富的细微差别、变种和过渡。冯·克拉夫特-埃宾更加冷静和精明。他有类似于许勒的基本直观。

3. **躯体家**(Somatiker)**与心理家**(Psychiker)。另一个对立纵贯了精神病学的整个历史。一方面是一种纯粹医学的、完全躯体的考虑方式,另一方面主要是一种心理学的立场。这两种方向在一百年前就有了充分教条的建构。医学立场所建构的方法论,主张心灵显现依赖于想象的躯体过程;心理学的立场承载着一种哲学的、道德的考虑方式。这两种倾向在发展过程中,逐渐消除了它们的建构与哲学附件,并且就像叙述家和分析家那样,今天的躯体与心理学态度是并立的。

海因罗特③在他的作为"罪"的结果的精神障碍理论中,被哲

---

① *Schüle:* Handbuch der Geisteskrankheiten, 2. Aufl. Leipzig 1880 ; 3. Aufl. 1886.
② *Krafft-Ebing:* Lehrbuch der Psychiatrie. Stuttgart 1879; 7. Aufl. 1903.
③ *Heinroth:* Lehrbuch der Störungen des Seelenlebens. Leipzig 1818; *Heinroth:* Die Psychologie als Sebsterkenntnislehre. Leipzig 1827.

学-形而上学以及神学束缚住了。伊德勒①太多地在心理学上去理解妄想意义，但经常是以琐碎的方式；他把精神障碍的大部分解释为"繁茂的激情"，与之相对的是，把精神障碍的小部分解释为由躯体原因导致的。斯皮尔曼在一种赫尔巴特心理学的基础上，尝试了心灵异常的心理学分析。在他这里，建构元素已经更多地消退了。最终更精细与更批判的心理学是哈根②；他在一些问题上取得了成果，因此他的著述仍然有基础地位。

现在我们要转到躯体的考虑方式——它从腹腔神经节出发来说明忧郁症。雅可比（Carl W. M. Jakobi）③是第一个带着批判与重视，把躯体作为主要兴趣对象的精神科医生。对于他来说（他把可知觉的脑部进程（在所有情况下都会被假设）看作精神疾病的"本质"），所有的心灵过程、所有的精神病形式、人格类型等，都只是"症状"。对于这种立场来说，不存在独立的精神病的疾病，只存在脑部疾病，而且只有在精神疾病被看作是脑部疾病的时候，我们才能获得对精神疾病的真正认识。由于雅可比对脑所知太少，所以他主要把观察转向了通常的躯体功能——他认为躯体功能对于精神病有一种额外的、极大的意义。躯体立场的另一位强力支持者是迈内特④。这位研究者丰富了我们对于人脑构造的实际认识，除此以外还创造了心理学症状与纤维毁坏、脑血管

---

① *Ideler*: Grundriß der Seelenheilkunde. Berlin 1835.
② *Hagen*: Studien auf dem Gebiete der ärztlichen Seelenkunde. Erlangen 1870；Aufsätze in Allg. Z. Psychiatr., z. B. 25, 1.
③ *Jakobi*: Betrachtungen über die Pathologie und Therapie der mit Irresein verbundenen Krankheiten. Elberfeld 1830；*Jakobi*: Die Hauptformen der Seelenstörungen. Leipzig 1844.
④ *Meynert*: Psychiatrie. Wien 1884；*Meynert*: Klinische Vorlesungen über Psychiatrie. Wien 1890.

充血等之间关联的幻想建构。韦尼克的建构理论也运行在同样的轨道上（这位研究者提出了卓越的心理学分析）。我们现在越来越清楚的是，脑研究走在它自己纯粹经验的道路上，而这种道路排除了所有的建构。已知的脑变异与已知的心灵变异之间的关联问题（定位理论），现在是较少领域中的纯粹经验问题；在这些领域中，这种问题得到了一些合理的设定与研究，但它们不能作为科学心理病理学的基础。

4. 韦尼克与克雷佩林。在半个世纪以前，埃明豪斯[①]汇总与调和了不同的精神病学方向（迄今为止发现的现实与直观）。当人们想要了解早期文献时，他的普通心理病理学总是最合适的参考书。在埃明豪斯、许勒与冯·克拉夫特-埃宾的总体展现中，心理病理学似乎已经得到了确定的结论。人们的印象是，在这种整体展现的基础上，在一些科学精神病学圈子里甚至出现了某种浅化。人们得到的概念是合适的；人们所观察到的一切都可概括在其中。

新的精神运动一方面源自韦尼克[②]，另一方面源于克雷佩林[③]。当他们出现时，传统的精神病学世界关起门来反对他们。在旧立场的支持者们看来，这种新的运动似乎首先是已有知识的纯粹形式变化加上站不住脚的假设。旧立场的支持者们习惯说，其中新的东西是错误的，而其中正确的东西不是新的。其中的创造性成就（用新的视角去更深刻与更有关联地把握已知的东西），只是对已知的重新组合。但是，进一步的发展逆转了这种情况。旧的东西只在韦尼克与克雷佩林接受它们的形式上被继承了。他们两人都贯彻了自己。克雷佩林的教科书是

---

① *Eminghaus:* Allgemeine Psychopathologie. Leipzig 1878.

② *Wernicke:* Grundriß der Psychiatrie, 2. Aufl. 1906.

③ *Kraeplelin*, *Emil:* Kompendium der Psychiatrie. Leipzig 1883. 后来变成了 *Kraeplelin*, *Emil:* Psychiatrie, 8. Aufl. 1910ff., 9. Aufl. 1927; Bd. I Allgemeine Psychiatrie von *Joh. Lange*, Bd. II Klinische Psychiatrie von *Kraepelin*, Bd. III u. IV, Neudruck der 8. Aufl.

所有精神病学著作中被读得最多的。他的领会首先把精神病学思考放在共同的基础上。一个意外事件(事故)提前使韦尼克的影响有了令人遗憾的结局,这种深思熟虑的精神本该可以把对精神病学的讨论带到更高的层次上。因此,克雷佩林在没有对手和势均力敌的纠正的情况下,年复一年地扩大了他的影响,并且把影响扩展到了所有的精神病学领域中。

韦尼克是一位进行卓越探索的、在精神等级中有可能是最重要的精神病学著作的作者。尽管他从联想心理学,以及由他通过发现而丰富并在一种新的整体理论中的失语症理论中,提取出了他的基本结构,但是他通过一种原初直观力以及分析的审视,通过很多今天已经自明的概念(如记忆力、不知所措、释义性妄想、超价观念等),通过结构化的症候群(如老年痴呆等),丰富了心理病理学。他所说的东西,几乎总是原创的、激动人心的、确定的与发人深省的。

克雷佩林用非同寻常的能量支持了卡尔鲍姆所奠基的疾病单元理念,并且一度得到了认可。在对心灵疾病的整体生命进程的研究中,最富有成果的研究方向之一就是由克雷佩林奠定的。他在把冯特的实验心理学成果引入心理病理学的基础上,尤其致力于奠定药物心理学以及"作业曲线"的研究与解析。克雷佩林的基本思考仍然是躯体的;他和大多数医生一样,认为躯体进路不只是优先的,而且是绝对的。他的教科书中出现的部分卓越的心理学解释,似乎非他所愿:他认为心理学解释只是在实验、显微镜与试管等所有客观研究之前的权宜之计。

5. **独立的个体人物**。对历史上有影响的精神病学的总体直观,以及它们开创者的重要公开态度及长年活动的一瞥,始终有着某种明显的局限性。伟大的个体,独立的、以无顾忌的方式进行批判的局外人,是科学发展的补救,并且做出了有时候具有更伟大意义的发现。在这种意义上,精神病学的历史(其中缺少天才般的人物,并且很少有重要的人物),

要考虑到一个在官方发展线以外的人：莫比乌斯。他是一位具有伟大
视角的学者、在重要的神经科学经验中具有杰出心理学态度的观察者；
他述说了一系列疾病类型（例如运动不能（Akinesia algera）），提出了退变
学说（Degenerationslehre），创造了病迹学。他首先还是一位诚恳与有影
响的批判者。他反对脑的神话与伪精确性；他明显倾向于直观，以及重
要与不重要的意义。在精神上，他有时候完全从实际医生的确定感出
发，实际的医生把他主观的、有局限的价值判断，也当作自然科学上客观
的东西。例如，人们可以在他论尼采的病迹学中觉察到这一点。

　　6. 德国精神病学与法国精神病学。我们已经讲了德国精神病学。
在德国以外，还要考虑法国精神病学。当回过头去把握叙述家与分析
家的对立时，我们也许最能理解德国与法国精神病学的差异。叙述家
必须要有更多的直观直觉、更多的艺术训练，而分析家必须要有更多的
钻研智能、更多的批判自我省思。与这两种研究方向的心理学前提相
关联的是，在叙述中法国更为精细，而在分析中德国更为深入。由于叙
述精神病学在德国也占据广泛的主导地位，所以法国精神病学的重要
历史意义在很大程度上也要归功于德国精神病学。埃斯基罗尔以典型
的方式奠定了叙述精神病学的基础。由格里辛格到冯·克拉夫特-埃
宾以及克雷佩林的精神科医生叙述，都直接或间接地依赖埃斯基罗尔。
莫雷尔和马格南[①]对遗传性与退化的理解，概念精确性要小于直觉性；
他们看到了退变精神障碍的类型，并且发展了内源性与外源性精神病
的基本差异。新的法国精神病学为神经症（癔症、精神衰弱、神经衰弱）
的心理病理学奠定了宽广的基础。他们最引人注目的挑战者是让
内[②]吗？

---

① *Magnan*：Psychiatrische Vorlesungen，deutsch von *Möbius*. Leipzig 1891ff.

② *Janet*：L'automatisme psychologique. Nevroses et idees fixes. L'etat mental des
　　hysteriques. Les obsessions et la psychiasthenie.

法国所有的伟大成就，都在德国产生了影响。但这些影响也总是促进了自身的工作。新视角的原初发现是属于法国的，但它本身特有的微小自我批判，以及很容易在文学创作中实现的广泛视角，使其在科学意义上的著作总是未完成的。德国精神病学接受了法国精神病学的思想、洗涤了它的幻想附件、深化了概念，并进行了客观道路上的调查。但是，尽管如此，德国精神病学仍然是法国精神病学的学生（德国精神病学的伟大变革，要归功于法国精神病学）。

在概念的谨慎中，德国精神病学自己完成了细致耐心的调查、非幻想的成果与理念的推进。雅可比的方法论纯粹性，斯皮尔曼、诺伊曼、韦尼克的分析精细性，卡尔鲍姆的疾病存在理念，在法国既找不到源头，也没有相似的东西。

c) 现代精神病学。 眼下进行历史的概览是不可能的。但人们可以感觉到最近十年来发现的缓慢变革。

在世纪之交，出现了一些重要的人物——他们是传统的承载者，并且同时由于对所有可能性的无成见与开放，而特别的现代化。他们高度的教养与可靠的批判，起到了一种类似于独立的时代良知的作用：他们要求科学性、经验性，但鼓励自己的思考与研究，而这使他们的学生走上了独立的道路。他们经过深思熟虑的怀疑，防止了他们的暴力，但也防止了他们对于新创生运动的整体热忱。他们有明显的个体完形（可能是最后的），但没有后继者。我要用两个与我较远的人，来代替我自己的老师（尼氏与威尔曼斯）。

邦赫费尔用更准确的眼光、对于细节的经验切近以及对于本质特征的感觉，得到了大量的新认识，而且他的很多工作一直是适用的（酒精精神病、症状性精神病、心因性解释等）。他的特点在于：他没有像几乎所有过去重要的精神科医生那样，去解释整体领域；在巨大的谜团面前，他的工作透着一缕谦逊。

　　高普是韦尼克与克雷佩林的学生，并且一直对每个研究方向都有兴趣；他不只是由于他的著作，而首先是由于他大量的论文与批判而为世人所知的。他几乎有 50 年时间都是在从事精神病学，并且在我看来，他产生了比直接可见要大得多的影响。他在习惯作风上的清晰性，他的具有普适性以及牢固根基的积极批判，都让人如沐春风。他的思考，对他的学生也产生了部分的影响。

　　最近 40 年以来在科学中出现的东西，没有统一的秩序。在 1900年左右，弗洛伊德的精神分析开始产生影响。应用于无意识与下意识的可靠观察与倾向，在布洛伊勒那里找到了辩护者与支持者；他在批判的充实与纯粹中，在科学精神病学的总体意识中保全了弗洛伊德理论的可靠延续。

　　宏伟的生物学研究运动（遗传学、内分泌学）扩展了人们的视野，并且赢得了新事实的可观领域。

　　自克雷奇默的《体格与性格》（Körperbau und Charakter，1921）出版以来，对人类体质的理解发生了彻底变革。

　　但所有这些个别报告（就算它们的内容很重要），还不能充分地描述现代精神病学的时代特征。很多新的东西出现了，但兴趣却异常分散，而且不断分裂成对于彼此毫无兴趣的专业。最重要的发展，是在躯体与脑病理学方面的。与这里总是一再产生的反心理学精神相对的是，在心理学-形而上学努力中出现了有生命力以及超越目标的反应。占主导地位的不是全面理论体系的绝对化，而是立场与由此产生的认识内容的绝对化。通过他的学派去塑造科学的杰出研究者消失了。带有无数作者姓名的期刊与著作文献大量出现，庞大的行业没有一个整体，从而让人越来越难以通览。如果人们要在无形的文字洪流中发现质的现实，那么就需要对过去精神病学的总体成就进行学术批判。

　　本该在教科书中通用的主导整体直观的缺乏，在克雷佩林式教科书的新版中也是一个明显的问题,尤其是克雷佩林和朗格的《普通精神病学》(1927)。尽管有最好的愿望,并且全面的认识是不可能的,但新的心理病理学运动仍然局限在旧的框架中。

今天可能的无拘无束与广度是一个新情况。人们可撇开所有的理论和立场,不受限制地去尝试其他的理论和立场。人们抗拒过去、抗拒传统的自明性;勇敢与不受阻碍地去尝试,直到令人吃惊的、新的和有效的麻痹性痴呆与精神分裂症疗法出现。总体直观缺乏导致的情境缺失,只是这种正面的反面特征。基本的问题在于新的教条式总体直观是否产生了,或者说在它的位置上出现了什么。我自己的计划是自1913 年以来,通过方法论秩序来进行考量。

d) 认识进步的驱动力与形式。相比其他的科学,心理病理学取得的进步是如此的少。清晰的洞察完全没有进一步地实现。例如,康德(在他的人类学中)认为精神病(一个人由爱而疯)的心理学说明是不可能的:人会疯,这是固有的,在想象被治疗时,"不幸本身就好像是罪"。后来心理学家的歧途根本就是难以言说的,而且埃斯基罗尔对于心理病源学的探讨,是部分的倒退。

认识的进步是跳跃的,突然出现了新的认识领域,并且在相对短的时间内扩展到了不能继续前行的极限。时代的精神状况发生了这样的变化:对参与者来说,新的认识似乎唾手可得,而人们只需要抓住它们,换言之,顺从盛行的知识,并且只是去重复已有的认识。

1. **驱动力与目标**。追求新认识以及原创性的愿望,通常都会落空。新的认识是被赠予的,并且是突然被给予顽强工作的人的——他在鲜活的自发性中直观到他遭际的以及"一直在思考的"东西。

首先总是对传统的接受。没有人是从头开始的。人们反复地去证明已知的东西,并且在这个过程中,新的东西(现在首先是可能性)不由自主地从成熟的代际中产生出来。当传统的内容在当下的疾病材料中得到再认识时,这种对传统的接受就是整体的:这就是传统加深与扩展的方式,就好像自身眼光的苏醒一样。解释过去的研究者,就好像他们是当下的一个研究者,而这总能把整体上的认识,带到现在可能达到的高度。

真正的新认识是对迄今为止都无法进入的事实构成世界的开启、对可用与有效方法的发明。当人们首次走上这种发现道路时,会发展出最大的推进力。这时首先会发生的是对新认识的强烈高估,而这几乎就是研究的一个心理学前提。

批判产生了一种广阔的驱动力,即在所有可能性与事实中把握传统与当下。人们试图去触及在其特性中的所有知识,并试图在所有认识整体中去理解自身专业的认识。在这里起作用的是两个目标:

人们想要去重现心理病理学整体的基本特征,即重现职业的科学教育,而不只是认识的集合。

人们试图有意识地去实现哲学的基本立场(它是认识的背景与承载者)。哲学的基本立场还包括:方法知识、对意义与问题的区分、有关认识依赖实践以及实践依赖科学之外动机的知识。

2. 科学运动的起源。科学在新运动中所使用的基本概念,通常首先是模糊的。这是方法与主题的交织(它们的交织可能是它们力量的源泉)。概念与迄今为止现实的全方面关系,就是这样成为可能的。与逻辑及方法论模糊性相关联的总体性,就像是一种魔术,正如克雷佩林的疾病存在、布洛伊勒的精神分裂症理论、精神分析、克雷奇默的体质理论那样。所有这些学说都出现在了本书的很多地方,而这是这些学说的特点以及我们试图说明的本质,并且这些学说的总体必须被分解为逻辑成分。

所有创造性的东西,通常都是绝对化的。然而,创造者经验到的是热情、富有成果,而非毁灭。后继者首先会丧失有成效的热情,变得空虚与偏激,产生占有欲,并自以为是地通过轻易获得的知识去进行控制。

另一种研究者是坚持自由的理性保护者。他在极端新颖的认识发现以及主导精神运动推进上的创造力是较小的,但能够营造服务于创造的气氛。他的正面勘查力、自由的批判、对所有绝对的避免,都是勇敢的。在真理与人性上,他是严格的;层次就是标准。

一种珍稀的理想是一个创造性的研究者——他的发现能力不会麻痹,而会提升他的批判力,因为他的发现是方法论的,并且他的知识与发现感使他虚怀若谷。尼氏就是这样的研究者。我不仅要感谢他让我看到一名真正的研究者是如何生活、思考与处事的,而且要感谢他向我提供了工作机会,尽管他反对我的努力;我要感谢他对我工作的兴趣,尽管他令人遗憾地摒弃了我的工作;但他也部分地信服且不吝承认我的成功。在他的医院中,我知道了对于所有的认识努力来说,最重要的是家的精神。当一些在讨论中相互激励的人持续出现时,就产生了实际的运动:领导者通过选择幸运地找到了这样的人——他们坚持着对于自然尊严、可靠策略、正直的标准,而这种标准在医院的强有力领导中、在坦率的讨论中,会如此轻易地丧失。

3.科学的时代潮流。人们在对最近半个世纪的教科书的比较中会惊讶地看到,在相对短的时间内,整体领会与语言发生了巨大的变化。在多种努力的所有混乱中,总是会有一种贯通的语言。这部分地以主导的科学解释为条件,部分地以普遍的时代语言及其兴趣为条件(1900年对生活困难与冲突的叙述方式,与1930年是完全不同的)。因此,在心理病理学中也要区分科学意义上的现实及持久(必然正确、本质与重要)的认识、与此相反随着时间而变化的说话方式(行话的变化被当作认识的进步、词语的建构被当作新的洞见),以及在人类及世界解释中(在哲学意识中)的基本立场。科学努力的一部分,完全不是源于认识的兴趣。当医生自己的科学工作也要求考验时(这是医生职业的结果),时代的科学信念就成为了标准。对这种社会必需性的满足,产生的是装饰,而非正派的科学工作。

4. **医学与哲学**。无可质疑的是,主导的哲学(与神学)表象总对科学有塑造性的影响。在 19 世纪上半叶,许多精神科医生都接受了谢林自然哲学中的极性理论以及有机体与心灵的类似性;斯皮尔曼模仿了赫尔巴特;后来的人则屈从于唯物主义与实证主义哲学。今天,总体医学中的人都有这种依赖性。莱布兰德(Werner Leibbrand)①提供了对于医学神学的一种历史解释。舒马赫(Joseph Schumacher)②在他对古代医生的研究中,提出了以下立场:每一代医学都有其思考方式,而当时主导的哲学方向部分地决定了这种思考方式的内容、形式与表达。只有在认识到渗透在医学中的哲学思想财富时,人们才能理解某个时代的医学。

因此,这种对于历史进路的立场是正确的,并且人们要重新强调与它们相对的、科学本身的独立性。科学研究的真正尺度必须是通用与持久的现实。人们要追问的是:哲学假设曾经在多大程度上引导或阻碍了科学发现;另外,哪些时代与方向是以哲学依赖性为特征的,因为在它们当中根本没有发现——最终,时代的实际语言方式、非科学认识的讨论、沉思与行为方式的空间,在多大程度上拥有彻底统一的风格,以及在多大程度上被大哲学家们所决定或培育。对于科学整体的哲学

---

①　*Leibbrand*，*Werner*：Der göttliche Stab des Äskulap. Salzburg-Leipzig 1939.

②　*Schumacher*，*Joseph*：Antike Medizin. Berlin 1940.

立场的不可避免性,不意味着人们必须停留在一种哲学中。一旦获得确定的认识,人们就独立于所有的哲学,并且科学的认识就只是独立于哲学的东西、在沉思与世界观上适用于每个人的普遍与强制的东西。因此,要点在于:在一种哲学立场中是否有无条件地进行认识以及践履科学之路的意志,或者说哲学是否向认识提供了条件(因此,科学发现肯定会受到阻碍或破坏)。

人名索引

A

B

L

T

事项索引

A

B

C

H

J

K

S

X

解　说

对于那些想要学习或了解心理病理学、精神病学、心理治疗和心理咨询的理论与实践的人来说，这本书是必不可少的。尽管它所使用的临床资料和思想，主要来自于 19 世纪末和 20 世纪上半叶，但这本书中对于有关精神障碍或心理疾病的方法论思考，具有超越时代的价值。

本书作者雅斯贝尔斯(1883—1969)①是德国伟大的心理病理学家与哲学家。他于 1908 年在德国海德堡大学医学院获得医学博士学位，然后在海德堡大学的精神疾病专科医院工作。他的导师是尼氏——克雷佩林的继承者，后者是精神病学领域最重要的权威之一。雅斯贝尔斯不满于当时精神医学界对于精神疾病的研究方法，因而致力于寻找新的心理病理学研究方法。《普通心理病理学》第一版（1913 年），是在海德堡大学的精神疾病专科医院写出的。当时在尼氏的领导下，著名的心理病理学家威尔曼斯、格鲁勒、韦策尔、洪布格尔、梅耶-格劳斯，在这家医院一起展开了鲜活的心理病理学研究。

一、对神经还原主义教条的反思

雅斯贝尔斯生活在一个与我们今天类似的时代，即神经还原主义

---

① 1913 年，雅斯贝尔斯在海德堡大学哲学系取得授课资格。1914 年，他在哲学系取得了心理学教师的资格。这个职位后来变成了一个永久性的哲学教职，而且他也没有再回到临床实践中。1921 年，在他 38 岁的时候，他又由心理学转到了哲学。他不仅扩展了他在精神病学中发展出来的哲学主题，并且成为了一个世界性的哲学家。1937 年，由于妻子是犹太人，他被迫退休。1938 年，他又被纳粹禁止出版。直到1945 年，他与妻子才摆脱了关到集中营的风险。1948 年，他前往瑞士巴塞尔大学任教，一直到 1969 年去世为止。他一直在哲学及精神病学界享有盛誉。

飞速扩张的时代。当时的精神医学与今天的神经科学一样,都试图将精神疾病归因于脑神经进程。格里辛格的教条"精神疾病就是脑部疾病",导致心理病理学失去了自身的独立地位,并使得精神病学家认为:"只有先对脑作出非常准确的了解,才能了解心灵生命和心灵障碍。他们完全忽视了心理病理学研究,认为心理病理学是非科学的,甚至抛弃了心理病理学迄今为止所获取和积累的知识。"[1]雅斯贝尔斯把那种以为认识了人的躯体进程(脑神经进程),就等于认识了人的心灵的观点,称为是"躯体的成见"。" 这种躯体的成见在生理学、解剖学或模糊生物学的伪装下,一再出现。在 20 世纪初,我们发现躯体的成见是这样来表达的——心灵完全是无法研究的,并且心灵是纯粹主观的。如果要对心灵进行科学的研究,那么就必须把心灵当作躯体功能,进行解剖的、躯体的研究;在这里,进行暂时的解剖学建构,总要好过一种纯粹的心理学研究。但是,这些解剖学建构变得十分魔幻(例如在迈内特、韦尼克那里),并且成为了'脑的神话'。"[2]

"躯体的成见"以及"脑的神话"的错误在于:它们试图将心理功能定位于人脑中的特定位置或特定神经活动。然而,解剖学与神经科学能够证明的只是心理功能的"障碍中心",而非心理功能的"机能中心"。"障碍中心"的意思是:脑中某些部分的损伤或紊乱会导致心理障碍。"功能与特定部位'紧密相连',意味着功能的发生不能没有该部位,但功能并非因此就发生在该部位。"[3]确切地说,脑是心理功能的工具,而非心理功能本身。工具的损坏,会导致心理功能无法动作,但作为工具的脑,只是心理功能的条件,而非原因。心理功能是一个整体,而脑的神经活动与区域是其中的部分;整体并非由部分组合而成。将脑的神

① 见本书第 662 页。
② 见本书第 24 页。
③ 见本书第 718 页。

经进程与心理疾病直接对应是行不通的,因为:"一方面的事实是,相同的疾病进程定位在神经系统中的不同位置;另一方面的事实是,在相同的器质性脑部疾病的情况下出现的心灵障碍完全不同。两方面的事实至今不存在平行对应,更别提有什么明确具体的关联了。"①

雅斯贝尔斯对还原主义("躯体的成见"以及"脑的神话")的批判,与他著名的对说明心理学与理解心理学的区分密切相关。在心理治疗中,与这种二分相对应的是两种治疗方式。由于说明心理学针对的是不可理解的、在意识之外的因果事件(脑神经进程),所以由此而来的心理治疗方式是纯粹在患者意识活动之外的或者说不需要患者主动参与的治疗,如药物治疗、注射治疗、经颅磁刺激等。理解心理学专注于可理解的、在意识之内的心理事件,所以由此而来的心理治疗方式是需要医生、治疗师、患者互相信任、共同努力的治疗。"因果认识将不可理解的事件视为由其原因引起的必然事件,于是能够通过相应措施对该事件产生决定性影响,而亟待救助的心灵根本不需要主动参与这些治疗措施。……与之截然相反的是这样的疗法,即医生倾心投入,患者主动作为,通过塑造患者的周围世界和生命,令其内心发生逆转、作出决断,患者内心的逆转和决断成为了疗愈之源。这两种极端对立的治疗方式有很多中间阶段。一极是单纯的'执行操作',另一极是激励、照料;一极是规训,另一极是教育;一极是制造疗愈的条件,另一极是深入干预心灵、重新塑造生命。在这些各式各样的对立中,因果认识和理解认识各占一席之地。"②另外,因果认识的特点是极难认识,一旦得到确认,就可以普遍化,而理解性认识的特点是容易把握,但无法普遍化——基于理解心理学的心理治疗,呈现出了完全个体性

---

① 见本书第 720 页。
② 见本书第 664—665 页。

的一面。

雅斯贝尔斯希望心理病理学是说明心理学与理解心理学的有机整体，而不是将其中任何一种进路绝对化。因为不管是说明心理学，还是理解心理学，都只能把握人类心灵的一部分。如果将它们绝对化，就容易犯以偏概全的错误。在我们这个神经科学范式、标准化诊断清单（以DSM-5为代表）占据统治地位，以及心理病理学专业知识居于弱势的时代，雅斯贝尔斯的上述观点具有了比在他的写作年代更为重要的意义。①

二、对知名人物的病迹学研究

《普通心理病理学》当中对于知名人物的病迹学研究，对于克服精神疾病的"污名化"现象有着十分积极的意义。"已经众所周知的关于著名人物的病迹学信息（尤其是通过仅在上一段里援引过的大量具体传记资料而为人熟知的名人病迹学），反过来又会对心理病理学本身产生重要影响。人们可以在这些名人病迹学中看到在一般的患者和精神病院的住院患者那里观察不到的东西，对患病的著名人物的观察又会促进和加深我们对一般患者的了解。"②病迹学是对知名人物病史的研究，而这种研究不同于临床上的个案和统计研究，因为它揭示了："疾病不仅是打断与破坏（他们不只是被疾病所控制），而且是某种成就的条件。疾病存在本身揭示了人之存在中深远和基本的东西。"③尽管之前的莫比乌斯论卢梭、歌德与尼采，朗格-艾希鲍姆论荷尔德林、天才与疯

---

① 赵旭东，徐献军：《雅斯贝尔斯的"理解心理学"对当代心理健康服务的意义》，《心理学通讯》，2018(01)，58-64；徐献军，赵若瑶，陈旭日：《雅斯贝尔斯的共情理论及其心理治疗意义》，《心理研究》，2021 14(05)，399-403。
② 见本书第 1072 页。
③ 见本书第 1146 页。

颠,以及弗洛伊德论达·芬奇等病迹学工作①也非常优秀,但"他们在没有充分的方法依据的前提下就胆敢解释艺术成果的价值,通常是贬低艺术作品的价值。即使有人也许在一首诗歌中发现了紧张症的特征,也绝不意味着这首诗很糟糕或不可理解。如果心理病理学家非要对此下判断,他只是作为半吊子的业余文学爱好者给出主观判断,非但引不起任何人的兴趣,反而会激怒一些人"②。

与莫比乌斯、朗格-艾希鲍姆以及弗洛伊德不同的是,雅斯贝尔斯更加大胆地阐释了精神疾病的创造性特征,以及创造力可以与精神疾病共存的现象。这一点在画家凡·高、文学家斯特林堡、诗人荷尔德林等人那里表现得特别明显。另外,雅斯贝尔斯还大量采纳了许多名人对于精神疾病的主观体验,其中包括:德国精神病学家(基泽)的幻听体验、德国化学家施陶登迈尔的幻视体验、德国生理学家约翰内斯·缪勒的幻觉体验、德国法官史莱伯的精神分裂症体验、奈瓦尔的精神分裂症体验。缪勒在重度抑郁中自杀,但他开创了生理心理学;史莱伯的回忆录吸引了包括弗洛伊德、荣格、德勒兹在内的大量读者;奈瓦尔是法国象征主义与超现实主义作家。

沿着这样的思路,雅斯贝尔斯探讨了健康与疾病的关系。如果说在躯体医学中,健康与疾病的分界线相对清晰,那么在精神医学以及心灵的领域中,健康与疾病的分界线就是相当模糊的。精神科医生的工

① Möbius, J. P. (2019). *J. J. Rousseau*. Generic; Möbius J. P. (2018). *Über das Pathologische bei Goethe*. Wentworth Press; Lange-Eichbaum, W. (1909). *Hölderlin: Eine Pathographie*. Stuttgart: Enke; Lange-Eichbaum, W. (1928). *Genie, Irresein und Ruhm*. München: Ernst Reinhardt Verlag; Freud, S. (1999). Eine Kinderheitserinnerung des Leonardo da Vinci. A. Freud, E. Bibring, W. Hoffer, E. Kris, and O. Isakower (Hrsg.). Werke aus den Jahren 1909—1913. Gesammelte Werke VIII. Frankfurt: Fischer Taschenbuch Verlag.
② 见本书第 1071 页。

作是去寻找具体精神疾病的治疗方法，而不是去探索精神疾病本身是什么。健康与疾病的概念定义，实际上是哲学家的任务。在精神病学中，人们通常依据价值概念与平均概念来确定什么是健康，以及什么是疾病。然而，"人们在心灵领域只知道最粗糙发现意义上的平均，例如学习成绩等。当在心灵领域判断某种东西是否是疾病的时候，人们不太像在躯体领域中那样把平均作为出发点。但如果在生命与种属的生物学维持以外提到痛苦的免除等，那么人们就必须说到这些规范概念：社会适应（有用性、调适能力、适应性）、快乐与满足能力、人格统一、性格和谐及其延续、人类禀性的充分发展、倾向与冲动的和谐一致等。价值概念的多样性意味着，与相对持续的'躯体疾病'相比，'心灵疾病'的边界有更大的波动性。"①因此，从历史的视角来看，精神疾病的范围一直在变化：从早期的魔鬼附体、罪责或邪恶的影响，到近代的痴呆、胡言乱语者、忧郁者，再到现代无法适应城市生活的人以及具有反社会倾向的人，等等。曾担任海德堡大学精神疾病专科医院院长的威尔曼斯睿智地揭示了疾病概念的悖论性："正常就是轻微的低能。"这意味着，如果说大多数人的平均水平或天赋是健康的尺度，那么疾病就是低于以及高于大多数人的平均水平或天赋，而健康相较于杰出而言，就是一种轻微的低能。"这意味着，如果健康与疾病取决于价值概念与平均概念的话，健康与疾病这对概念的匹配就消解了。"②

　　因此，如果沿续近代将精神疾病患者关押或隔离在精神病院的做法，那就意味着，社会既将那些低于大多数人的平均水平或天赋的智力低下者或患者排斥在外，又将那些高于大多数人的平均水平或天赋的高功能者或患者排斥在外。无论是针对哪一类人，都违背了公平正义

---

① 　见本书第 1144 页。
② 　见本书第 1146 页。

以及人道尊严的原则。正如患有精神分裂症的德国诗人荷尔德林在他的诗歌中所说的，精神分裂症患者的问题在于，他们的身体无法承受太多的信息，因为他们的感官开放性太高或者说与众不同。精神疾病患者只是不同于健康者，而不是有罪的，也不是应该加以羞辱的或应该被排除出社会的。

三、对心理病理学学科范围的介定[①]

正如英国精神病学家卡廷（John Cutting）所说的，心理病理学是对异常的人类经验、表征、行为和表达的研究。[②] 实际上，在雅斯贝尔斯看来，心理病理学是一个伞形概念，因为它没有独一无二的研究内容和方法论。正是基于其"伞形"的特点，心理病理学才成为了一门兼容并包的学科。与心理病理学有紧密联系但又有差异的学科有：精神病学、心理学、躯体医学和哲学。因此，与心理病理学相关的工作者有：精神科医生、内科医生、心理学家、心理治疗师、生物学家以及哲学家。

1. 心理病理学与精神病学

人们经常会混淆心理病理学与精神病学。实际上，这是两个截然不同的学科。精神病学是一项职业，而心理病理学是一门科学。精神病学工作者是精神科医生，他们要面对的是需要诊断和治疗的患者，是鲜活的个体、个别的案例。心理病理学的工作者是心理病理学家，他们以科学为目的，要面对的不是个体，而是普遍性；另外，心理病理学家寻找的是有关心理病理的普遍概念与规则。例如，精神科医生想要寻找某种精神疾病的具体治疗方法，而心理病理学家要去追问"什么是精神疾病"。精神病学寻找的是有用的治疗工具，而心理病理学家寻找的是

① 参见徐献军：《现象学心理病理学研究》，上海：商务印书馆，2023。
② Cutting, J. (2012). *A critique of psychopathology*. Berlin: Parodos Verlag, p. 1.

真理——当然,精神病学所追求的工具,也会在心理病理学家的工作成果中产生。精神病学中的专家意见,既不能言传,也无法在教科书中呈现,而更多地要在个体交流中感受到。心理病理学则要确立可以通过语言交流的、清晰定义的科学概念。精神病学的对象是症状及其背后无法意识到的神经事件。心理病理学的对象是患者实际意识到的"病理"精神事件。

2. 心理病理学与心理学

心理学研究正常的心理或心理事件,而心理病理学研究异常的心理或心理事件。因此,心理病理学常常被称为异常心理学或变态心理学(abnormal psychology)。心理学研究对于心理病理学来说是必需的,但心理学研究又常常达不到心理病理学的要求,因为心理病理学要从事很多心理学在"正常"维度上不能把握的东西。"学术心理学过多地局限于基本进程,这些基本进程在精神疾病中几乎不会产生障碍,而只会在脑神经和脑组织损伤中产生障碍。精神病学家需要的是一种有广阔视域的心理学;这种有广阔视域的心理学,可以从千年的心理学思想中为精神病学家提供滋养,而且这种心理学也开始在学术界再次确立。"①尽管心理病理学应该从心理学中分离出来,但是由于"精神疾病"概念不能明确地得到定义,所以心理学与心理病理学在原则上又是不可分的,是相互包含和促进的。

3. 心理病理学与躯体医学(somatische Medizin)

心理病理学的对象是患者实际意识到的心灵进程(条件、原因和结果),而这些心灵进程必然与躯体医学的对象(即躯体进程)相联系。在每一个生命身上,躯体(Körper)与心灵(Seele)都是密不可分的。一方面,躯体进程(如消化、月经、心跳)是依赖心灵进程的(如紧张时心跳会

_____

① 见本书第4—5页。

加快、心情差时胃口会不好等）；另一方面，哪怕是最高级的心灵进程，也在一定程度上与躯体进程相联系（如在脑部供血不足时，思考功能会受到抑制）。因此，心理病理学与躯体医学是密切联系着的。对于患者的心理治疗，通常需要专门的医学训练。因为对于躯体功能的认识（尤其是神经生理学），是洞察心灵进程的基础。躯体医学所包含的是神经病学、内医学和生理学，是心理病理学的基础科学。

但我们不能因此就把心理病理学等同于躯体医学，或者说不能把心灵进程还原为躯体进程。实际上，随着神经病学、内医学和生理学的深入发展，心灵进程消失了，只留下了躯体进程。只关注躯体进程的心理病理学，就失去了本来的研究对象（精神或心灵）。另外，随着意识哲学（如唯心主义的思考）的深入发展，躯体进程也消失了。例如，"完全没有直接的指派躯体过程与自发产生的妄想观念、自发的情绪和错觉等相关联"[1]。或者说，我们必须把神经疾病与精神疾病相区别。神经疾病是神经病学的对象，它与具体的、可定位的脑损伤相联系，但精神疾病才是心理病理学的对象，它不能与具体的、可定位的脑损伤相联系，只能与人脑及其与环境之间的交互失常相联系。[2] "我们唯一的科学任务，不是一种始终围绕着脑的、神经病学式的系统建构（这种建构总是虚幻与肤浅的），而是发展从心理病理学现象本身出发的问题与难题、概念与关联的研究视角。"[3]

4. 心理病理学与哲学

在传统上，"精神"是哲学的研究领域。在哲学中，与"精神"相关的术语有心灵、灵魂、意识、心理等；哲学意义上的"精神"，不仅指个体的

---

[1]　见本书第 6 页。

[2]　Fuchs, T.（2002）. The challenge of neuroscience：psychiatry and phenomenlogy today. *Psychopathology*, 35, p. 322.

[3]　见本书第 6 页。

精神,而且常常具有存在论的意义(如柏拉图所说的灵魂、笛卡尔所说的心灵、黑格尔所说的绝对精神、王阳明所说的"心")。然而,随着近代科学的兴起,哲学对于精神的研究,与自然科学对于精神的研究,逐渐走上了不同的道路。现代意义上的心理病理学,至少可以追溯到 19 世纪末,而且与医学紧密相关。

相比于精神病学、心理学、躯体医学与心理病理学的关系,哲学与心理病理学的关系相对较远一些。但哲学中的方法论思考,对心理病理学来说有着特殊的意义。我们要讨论的不只是心理病理学的具体观点,而且是心理病理学所运用的各种方法。例如,心理病理学所使用的实证方法就源于经验主义哲学。尽管人们常常不加怀疑地使用实证方法,但如果心理病理学家们要得到真正清晰的、有认识论基础的概念与洞见,就必须在哲学层面上进行方法论的思考,例如对实证方法本身合理性与局限性的思考。"对于心理病理学家的具体认识来说,一种基础的哲学研究是没有正面价值的。心理病理学家不能自然而然从哲学中,学到他肯定可以采纳的科学。但是,首先,哲学研究有一种反面的价值。那些仔细思考批判哲学的人,可以避免无数错误的问题、多余的讨论和起阻碍作用的成见(它们经常在心理病理学家非哲学的头脑中运转)。其次,哲学研究对于实践中的心理病理学家的人类立场以及认识中的动机澄清,有着一种正面的价值。"[①]

《普通心理病理学》这本书包括的范围非常广——几乎包含了心理病理学的绝大多数主题,并且目前仍然是有关心理病理学的最为系统的著作。这本巨著一共有 4 个版本,而每一版都经历了极大的修改和增补,以至于从第 1 版的 400 多页,扩展到了第 4 版的 748 页。这本著作先后被翻译成了法文(1933 年)、西班牙文(1950 年)、日文(1960

---

① 见本书第 8 页。

年)、英文(1963 年)、韩文(2014 年)。2013 年是《普通心理病理学》(第
1 版)出版 100 周年。在世界范围内的精神医学界和心理学界,都掀起
了纪念雅斯贝尔斯的巨浪,发表了数以百计重新评估《普通心理病理
学》之当代意义的论文与著作。[①] 我们衷心希望中国的读者们也能早
日读到这本巨著的中文版。

徐献军

同济大学人文学院心理学系

2023 年 6 月 15 日

[①]　参见 Stanghellini, G. and Fuchs, T. Eds. (2013). *One Century of Karl Jaspers'*
General Psychopathology. Oxford: Oxford University Press; Parnas, J., Sass, L.
A. and Zahavi, D. (2012). Rediscovering Psychopathology: The Epistemology and
Phenomenology of the Psychiatric Object. *Schizophrenia Bulletin*, 39 (2), 270 -
277;赵旭东,徐献军:《雅斯贝尔斯的"理解心理学"对当代心理健康服务的意义》,
《心理学通讯》2018(01), 58 - 64。

译后记

鉴于《普通心理病理学》与精神病学的密切关系,这本书最合适的翻译者可能是精神科医生。但到目前为止,国内的精神科医生们由于极其繁重的工作,都还没有时间与精力来做这项工作。我自 2015 年开始对心理病理学产生了浓厚的兴趣,而在阅读大量国内外研究文献时,发现《普通心理病理学》这本书具有极高的价值,因此在 2017 年 5 月着手翻译这本书。由于本书的翻译工作,我找到了从哲学专业过渡到心理学以及心理病理学领域的入口,并且调到了同济大学心理学系工作。

我在开始本书的翻译后,发现其中的困难远远大于我一开始的估计,因为我不仅需要补德语的课,还需要补心理病理学、精神病学、心理学等学科的课。在翻译过程中,一方面我开展了现象学心理病理学的理论研究工作,围绕这个主题申请并完成了一系列课题,发表了一系列研究论文。另一方面,我也接受了心理咨询(即心理病理学的实践)的培训,并尝试做一些临床工作。在本书翻译完成时,我也刚好完成了在心理咨询上的受训,成为了中国心理学会临床与咨询心理学专业机构和专业人员注册系统的督导师。

本书的另一位译者是程旦亮。他也对《普通心理病理学》有非常浓厚的兴趣。2018 年底,在看了他发给我的《导言》部分的译文后,我认为他有能力参与这项翻译工作。我和他的分工是这样的:全书正文译文一共 1238 页,他翻译的是第 515—1095 页,其他部分由我翻译。对他所翻译的部分,我又对照原文进行了修改。不过在一些术语和人名翻译上,我和他是讨论的,有的按照我的译法,有的按照他的译法。最后由我对全书进行统稿。他的参与,对这项翻译工作的顺利完成是非常重要的。一方面,使我有时间和精力在翻译工作期间,完成我在同济大学的教学与科研任务,以及国家社科基金项目专著的撰写。另一方面,他带进来的第二种视角,使我不致于完全陷入自我的臆想——这一点非常重要,两种视角能够看到的东西总是比一种视角多。在翻译的风格上,我认为他的译文更华丽一些,而我的译文更朴素一些。

在一些重要术语的翻译上,我们既参考了国内的主流译法,也参考了相关专家的意见,但不同领域的专家们的意见常常是不一致的。本书页下的译者注中,标注了一些术语的翻译缘由,而以下是对一些翻译较为困难或争议较大词语的说明:

1. "Psychopathologie"是首要的关键词。国内哲学和心理学界的一些专家认为应译成"心理病理学",而一些精神科医生认为应译成"精神病理学",也有精神科医生同意将之译为"心理病理学",鉴于此,本书将"Psychopathologie"译为了"心理病理学"。

2. 相应地,"Psych-"这个德文词根应该译为"心理-",①但由于国内的精神医学、临床心理学与精神分析界已经有了约定俗成的翻译,所以本书没有改变以"Psych-"为词根的其他专业术语的翻译,而是沿用了约定俗成的翻译。例如,没有将"Psychoanalysie"改译为"心理分析",而是继续将之译为"精神分析"。

3. "Existenz":国内心理学界普遍将之译为"存在",而孙周兴教授

---

① 有关"Psych-"这个德文词根以及其他心理哲学概念的中译,倪梁康教授有很独到的见解。鉴于国内精神医学、临床心理学和精神分析界的习惯,本书无法全然接受倪教授的见解,不过还是做了一些局部的调整。有关倪梁康教授的观点,具体可参见:倪梁康:《关于几个西方心理哲学核心概念的含义及其中译问题的思考》(一),《西北师大学报(社会科学版)》,2021 58(03),44-54;倪梁康:《关于几个西方心理哲学核心概念的含义及其中译问题的思考》(二),《甘肃社会科学》,2021(03),1-10。

认为这个词应该区别于"Sein"。既然"Sein"已经译为"存在",那么"Existenz"就不再译为"存在",而译为"实存"。在雅斯贝尔斯这里,"Existenz"指的是人的历史性存在,即在时间中的延续、实际的生命历程,译为"实存"确实更合适些。

4. "Psychopathien"在英译本中译为"人格障碍"(personality disorder),在《新德汉词典》中译为"轻性精神病"或"精神变态",但我们认为这些译法过于宽泛,因此在参考国内精神科的用语后,将之译为"精神变态"。

5. "Störung"既可以译为"紊乱",也可以译为"障碍"。我们根据不同的语境,有时译为"紊乱",有时译为"障碍"。

6. "Auffassung"是一个带来特殊困难的词。过去的译著曾将之译为"立义",而词典上的翻译是:观点、见解、理解。我们按照倪梁康教授的意见,将之译为"领会"。

7. 对于雅斯贝尔斯的关键区分"Erklären und Verstehen",我们按照孙周兴教授的意见,将之译为"说明与理解"。

8. "Das Umgreifende"也是一个特别困难的词,我们参考李雪涛教授的译法,将之译为"统摄"。

9. "Einzelfällen"既可译为"个别病例",也可译为"个案"。为了表达的多样化,我们采取了混合使用的方式,有时候译为"个别病例",有时候译为"个案",有时候译为"案例"。

10. "Bildung"可译为"景象"、"图象"、"征象"、"意象"。我们在不同语境中采取了不同的译法,例如在疾病语境下,将之译为"征象",而在其他语境下,将之译为"意象"。

11. "Trieb"的直译是"驱力",引申义是"冲动"。在这个术语的翻译上,我们来回修改了很多次。最终我接受了我的同事居飞的建议,将"Trieb"译为"冲动",因为"冲动"这个词在日常生活中应用更为广泛。

相应地，将"Drang"译为"推力"，将"Impulse"译为"推动"，将"Trieregungen"译为"冲动动势"。

12. "Dasein"是一个特别困难的词，因为这是一个新造词。"Da"的意思是"那里"，"Sein"的意思是"是"、"在"。哲学家海德格尔用"Dasein"这个词来表明人不是静态的、固定不变的状态或实体，而是一种不断地去成为、去创造的进程，或者说，人是许许多多去成为的瞬间状态的总和。"Dasein"意味着人在本质上是一种开放的、未完成的存在。这种开放性使得人不是封闭的单子主体，而是能够与事物或他人建立起有意义的联系主体。关于这个词的翻译，汉语里面根本没有直接对应的词。直译的话，"Dasein"可译为"是这样、是那样"等等。不过，这太不符合汉语的表达习惯了。之前，陈嘉映先生创造了"此在"这一译法，尽管不能完全译出"Dasein"这个词的内在涵义，但在学界已经得到较为普遍的接受了。所以，我们继续沿用这一译法。另外，将这个词音译为"达在"（靳希平），也是可行的。

在翻译过程中，来自国内心理学、哲学、心理病理学、精神分析等领域的专业人士，为这本书的翻译提供了大量非常有价值的修改意见。这些专业人士包括：浙江大学哲学系的倪梁康教授和孙周兴教授、北京大学第六医院精神科主任医师唐宏宇、同济大学医学院赵旭东教授、北京大学心理与认知科学学院钟杰副教授、上海大学心理辅导中心秦伟副教授、同济大学心理学系居飞副教授、同济大学校医院临床心理科赵若瑶医生以及德国斯图加特市立医院精神科的任洁医生。倪梁康教授与唐宏宇主任医师，甚至像编辑一样审读了全书，提出了大量修改意见，包括专业术语的翻译、翻译中的文字问题等。如果这本书的翻译能够得到认可，那么绝对离不开这些专业人士提供的大力帮助与支持。

最后，尽管我们想尽可能忠实于原来的文本，并在某种程度上保留作者的风格,但其中不免有我们自己的理解,而且由于水平所限,错误也难以避免。希望读者能够不吝赐教。

徐献军

同济大学人文学院心理学系

2023 年 6 月 15 日

《雅斯贝尔斯著作集》(37卷)目录

1.《普通心理病理学》

2.《心理病理学研究》

3.《史特林堡与梵高——对史特林堡及梵高的比较例证所做的病历志分析的尝试》

4.《世界观的心理学》

5.《哲学》(三册)

6.《理性与生存》

7.《生存哲学》

8.《论悲剧》

9.《论真理》

10.《论历史的起源与目标》

11.《哲学入门》

12.《哲学学校》

13.《哲学的信仰》

14.《鉴于启示的哲学信仰》

15.《哲学与世界》

16.《大哲学家》

    a.《孔子与老子》

    b.《佛陀与龙树》

    c.《康德》

17.《尼古拉·库萨》

18.《谢林》

19.《尼采》

20.《尼采与基督教》

21.《马克斯·韦伯》

22.《大学的理念》

23.《什么是教育》

24.《时代的精神处境》

25.《现代的理性与反理性》

26.《罪责问题——论德国的政治责任》

27.《原子弹与人类的未来》

28.《哲学自传》

29.《海德格尔札记》

30.《哲学的世界史》

31.《圣经的去神话化批判》

32.《命运与意志——自传作品》

33.《对根源的追问——哲学对话集》

34.《神的暗号》

35.《阿伦特与雅斯贝尔斯往复书简》

36.《海德格尔与雅斯贝尔斯往复书简》

37.《雅斯贝尔斯与妻书》